Geriatria

Manual de Rotinas do
Ambulatório de Geriatria do
Hospital do Servidor Público
Estadual de São Paulo

Geriatria

Manual de Rotinas do Ambulatório de Geriatria do Hospital do Servidor Público Estadual de São Paulo

ANA PAULA MANSANO CUNHA RAMOS

Graduação Médica pela Faculdade de Medicina da Universidade de Mogi das Cruzes
Título de Especialista em Geriatria pela Sociedade Brasileira de Geriatria e Gerontologia (SBGG)/Associação Médica Brasileira (AMB)
Pós-Graduação em Cuidados Paliativos pela Universidad del Salvador/ Pallium LatinoAmérica
Médica-Assistente e Preceptora do Serviço de Geriatria do Hospital do Servidor Público Estadual de São Paulo

Thieme
Rio de Janeiro • Stuttgart • New York • Delhi

Thieme Revinter

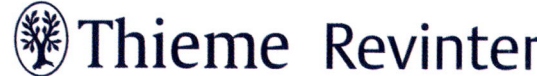

Dados Internacionais de Catalogação na Publicação (CIP)

R175g

Ramos, Ana Paula Mansano Cunha
Geriatria: Manual de rotinas do ambulatório de geriatria do hospital do servidor público estadual de São Paulo / Ana Paula Mansano Cunha Ramos – 1. Ed. – Rio de Janeiro – RJ: Thieme Revinter Publicações, 2017.

Inclui bibliografia e índice remissivo
286 p.: il; 15,8 x 23 cm.
ISBN 978-85-67661-38-4

1.Geriatria. 2. Doenças. I. Título.

CDD: 618.97
CDU: 616-053.9

Contato com a autora:
apmansano@yahoo.com.br

Nota: O conhecimento médico está em constante evolução. À medida que a pesquisa e a experiência clínica ampliam o nosso saber, pode ser necessário alterar os métodos de tratamento e medicação. Os autores e editores deste material consultaram fontes tidas como confiáveis, a fim de fornecer informações completas e de acordo com os padrões aceitos no momento da publicação. No entanto, em vista da possibilidade de erro humano por parte dos autores, dos editores ou da casa editorial que traz à luz este trabalho, ou ainda de alterações no conhecimento médico, nem os autores, nem os editores, nem a casa editorial, nem qualquer outra parte que se tenha envolvido na elaboração deste material garantem que as informações aqui contidas sejam totalmente precisas ou completas; tampouco se responsabilizam por quaisquer erros ou omissões ou pelos resultados obtidos em consequência do uso de tais informações. É aconselhável que os leitores confirmem em outras fontes as informações aqui contidas. Sugere-se, por exemplo, que verifiquem a bula de cada medicamento que pretendam administrar, a fim de certificar-se de que as informações contidas nesta publicação são precisas e de que não houve mudanças na dose recomendada ou nas contraindicações. Esta recomendação é especialmente importante no caso de medicamentos novos ou pouco utilizados. Alguns dos nomes de produtos, patentes e *design* a que nos referimos neste livro são, na verdade, marcas registradas ou nomes protegidos pela legislação referente à propriedade intelectual, ainda que nem sempre o texto faça menção específica a esse fato. Portanto, a ocorrência de um nome sem a designação de sua propriedade não deve ser interpretada como uma indicação, por parte da editora, de que ele se encontra em domínio público.

© 2017 Thieme Revinter Publicações Ltda.
Rua do Matoso, 170, Tijuca
20270-135, Rio de Janeiro – RJ, Brasil
http://www.ThiemeRevinter.com.br

Thieme Medical Publishers
http://www.thieme.com
Capa: Paulo Vermelho e Thieme Revinter Publicações

Impresso no Brasil por Prol Editora Gráfica Ltda.
5 4 3 2 1
ISBN 978-85-67661-38-4

Todos os direitos reservados. Nenhuma parte desta publicação poderá ser reproduzida ou transmitida por nenhum meio, impresso, eletrônico ou mecânico, incluindo fotocópia, gravação ou qualquer outro tipo de sistema de armazenamento e transmissão de informação, sem prévia autorização por escrito.

Dedicatória

Meu eterno amor ao meu alicerce! Agradeço aos meus adoráveis e exemplares pais pelos cuidados e incentivos que nos cercam até hoje.

Aos meus irmãos e guardiões das minhas melhores memórias de infância, eu os amo para sempre, assim como minha mais nova irmã.

Às saudosas Vova e tia: sou eternamente grata pelo carinho sem igual; sei que continuam a nos amar e a espiar, com orgulho, cada grande momento...

Ao meu amor, marido e amigo, muito obrigada por seu suporte e por imaginar que sempre posso ser melhor.

Aos meus doces e lindos filhos, meu mais puro amor.

Agradecimento

Meu eterno agradecimento e respeito aos queridos pacientes por troca tão prazeirosa, pelo aprendizado constante e por me permitirem renovar, com frequência, o amor pela Medicina e o compromisso com o ensino. Agradeço enormemente a rica contribuição dos colegas médicos, colaboradores (residentes, assistentes e amigos) na confecção deste livro, pois foram capazes de conciliar trabalho, estudo, questões pessoais e familiares e dedicaram-se no compartilhamento do saber. Minha gratidão a Heitor Spagnol pela disponibilidade, incentivo e contatos interpessoais realizados para a impressão do material. Meu muito obrigada à editora Thieme Revinter por todo o suporte, por acreditarem em nosso sonho e proposta de trabalho.

A autora

Prefácio

A complexidade do atendimento dos pacientes idosos traduz-se pelo número de prescrições realizadas, procedimentos aos quais são submetidos, medicamentos que utilizam e profissionais de saúde que os visitam.

Tal fato explica-se pela ocorrência de doenças crônico-degenerativas em diversos órgãos e sistemas, que, conforme evoluem, comprometem a funcionalidade e a qualidade de vida. Não bastasse as alterações físicas, as mudanças das condições emocionais, psicológicas e sociais também concorrem e interferem na manifestação das doenças. O processo de fragilização do idoso torna-o suscetível aos diversos estressores e compromete ainda mais sua reserva funcional. Além disso, a apresentação de uma doença pode tornar-se atípica. Sintomas, como febre, são cada vez mais raros. Em decorrência do declínio cognitivo-sensorial, sintomas, como disúria, polaciúria, tosse, expectoração e dor torácica, dão lugar a confusão mental, sonolência, alteração do ciclo sono-vigília. Por outro lado, sintomas, como dispneia, podem tornar-se a única manifestação clínica de um infarto agudo do miocárdio, insuficiência cardíaca, embolia pulmonar e até mesmo pneumonia.

Diante dessa realidade complexa, o ambulatório do Serviço de Geriatria do Hospital do Servidor Público Estadual São Paulo tem-se especializado no atendimento de pacientes com grande número de morbidades, entre as quais, demência, hipertensão, diabetes *mellitus*, osteoartrite, osteoporose, cardiopatias, pneumopatias, entre outras. São usuários de um grande número de medicamentos, assim como são portadores de uma gama muito grande de diagnósticos funcionais, encontrando-se pacientes totalmente dependentes, acamados, até aqueles totalmente independentes e autônomos.

Diante da realidade complexa que é cuidar do idoso, o clínico em formação necessita de um instrumento de fácil acesso que possibilite a elaboração de um raciocínio rápido, ágil, mas que de forma segura o conduza ao diagnóstico correto e a tomar uma conduta adequada.

Esse é o objetivo dessa obra, elaborada por médicos residentes e assistentes do Hospital do Servidor Público Estadual de São Paulo, tendo como orientação a discussão das principais síndromes e necessidades dos idosos frequentadores de nosso Serviço, de uma forma resumida, objetiva, de tal maneira que possa ser utilizada no dia a dia por qualquer médico interessado nessa população.

Mauricio de Miranda Ventura

Colaboradores

ALEXANDRE CANHISARES AMADEU
Médico Especialista em Clínica Médica pelo Hospital do Servidor Público Estadual de São Paulo (HSPE/Iamspe)
Especialização Médica em Geriatria pelo Hospital do Servidor Público Estadual de São Paulo (HSPE/Iamspe)

ANA BEATRIZ COSER NEMER
Médica Graduada pela Faculdade Multivix – Vitória, ES
Residência Médica em Clínica Médica pelo Hospital Geral de Carapicuiba (SUS-SP), SP
Residência Médica em Geriatria pelo Hospital do Servidor Público Estadual de São Paulo (HSPE/Iamspe)

ANA LÍVIA ARAÚJO DE SOUZA
Residência em Clínica Médica pela Casa de Saúde Santa Marcelina
Residência em Geriatria pelo Hospital do Servidor Público Estadual de São Paulo (HSPE/Iamspe)
Pós-Graduação em Cuidados Paliativos pelo Instituto Paliar – Água Branca, SP

ANA LUCIA ROSA GOMES
Graduação pela Faculdade de Medicina do ABC – Santo André, SP
Residência Médica em Clínica Médica pela Faculdade de Medicina do ABC (FMABC) – Santo André, SP
Residência em Geriatria pelo Hospital do Servidor Público Estadual de São Paulo (HSPE/Iamspe)

ANA PAULA ANDRIGHETTI
Médica pela Faculdade de Medicina de Jundiaí (FMJ), SP
Clínica Médica pela Faculdade de Medicina de Jundiaí (FMJ), SP
Especialização em Geriatria pelo Hospital do Servidor Público Estadual de São Paulo (HSPE/Iamspe)
Pós-Graduação em Cuidados Paliativos pelo Instituto Paliar – Água Branca, SP

DANIELA CRISTINA KIHARA
Médica-Assistente e Preceptora do Serviço de Geriatria do Hospital do Servidor Público Estadual de São Paulo (HSPE/Iamspe)
Médica-Preceptora do Curso de Medicina da Universidade de São Paulo (USP)

DANIELA PEREIRA DOS SANTOS
Residência Médica em Medicina de Família e Comunidade pela Casa de Saúde Santa Marcelina, SP
Estágio em Geriatria no Hospital do Servidor Público Estadual de São Paulo (HSPE/Iamspe)
Titulo de Especialista em Geriatria pela Sociedade Brasileira de Geriatria e Gerontologia (SBGG)
Médica-Assistente do Serviço de Geriatria do Hospital do Servidor Público Estadual de São Paulo (HSPE/Iamspe)

DURVAL ALEX GOMES E COSTA
Doutorado em Infectologia pela Universidade Federal de São Paulo (Unifesp)
Médico Infectologista do Hospital do Servidor Público Estadual de
São Paulo (HSPE/Iamspe)
Médico Infectologista do Hospital Heliópolis – São Paulo, SP

ELAINE DE AZEVEDO
Médica-Assistente e Responsável pelo Ambulatório de Doenças Osteometabólicas do
Serviço de Reumatologia do Hospital do Servidor Público Estadual de São Paulo
(HSPE/Iamspe)
Título de Especialista e Pós-Graduação *Lato Sensu* e Especialização em Reumatologia pelo
Instituto de Assistência ao Servidor Público Estadual de São Paulo

FERNANDA SPERANDIO COTT
Graduação pela Faculdade de Medicina na Escola Superior de Ciências da Santa Casa de
Misericórdia de Vitória (EMESCAM), ES
Residência em Clínica Médica no Hospital Municipal Dr. Carmino Caricchio – Tatuapé, SP
Médica-Residente do Serviço de Geriatria do Hospital do Servidor Público Estadual de
São Paulo (HSPE/Iamspe)

FERNANDA TERRIBILI NOVAES SANTOS
Título de Especialista em Geriatria pela Sociedade Brasileira de Geriatria e
Gerontologia (SBGG)
Especialização Médica em Geriatria pelo Hospital do Servidor Público Estadual de
São Paulo (HSPE/Iamspe)
Especialização Médica em Clínica Médica pela Escola Paulista de Medicina da
Universidade Federal de São Paulo (EPM-Unifesp)

FERNANDO VERTULLO SALGUEIRO
Graduação em Medicina pela Faculdade de Medicina da Universidade de
Mogi das Cruzes (UMC), SP
Médico Especialista em Clínica Médica pelo Hospital do Servidor Público Estadual de
São Paulo (HSPE/Iamspe)
Especialização Médica em Geriatria pelo Hospital do Servidor Público Estadual de
São Paulo (HSPE/Iamspe)

FRANCINE DE CRISTO STEIN
Especialista em Geriatria pela Faculdade de Medicina da Universidade de São Paulo
(FMUSP) e pela Sociedade Brasileira de Geriatria e Gerontologia (SBGG/AMB)
Médica-Coordenadora do Ambulatório de Prevenção de Quedas do Serviço de Geriatria do
Hospital do Servidor Público Estadual de São Paulo (HSPE/Iamspe)
Colaboradora da Rede PrevQuedas Brasil

GABRIELLA STEFENONI KRÜGER
Título de Especialista, Pós-Graduação *Lato Sensu* e Especialização em Reumatologia pelo
Instituto de Assistência ao Servidor Público Estadual de São Paulo
Pós-Graduação *Lato Sensu* e Especialização em Clínica Médica pelo Instituto de Assistência
ao Servidor Público Estadual de São Paulo
Médica-Assistente do Serviço de Clínica Médica do Hospital do Servidor Público Estadual de
São Paulo (HSPE/Iamspe)

Colaboradores

GIL ROSA OLIVEIRA SILVA
Membro-Aspirante da Academia Brasileira de Neurologia (ABN)
Residente do Terceiro Ano de Neurologia Clínica do Hospital do Servidor Público Estadual de São Paulo (HSPE/Iamspe)
Graduação em Medicina pela Universidade Federal do Pará (UFPA)

GLAUCIELE DO AMARAL SOUZA
Título de Especialista em Medicina de Família e Comunidade pelo Centro Universitário do Espírito Santo
Pós-Graduação *Lato Sensu* e Especialização em Geriatria e Gerontologia pela Universidade Estácio de Sá
Especialização em Cuidados Paliativos pelo Hospital do Servidor Público Estadual de São Paulo (HSPE/Iamspe)

GRAZIELA BIANCA BORTOLO
Graduação Médica pela Faculdade de Medicina de Taubaté (FMT), SP
Residência em Clínica Médica no Hospital Geral de Carapicuiba, SP
Residência em Geriatria pelo Hospital do Servidor Público Estadual de São Paulo (HSPE/Iamspe)

HEITOR SPAGNOL DOS SANTOS
Médico Geriatra pela Faculdade de Medicina da Universidade Federal do Espírito Santo (UFES)
Residência em Clínica Médica pelo Hospital da Santa Casa de Misericórdia de Vitória (HSCMV), ES
Residência em Geriatria pelo Hospital do Servidor Público Estadual de São Paulo (HSPE/Iamspe)
Pós-Graduação em Cuidados Paliativos pelo Instituto Paliar – Água Branca, SP

LAURA CRISTINA DE SOUZA
Membro-Aspirante da Academia Brasileira de Neurologia (ABN)
Residente do Terceiro Ano de Neurologia Clínica do Hospital do Servidor Público Estadual de São Paulo (HSPE/Iamspe)
Graduação em Medicina pela Universidade de São Paulo (USP)

LEONARDO PIOVESAN MENDONÇA
Título de Especialista em Geriatria pela Sociedade Brasileira de Geriatria e Gerontologia (SBGG/AMB)
Médico-Preceptor do Serviço de Geriatria do Hospital do Servidor Público Estadual de São Paulo (HSPE/Iamspe)

LUCIANA LOUZADA FARIAS
Título de Geriatra pela Sociedade Brasileira de Geriatria e Gerontologia (SBGG)
Preceptora do Serviço de Geriatria do Hospital do Servidor Público Estadual de São Paulo (HSPE/Iamspe)
Especialista em Medicina Paliativa pela Associação Médica Brasileira (AMB)

LUIZ FITTIPALDI LYRA NETO
Residência Médica em Medicina do Exercício e do Esporte no Hospital do Servidor Público Estadual de São Paulo (HSPE/Iamspe)

MARIA CRISTINA COLLINA DE CASTRO
Graduação pela Faculdade de Ciências Médicas de Santos da Universidade Lusíadas (UNILUS) – Santos, SP
Especialização Médica em Clínica Médica pela Universidade Federal de São Paulo (Unifesp)
Especialização Médica em Geriatria pelo Hospital do Servidor Público Estadual de São Paulo (HSPE/Iamspe)

MARLI SASAKI
Médica Especialista em Infectologia pela Sociedade Brasileira de Infectologia (SBI)
Médica Infectologista do Hospital do Servidor Público Estadual de São Paulo (HSPE/Iamspe)
Médica Infectologista do Centro de Referência no Tratamento de DST/AIDS – São Paulo, SP
Residência Médica em Infectologia no Hospital do Servidor Público Estadual de São Paulo (HSPE/Iamspe)

MAURICIO DE MIRANDA VENTURA
Médico Especialista em Geriatria pela Associação Médica Brasileira e Sociedade Brasileira de Geriatria e Gerontologia
Mestre em Ciências da Saúde pelo Instituto de Assistência Médica ao Servidor Público Estadual
Coordenador do Internato em Saúde do Idoso do Curso de Medicina da Universidade Cidade de São Paulo
Diretor-Técnico do Serviço de Geriatria do Hospital do Servidor Público Estadual de São Paulo
Membro da Diretoria da Sociedade Brasileira de Geriatria e Gerontologia – Seção São Paulo

NAFICE COSTA ARAÚJO
Médica-Assistente e Preceptora de Ensino do Serviço de Reumatologia do Hospital do Servidor Público Estadual de São Paulo (HSPE/Iamspe)
Chefe da Seção de Diagnóstico e de Terapêutica do Serviço de Reumatologia do Hospital do Servidor Público Estadual de São Paulo (HSPE/Iamspe)
Mestrado em Reumatologia pela Universidade Federal de São Paulo (Unifesp)

PATRÍCIA BOMBICINO DAMIAN
Graduação pela Universidade de Ribeirão Preto, SP
Residência Médica em Medicina de Família e Comunidade pelo Hospital das Clínicas da Faculdade de Medicina de Ribeirão Preto da Universidade de São Paulo (FMRP-USP)
Especialização em Geriatria pelo Hospital do Servidor Público Estadual de São Paulo (HSPE/Iamspe)

Colaboradores

PRISCILA DALLA VECHIA FERREIRA
Título de Especialista em Oftalmologia pela Associação Médica Brasileira (AMB) e MEC
Especialista em Retina e Vitreo pela Faculdade de Medicina do ABC (FMABC) –
Santo André, SP

RAFAELLA LÍGIA ROQUE CORDEIRO
Graduação em Medicina pela Universidade Federal da Paraíba (UFPB)
Residência Médica em Clínica Médica pelo Hospital Universitário Onofre Lopes (HUOL) –
Natal, RN
Residência Médica em Geriatria pelo Hospital do Servidor Público Estadual de São Paulo
(HSPE/Iamspe)

RENATA SCHIKANOWSKI SCILLA
Título de Especialista em Geriatria pela Sociedade Brasileira de Geriatria e
Gerontologia (SBGG)
Residência em Geriatria pelo Hospital do Servidor Público Estadual de São Paulo
(HSPE/Iamspe)
Residência em Clínica Médica pelo Hospital Universitário São Francisco (HUSF) –
Bragança Paulista, SP

RICARDO VICENTE DE MIRANDA FARIA
Título de Especialista em Medicina do Trabalho pela Associação Nacional de Medicina do
Trabalho (ANAMT)
Título de Especialista em Medicina do Tráfego pela Associação Brasileira de Medicina de
Tráfego (ABRAMET)

ROSMARY TATIANE ARIAS BUSE
Médica Especialista em Geriatria pela Sociedade Brasileira de Geriatria e Gerontologia
(SBGG/AMB)
Médica-Assistente e Preceptora do Serviço de Geriatria do Hospital do Servidor Público
Estadual de São Paulo (HSPE/Iamspe)
Médica-Assistente do Serviço de Cuidados Paliativos do Hospital do Servidor Público
Estadual de São Paulo (HSPE/Iamspe)

SARA DE PAULA LEITE
Graduação em Medicina pela Faculdade de Medicina de Teresópolis, RJ
Especialização Médica em Clínica Médica na Santa Casa de Misericórdia de São Paulo, SP
Especialização Médica em Geriatria no Hospital do Servidor Publico Estadual de São Paulo
(HSPE/Iamspe)

SERGIO AUGUSTO CUNHA RAMOS
Graduação Médica pela Universidade de Santo Amaro (UNISA)
Título de Especialista em Clínica Médica pela Sociedade Brasileira de Clínica Médica (SBCM)
Título de Especialista em Geriatria pela Sociedade Brasileira de Geriatria e
Gerontologia (SBGG/AMB)
Pós-Graduação em Cuidados Paliativos pela Universidad del Salvador/ Pallium
LatinoAmérica

SONIA MARIA CESAR DE AZEVEDO SILVA
Membro-Titular da Academia Brasileira de Neurologia (ABN)
Doutora do Setor de Transtorno do Movimento da Disciplina de Neurologia da Escola Paulista de Medicina da Universidade Federal de São Paulo (EPM-Unifesp)
Médica-Preceptora do Serviço de Neurologia Clínica do Hospital do Servidor Público Estadual de São Paulo (HSPE/Iamspe)

TATIANA CORRÊA DE SOUZA
Título de Especialista em Oftalmologia pela Associação Médica Brasileira (AMB) e MEC
Especialista em Retina e Vitreo pela Faculdade de Medicina do ABC (FMABC) – Santo André, SP

THAIS YURI MATSUDA MARANGONI
Residência Médica em Clínica Médica pela Faculdade de Medicina de Marília (FAMEMA), SP
Especialização em Geriatria pelo Hospital do Servidor Público Estadual de São Paulo (HSPE/Iamspe)
Título de Especialista em Geriatria pela Sociedade Brasileira de Geriatria e Gerontologia (SBGG)
Especialização em Acupuntura pela Associação Médica Brasileira de Acupuntura (AMBA)
Médica-Preceptora do Serviço de Geriatria do Hospital do Servidor Público Estadual de São Paulo (HSPE/Iamspe)

Sumário

1. **Avaliação Geriátrica Ampla** 1
   Daniela Cristina Kihara
   Fernanda Terribili Novaes Santos

2. **Iatrogenia** 13
   Rafaella Lígia Roque Cordeiro

3. **Síndrome de Fragilidade** 17
   Heitor Spagnol dos Santos
   Rosmary Tatiane Arias Buse

4. **Síndrome da Imobilidade e Úlceras de Pressão** 25
   Maria Cristina Collina de Castro

5. **Delirium** 33
   Ana Beatriz Coser Nemer
   Leonardo Piovesan Mendonça

6. **Demência** 41
   Fernanda Terribili Novaes Santos
   Rafaella Lígia Roque Cordeiro

7. **Quedas** 55
   Francine de Cristo Stein

8. **Tonturas** 61
   Ana Lívia Araújo de Souza
   Francine de Cristo Stein

9. **Incontinência Urinária** 71
   Ana Paula Andrighetti
   Thais Yuri Matsuda Marangoni

10. **Perda de Peso Não Intencional no Idoso** 79
    Ana Paula Mansano Cunha Ramos

11. **Hipertensão Arterial em Idosos** 89
    Fernanda Sperandio Cott
    Luciana Louzada Farias

12 **Diabetes Mellitus** 103
    Graziela Bianca Bortolo

13 **Dislipidemia em Idosos** 117
    Fernanda Sperandio Cott
    Luciana Louzada Farias

14 **Osteoartrite** 125
    Nafice Costa Araújo

15 **Osteoporose em Idosos** 139
    Gabriella Stefenoni Krüger
    Elaine de Azevedo

16 **Doença de Parkinson** 151
    Sonia Maria Cesar de Azevedo Silva
    Gil Rosa Oliveira Silva
    Laura Cristina de Souza

17 **Distúrbios da Tireoide no Idoso** 157
    Ana Lucia Rosa Gomes

18 **Pneumonia no Idoso** 165
    Durval Alex Gomes e Costa
    Marli Sasaki

19 **Peculiaridades da Psiquiatria no Idoso** 175
    Fernanda Terribili Novaes Santos
    Sergio Augusto Cunha Ramos

20 **Constipação Intestinal** 183
    Ana Beatriz Coser Nemer
    Renata Schikanowski Scilla

21 **Doenças Oftalmológicas em Idosos** 197
    Tatiana Corrêa de Souza
    Priscila Dalla Vechia Ferreira

22 **Rastreamento de Doenças Neoplásicas no Idoso** 205
    Patrícia Bombicino Damian

23 **Vacinação no Idoso** 213
    Sara de Paula Leite

24 **Avaliação Perioperatória** 219
    Heitor Spagnol dos Santos

Sumário

25 **Direção e Orientações ao Idoso** 237
   Ricardo Vicente de Miranda Faria

26 **Atividade Física no Idoso** 241
   Alexandre Canhisares Amadeu
   Fernando Vertullo Salgueiro
   Luiz Fittipaldi Lyra Neto

27 **Atendimento Domiciliar** 247
   Glauciele do Amaral Souza
   Daniela Pereira dos Santos

28 **Apêndices** 251

   Índice Remissivo 261

1 Avaliação Geriátrica Ampla

Daniela Cristina Kihara
Fernanda Terribili Novaes Santos

◀ INTRODUÇÃO

A Avaliação Geriátrica Ampla (AGA) é um mecanismo de avaliação multidimensional, geralmente interdisciplinar, com o objetivo de determinar as deficiências, incapacidades e desvantagens do idoso do ponto de vista médico, psicossocial e funcional.

Consiste em escalas e testes quantitativos, que se aplicam prioritariamente à idosos frágeis, portadores de múltiplas morbidades. Difere de um atendimento clínico habitual por dar ênfase ao estado funcional e à qualidade de vida.[9]

Denomina-se ampla ou abrangente por englobar oito dimensões:[6]

1. Equilíbrio e mobilidade;
2. Função cognitiva;
3. Deficiências sensoriais;
4. Condições emocionais;
5. Disponibilidade e adequação de suporte familiar e social;
6. Condições ambientais;
7. Funcionalidade;
8. Estado e risco nutricional.

É recomendada a aplicação da AGA anualmente, a partir de sessenta anos; em ocorrência de qualquer uma das grandes síndromes geriátricas; após internações clínicas; após cirurgias de médio e grande porte; semestralmente, após os sessenta e cinco anos; quando houver declínio funcional instalado, independente do resultado de avaliações anteriores.

◀ DADOS PESSOAIS E SOCIODEMOGRÁFICOS

Nome, idade, cor, sexo, naturalidade, procedência, religião, estado civil, filhos, com quem reside, profissão anterior/atual, escolaridade (anos completos), renda mensal (baseado no salário mínimo) e principal cuidador (caso existir).

◀ HÁBITOS DE VIDA E VÍCIOS

- Atividade física (avaliar tipo, frequência e duração);

- Tabagismo (atual ou pregresso, quantidade (maços-ano) e há quanto tempo parou, se for o caso);
- Etilismo (atual ou pregresso, tipo de bebida ingerida, quantidade por semana, e há quanto tempo parou, se for o caso);
- Atividade sexual (avaliar disfunção erétil, libido e ocorrência de dispaurenia);
- Atividades de lazer;
- Sono (reparador/não reparador, avaliar higiene do sono, detalhar os motivos da noite mal dormida, se for o caso).

◀ VACINAÇÃO (VIDE CAPÍTULO 23)[3]

- Influenza;
- Pneumocócica conjugada (VPC13);
- Pneumocócica 23 valente;
- Hepatite B;
- Tétano e difteria (dT);
- Herpes-zoster.

◀ POLIFARMÁCIA

Uma das definições de polifarmácia é a utilização de, pelo menos, cinco medicamentos de uso contínuo.[4]

É sabido que o uso diário de múltiplos medicamentos pode interferir na morbimortalidade e qualidade de vida dos pacientes idosos; portanto, deve-se:

- Verificar as indicações de cada medicamento e o tempo utilizado;
- Identificar medicamentos inapropriados, tentar suspendê-los, se possível;
- Conhecer bem os medicamentos, seus principais efeitos adversos e possíveis interações com outras classes de remédios (vide Capítulo 2).

◀ EXAMES PREVENTIVOS

Mamografia, citologia oncótica, colonoscopia e densitometria óssea.[7]

◀ AUTOPERCEPÇÃO DE SAÚDE

O uso de escalas de autoavaliação de saúde é útil, e já foi demonstrado que o idoso que avalia seu estado como ruim realmente tem pior prognótico.[9]

Pode-se utilizar perguntas como:

- De 0 a 10, que nota o senhor(a) daria para a sua saúde?
- Em comparação com a saúde das outras pessoas da mesma idade, qual nota daria, de 0 a 10?

◀ AVALIAÇÃO SENSORIAL

Os déficits sensoriais predominam na população geriátrica e, muitas vezes, tornam-se um obstáculo para realização de atividades básicas de vida, podendo levar frequentemente ao isolamento social, maior risco de quadros confusionais, quedas e perda de qualidade de vida.

◀ VISÃO

A triagem pode ser feita no próprio consultório utilizando como método de avaliação o quadro de Snellen (Fig. 1-1).

As principais alterações visuais que ocorrem nos idosos são: catarata, glaucoma, degeneração macular e retinopatia diabética (vide Capítulo 21).

◀ AUDIÇÃO

O teste mais utilizado para avaliação auditiva no consultório é o do sussurro, que avalia sons de alta e de baixa frequência.

Consiste em sussurrar três letras ou números, 60 cm atrás do paciente, ocluindo o conduto externo auditivo do ouvido não testado e pedindo que ele repita.

Avaliar uso de prótese auditivas (dificuldade de adaptação e tempo de uso).

◀ AVALIAÇÃO NUTRICIONAL

A nutrição e desnutrição são grandes preocupações no que diz respeito a idosos. Existe uma correlação estreita da desnutrição com as doenças crônico-degenerativas e que estão relacionadas com a perda de autonomia e hábitos saudáveis.

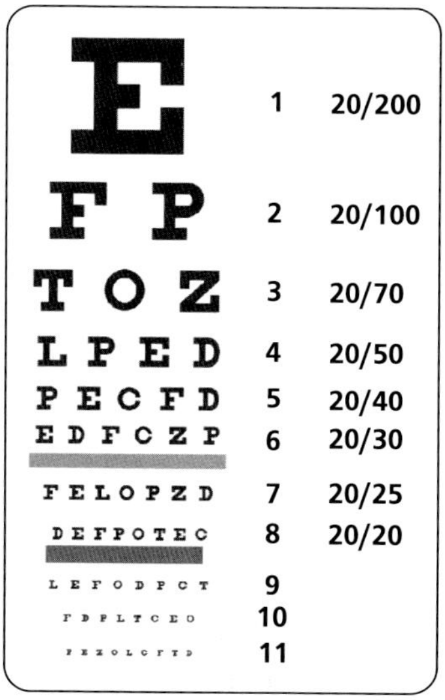

E	1	20/200
F P	2	20/100
T O Z	3	20/70
L P E D	4	20/50
P E C F D	5	20/40
E D F C Z P	6	20/30
F E L O P Z D	7	20/25
D E F P O T E C	8	20/20
L E F O D P C T	9	
F D P L T C E O	10	
P E Z O L C F T D	11	

Fig. 1-1. Quadro de Snellen.

A Miniavaliação Nutricional (MNA – versão reduzida)[12] pode ser uma ferramenta útil para avaliar o risco de desnutrição no consultório (Quadro 1-1).

Quadro 1-1. Miniavaliação nutricional – Versão reduzida[12]

A: Nos últimos três meses houve diminuição da ingesta alimentar por causa da perda de apetite, problemas digestivos ou dificuldades para mastigar ou deglutir? 0 = diminuição severa da ingesta 1 = diminuição moderada da ingesta 2 = sem diminuição da ingesta
B: Perda de peso nos últimos 3 meses? 0 = superior a 3 kg 1 = não sabe informar 2 = entre 1 e 3 kg 3 = sem perda de peso
C: Mobilidade 0 = restrito ao leito ou à cadeira de rodas 1 = deambula mas não é capaz de sair de casa 2 = normal
D: Passou por algum estresse psicológico ou doença aguda nos últimos três meses? 0 = sim 2 = não
E: Problemas neuropsicológicos 0 = demência ou depressão graves 1 = demência leve 2 = sem problemas psicológicos
F1: Índice de massa corporal (IMC) 0 = IMC < 19 1 = IMC entre 19 e 21 2 = IMC entre 21 e 23 3 = IMC ≥ 23
Se o cálculo do IMC não for possível, substituir a questão F1 pela F2 Não preencha a questão F2, se a questão F1 já tiver sido completada
F2: Circunferência da panturrilha (CP) em cm 0 = CP menor que 31 3 = CP maior ou igual a 31
Escore de triagem (máximo: 14 pontos) 12-14 pontos: estado nutricional normal 8-11 pontos: sob risco de desnutrição 0-7 pontos: paciente desnutrido

Para uma avaliação mais detalhada, preencha a versão completa no MNA, que está disponível em www.mna-elderly.com

◀ INCONTINÊNCIA URINÁRIA

A incontinência urinária exerce um grande impacto sobre a saúde e qualidade de vida do idoso, influenciando na independência e na autonomia do idoso.

Afeta 30% dos indivíduos que vivem na comunidade e 50% dos internados em instituições de longa permanência.[6] A avaliação consiste em classificar o tipo de incontinência: esforço, urgência, transbordamento ou funcional (vide Capítulo 9).

◀ SÍNDROME DA FRAGILIDADE

É um quadro multissistêmico de instalação lenta, que promove vulnerabilidade da regulação homeostática e resistência diminuída aos estressores, resultando em declínio cumulativo dos sistemas fisiológicos (neuroendócrino, imunológico, musculoesquelético) (Quadro 1-2). Para maiores informações vide Capítulo 3.

◀ EQUILÍBRIO, MARCHA E QUEDAS

Distúrbios da marcha e do equilíbrio constituem fatores de risco para quedas e dependência no indivíduo mais velho.

Para avaliação de equilíbrio, mobilidade e quedas podemos utilizar alguns instrumentos como (Quadro 1-3):

- Descrição detalhada sobre quedas (número de quedas no último ano, mecanismo, circunstância, local e ambiente);
- Avaliação de fatores de risco de queda extrínsecos (calçados, iluminação, tapete, pisos) e intrínsecos (condição clínica e funcional, estado mental, enfermidades, uso de medicamentos);
- Avaliação da marcha (tipo de marcha, auxílio de algum dispositivo de apoio e deformidades).

Quadro 1-2. Critérios de fragilidade (adaptado)[10]

Perda involuntária de peso	> 4,5 kg ou > 5% do peso habitual no último ano
Sensação de fadiga/exaustão	Autorreferida (Questões do questionário CES-D*)
Atividade física baixa	Abaixo do percentil 20 da população, em kcal/semana (avaliado pelo questionário MLTA**)
Redução da velocidade de marcha	Teste de caminhada de 4,6 m (20% mais lenta)
Redução da força de preensão palmar	Força de preensão palmar < 20%, por meio do dinamômetro
Diagnóstico de fragilidade: presença de 3 ou mais critérios Diagnóstico de pré-fragilidade: presença de 1 ou 2 critérios	

*CES-D – Center for Epidemiologycal Studies – Depression.
**MLTA – Minnesota Leisure Time Activity Questionnaire, versão curta.

Quadro 1-3. Testes de equilíbrio e marcha

Timed get up and go	Cronometrar o tempo que o paciente levanta-se da cadeira reta e com encosto, caminha três metros, volta para o mesmo local, sentando-se novamente
Teste do sentar e levantar	Solicitar que o paciente levante da cadeira sem apoio três vezes seguidas
Escala de avaliação do equilíbrio e da marcha de Tinetti[16]	É composta por 28 questões, sendo 16 para o equilíbrio e 12 para marcha (vide Capítulo 7)

◀ AVALIAÇÃO COGNITIVA

Por meio da avaliação cognitiva podem ser rastreadas as principais alterações da saúde mental do idoso. Demência é uma delas, cuja prevalência e a incidência aumenta a partir dos 65 anos e mais significativamente acima dos 75 anos.[9]

◀ MINIEXAME DO ESTADO MENTAL (MEEM)

O MEEM tem sido amplamente aplicado para avaliar a orientação, atenção, cálculo, linguagem e as habilidades visuoespaciais do idoso.[6] Ele é um dos instrumentos de escolha para rastreio para déficit cognitivo (Quadro 1-4).

Deve ser realizado anualmente, mesmo não havendo queixas cognitivas do paciente ou do seu acompanhante.[7]

◀ TESTE DO RELÓGIO

O Teste do Desenho do Relógio atende a avaliação de múltiplos domínios cognitivos, como a memória semântica, a visuoconstrução e as funções executivas, visto que o bom desempenho requer planejamento e monitoramento das ações. Encontra-se validado para uso no Brasil. Podem ser utilizadas as pontuações de 5, 10 ou 15 pontos (Quadro 1-5).

Quadro 1-4. Miniexame do estado mental[1,2,8]

MINIEXAME DO ESTADO MENTAL
(Folstein, Folstein & McHugh, 1975)

Paciente:_____
Data da avaliação:____/____/____ Avaliador:_____

ORIENTAÇÃO
- Dia da semana (1 ponto)... ( )
- Dia do mês (1 ponto)... ( )
- Mês (1 ponto).. ( )
- Ano (1 ponto).. ( )
- Hora aproximada (1 ponto)..................................... ( )
- Local específico (aposento ou setor) (1 ponto)....... ( )
- Instituição (residência, hospital, clínica) (1 ponto)... ( )
- Bairro ou rua próxima (1 ponto).............................. ( )
- Cidade (1 ponto)... ( )
- Estado (1 ponto)... ( )

ORIENTAÇÃO
- Fale 3 palavras não relacionadas. Posteriormente pergunte ao paciente pelas 3 palavras. Dê 1 ponto para cada resposta correta .... ( )
Depois, repita as palavras e certifique-se de que o paciente as aprendeu, pois, mais adiante, irá perguntá-las novamente

ATENÇÃO E CÁLCULO
- (100-7) sucessivos, 5 vezes sucessivamente (1 ponto para cada cálculo correto)......................... ( )
(alternativamente, soletrar MUNDO de trás para frente)

EVOCAÇÃO
- Pergunte pelas 3 palavras ditas anteriormente (1 ponto por palavra).. ( )

LINGUAGEM
- Nomear um relógio e uma caneta (2 pontos)........... ( )
- Repetir: "nem aqui, nem ali, nem lá" (1 ponto) .... ( )
- Comando: "pegue este papel com a mão direita dobre ao meio e coloque no chão (3 pontos)......... ( )
- Ler e obedecer: "feche os olhos" (1 ponto)............. ( )
- Escrever frase (1 ponto).. ( )
- Copiar um desenho (1 ponto)................................. ( )

ESCORE: (____/30)

PONTOS DE CORTE:
Analfabetos: 20
Escolaridade 1-4 anos: 25 pontos
5-8 anos: 26 pontos
9-11 anos: 28 pontos
> 11 anos: 29 pontos

Folstein e McHugh (1975); Bertolucci et al. (1994); Burcki et al. (2003).

Quadro 1-5. Teste do relógio

Instruções
O avaliador fornece ao paciente uma folha de papel em branco e pede: "Por favor, desenhe um relógio com os números e, depois disso, desenhe os ponteiros, marcando, por exemplo, 11 horas e 10 minutos"

Pontuação
- Desenho do círculo correto: 1 ponto
- Números na posição correta: 1 ponto
- Incluiu todos os 12 números: 1 ponto
- Os ponteiros estão na posição correta: 1 ponto

Interpretação
Pontuações abaixo de 4 indicam a necessidade de maior investigação

◀ FLUÊNCIA VERBAL

A prova de fluência verbal fornece informações acerca da capacidade de armazenamento do sistema de memória semântica, da habilidade de recuperar a informação guardada na memória e do processamento das funções executivas.

O avaliador pede para que o paciente fale todos animais que conseguir lembrar e cronometra um tempo de 1 minuto.

Notas de corte:[2]

- *Analfabetos:* 12 palavras.
- *1 a 4 anos escolaridade:* 12 palavras.
- *5 a 8 anos de escolaridade:* 14 palavras.
- *9 a 11 anos de escolaridade:* 16 palavras.
- *> 11 anos de escolaridade:* 18 palavras.

◀ AVALIAÇÃO DO HUMOR

Do ponto de vista epidemiológico, estima-se que cerca de 15% dos idosos apresentam algum sintoma de depressão, sendo 2% do tipo grave. Em algumas populações (hospitalizadas ou institucionalizadas), a frequência é mais elevada, atingindo de 5% a 13% dos pacientes hospitalizados e de 12% a 16% dos residentes em asilos.[10]

A queda da habilidade funcional do paciente pode ser causa ou consequência de depressão no idoso, ou seja, o paciente pode estar deprimido porque se tornou dependente ou pode ter sua capacidade funcional reduzida devido à depressão.[1,5]

A Escala de Depressão Geriátrica (Quadro 1-6) em versão reduzida de Yesavage,[17] amplamente utilizada e validada como instrumento diagnóstico de depressão em pacientes idosos, consiste em um teste com 15 perguntas negativas/afirmativas onde o resultado de 5 ou mais pontos auxilia no diagnóstico de depressão, sendo que o escore igual ou maior que 11 pode sugerir um estado de depressão grave.

Quadro 1-6. Escala da depressão geriátrica em versão reduzida (adaptado)[17]

1	Você está satisfeito com sua vida?	sim (__) não (__)
2	Você deixou de lado muitos de suas atividades e interesses?	sim (__) não (__)
3	Você sente que sua vida está vazia?	sim (__) não (__)
4	Você se sente aborrecido com frequência?	sim (__) não (__)
5	Você está de bom humor na maioria das vezes?	sim (__) não (__)
6	Você teme que algo de ruim lhe aconteça?	sim (__) não (__)
7	Você se sente feliz na maioria das vezes?	sim (__) não (__)
8	Você se sente frequentemente desamparado?	sim (__) não (__)
9	Você prefere permanecer em casa do que sair e fazer coisas novas?	sim (__) não (__)
10	Você sente que tem mais problemas de memória que antes?	sim (__) não (__)
11	Você pensa que é maravilhoso estar vivo?	sim (__) não (__)
12	Você se sente inútil?	sim (__) não (__)
13	Você se sente cheio de energia?	sim (__) não (__)
14	Você sente que sua situação é sem esperança?	sim (__) não (__)
15	Você pensa que a maioria das pessoas estão melhores do que você?	sim (__) não (__)

Contagem máxima de GDS = 15 (vide Capítulo 19).

◀ AVALIAÇÃO FUNCIONAL

A capacidade funcional é definida como a aptidão do idoso para realizar determinada tarefa que lhe permita cuidar de si mesmo e ter uma vida independente. A funcionalidade do idoso é determinada pelo seu grau de independência e pode ser avaliada por instrumentos específicos (Quadros 1-7 e 1-8).[11]

Quadro 1-7. Escala de avaliação funcional – ABVD (modificado)[13]

Atividade	Independente	Sim	Não
1. Banho	Não recebe ajuda ou somente recebe ajuda para 1 parte do corpo		
2. Vestir-se	Pega as roupas e veste-se sem qualquer ajuda, exceto para amarrar os sapatos		
3. Higiene pessoal	Vai ao banheiro, usa o banheiro, veste-se e retorna sem qualquer ajuda (pode usar andador ou bengala)		
4. Transferência	Consegue deitar na cama, sentar na cadeira e levantar sem ajuda (pode usar andador ou bengala)		
5. Continência	Controla completamente urina e fezes		
6. Alimentação	Come sem ajuda (exceto para cortar carne ou passar manteiga no pão)		

Escore: 6 pontos (independente para as ABVD); 4 pontos (dependência parcial); 2 pontos (dependência importante).

◖ AVALIAÇÃO SOCIOAMBIENTAL

Devem ser avaliadas as relações e as atividades sociais, os recursos disponíveis de suporte (social, familiar e financeiro), sabendo que tipo de ajuda o idoso pode contar, caso necessite.

Outros aspectos que também devem ser avaliados são as necessidades especiais, a adaptação do ambiente e o estresse do cuidador, o qual não raramente se dedica em tempo integral, sem direito a descanso.

◖ AVALIAÇÃO CLÍNICA

- Queixas atuais e duração;
- História da moléstia atual;
- Interrogatório dos diversos aparelhos;
- Antecedentes pessoais, com idas ao Pronto Socorro e internações, e razão das mesmas nos últimos 6 meses;
- Antecedentes familiares;
- Exame físico.

Quadro 1-8. Escala de avaliação funcional – atividades instrumentais de vida diária (modificado)[14]

1. Consegue usar o telefone?	Sem ajuda	1
	Com ajuda parcial	2
	Não consegue	3
2. Consegue ir a locais distantes, usando algum transporte, sem necessidade de planejamentos especiais?	Sem ajuda	1
	Com ajuda parcial	2
	Não consegue	3
3. Consegue fazer compras?	Sem ajuda	1
	Com ajuda parcial	2
	Não consegue	3
4. Consegue preparar suas próprias refeições?	Sem ajuda	1
	Com ajuda parcial	2
	Não consegue	3
5. Consegue arrumar a casa?	Sem ajuda	1
	Com ajuda parcial	2
	Não consegue	3
6. Consegue fazer os trabalhos manuais domésticos, como pequenos reparos?	Sem ajuda	1
	Com ajuda parcial	2
	Não consegue	3
7. Consegue lavar e passar sua roupa?	Sem ajuda	1
	Com ajuda parcial	2
	Não consegue	3
8. Consegue tomar seus remédios na dose certa e horário correto?	Sem ajuda	1
	Com ajuda parcial	2
	Não consegue	3
9. Consegue cuidar de suas finanças?	Sem ajuda	1
	Com ajuda parcial	2
	Não consegue	3

Escore: 9 pontos (totalmente dependente); 10-15 pontos (dependência grave); 16-20 pontos (dependência moderada); 21-25 pontos (dependência leve); 25-27 pontos (independência).

◀ REFERÊNCIAS BIBLIOGRÁFICAS

1. Bertolucci PH *et al.* The mini-mental state examination in a general population: impact of educational status. *Arq Neuropsiquiat* 1994;52(1):1-7.
2. Brucki SM *et al.* Sugestões para uso do mini-exame do estado mental no Brasil. *Arq Neuropsiquiat* 2003;61(3-B):777-81.
3. Calendário de Vacinação – SBIM, 2014/2015. Disponível em: <http://www.sbim.org.br/publicacoes/calendario-de-vacinacao>
4. Carlson JE. Perils of polypharmacy: 10 steps to prudent prescribing. *Geriatrics* 1996;51(7):26-35.
5. Coutinho MPL *et al.* Depressão, um sofrimento sem fronteira: representações sociais entre crianças e idosos. *Psico USF* 2002;8(2):183-92.
6. Fabbri RMA, Gorzoni ML. *Livro de bolso de geriatria*. São Paulo: Atheneu, 2013.

7. Falcão LFR, Costa LHD *et al. Manual de geriatria. Manual do residente da Universidade Federal de São Paulo, Associação dos Médicos Residentes da Escola Paulista de Medicina.* São Paulo: Roca, 2012.
8. Folstein MF, Folstein SE, McHugh PR. "Mini-mental State": a practical method for grading the cognitive state of patients for the clinician. *J Psychiatr Res* 1975;12:189-98.
9. Freitas EV *et al. Tratado de geriatria e gerontologia.* 3. ed. Rio de Janeiro: Guanabara-Koogan, 2011.
10. Fried LP, Guralnik JM. Disability in older adults: evidence-regarding significance, etiology, and risk. *J Am Geriatr Soc* 1997;45:92-100.
11. Fuzikawa C *et al.* Health and Ageing Study: a population based study on the intra and inter-rater reliability of the clock drawing test in Brazil. *Int J Geriatr Psychiatry* 2003;18(5):450-56.
12. Guigoz Y. The Mini-Nutritional Assessment (MNA®) review of the literature – What does it tell us? *J Nutr Health Aging* 2006;10:466-87. Disponível em: <http://www.mna-elderly.com/forms/MNA_portuguese.pdf>
13. Katz S, Downs TD, Cares HR. Progress in the development of the Index of ADL. *Gerontologist* 1970;10:20-30.
14. Lawton MP, Brody EM. Assessment of older people: selfmaintining and instrumental activities of daily living. *Gerontologist* 1969;9(3):179-86.
15. Sociedade Brasileira de Geriatria e Gerontologia (SBGG). *Avaliação geriátrica ampla.* Disponível em: <http://www.sbgg.org.br/publicacoes-cientificas/avaliacao-geriatrica-ampla>
16. Tinetti ME. Performance-oriented assessment of mobility problems in elderly patients. *J Am Geriatr Soc* 1986;34:119-26.
17. Yesavage JA *et al.* Development and validation of a geriatric depression screening scale: a preliminary report. *J Psychiatric Res* 1982 83;17(1):37-40.

2 Iatrogenia

Rafaella Lígia Roque Cordeiro

◀ INTRODUÇÃO

É o evento ou dano causado ao paciente de modo não intencional pelas intervenções da equipe de saúde, não sendo consequência natural da doença.

O crescimento dos recursos tecnológicos, associado à proliferação de drogas na prática médica, eleva os riscos de iatrogenia, principalmente entre os idosos.

Todo médico é passível de cometer iatrogenia.[1,2]

Entre idosos hospitalizados, a incidência de iatrogenia varia entre 5-58%.[2-5]

Em 43,7% dos casos de idosos internados ocorre uma ou mais complicações iatrogênicas, sendo que 5,2% cursam com óbito.[6]

É mais prevalente em idosos devido a:

- Maior prevalência de comorbidades;
- Maior suscetibilidade a polifarmácia;
- Redução de metabolismo principalmente hepático e renal;
- Maior tendência à desidratação;
- Aumento de gordura corporal;
- Redução da atividade dos sistemas sensoriais, em destaque o sistema visual;
- Fragilidade;
- Assistência por multiprofissionais que não se comunicam.

Principais complicações relacionadas com a iatrogenia no idoso:[2,7]

- *Delirium*;
- Hospitalização;
- Tempo maior de internação;
- Reações adversas à medicação e à procedimentos;
- Queda;
- Hipotensão postural;
- Úlcera por pressão;
- Redução de funcionalidade;
- Complicações cirúrgicas;
- Óbito.

A principal iatrogenia é a reação adversa a medicamentos (RAM) que é uma resposta nociva não intencional ao medicamento usado em dose habitualmente empregada para prevenção e tratamento de doença.[8]

Pode levar à redução de funcionalidade, *delirium*, hipotensão postural, admissão hospitalar, maior tempo de internamento e até mesmo óbito.

Por muitas vezes quando a sintomatologia é inespecífica, corre-se o risco de tratar o sintoma com outra medicação (cascata iatrogênica). Portanto, é imperioso revisar as medicações de uso contínuo, inclusive os fitoterápicos.[9-11]

Deve-se considerar a terapêutica de acordo com a expectativa de vida e as metas para cada paciente, principalmente naqueles em fase final de vida. Como por exemplo o uso de estatinas, no qual o benefício é percebido após anos de uso.[12]

Para uma adequada prescrição no idoso, 10 itens devem ser respondidos:[13]

1. Há indicação para esta medicação?
2. A medicação é efetiva para a condição?
3. A dosagem está adequada?
4. As instruções de uso estão corretas?
5. As instruções são práticas?
6. Há interação clínica significativa entre as medicações?
7. Há interação clínica significativa entre as medicações e a doença-condição clínica?
8. Há necessidade de outras medicações?
9. A duração do tratamento é aceitável?
10. Há medicação alternativa menos cara em comparação com outras de igual utilidade?

Alguns medicamentos são considerados inadequados para os idosos, seja por sua ineficácia ou pelo elevado risco de RAM entre estes pacientes.[11]

Muitas vezes são desconhecidos pelo clínico (p. ex., anti-inflamatório não hormonal, digoxina em dose superior à 0,125 mg/d, benzodiazepínicos, alfabloqueadores), embora vários critérios tenham sido desenvolvidos e divulgados no ensino médico, entre eles os critérios de Beers[14] (artigo completo disponível gratuitamente pelo site: http://sbgg.org.br/wp-content/uploads/2014/10/2012BeersCriteria.pdf) e os de Stopp.

Diante do exposto, alguns cuidados devem ser tomados para evitar ou diminuir a má adesão e a iatrogenia entre os idosos (Quadro 2-1):[11,15]

A) Manter uma lista completa com o nome do medicamento (genéricos e de marca), dosagem, frequência, via de administração e indicação do mesmo;
B) Instruir a trazer embalagens, frascos de todas as medicações utilizadas continuamente para cada consulta e comparar com a lista que o paciente usa;
C) Utilizar organizadores de medicação por horários (manhã, tarde, noite) e/ou dias da semana.

Iatrogenia

Quadro 2-1. Classificação da iatrogenia[2]

1. Diagnóstica (procedimento diagnóstico)	A) Insuficiência renal aguda (IRA) por uso de contraste iodado B) Demora na realização de exames diagnósticos C) Desidratação durante preparo para colonoscopia D) Erro diagnóstico E) Demora em identificar um estado de *delirium* F) Perfuração durante realização de endoscopia digestiva alta ou colonoscopia G) Exames solicitados desnecessariamente

2. Terapêutica	A) Procedimentos terapêuticos:
	  I. Flebite em acesso venoso periférico
	  II. Atraso na realização de cirurgia após paciente internado
	  III. Complicações relacionadas com a sonda nasogástrica (microaspiração, erro de trajeto, sinusite)
	  IV. Complicações relacionadas com o acesso venoso central (infecção, acidente relacionado com punção, pneumotórax)
	  V. Infecção urinária em decorrência do uso de sonda vesical de demora
	  VI. Complicações cirúrgicas (*delirium*, infarto agudo do miocárdio, infecção, hemorragia, deiscência anastomótica, hematoma na ferida operatória)
	B) Reações adversas a drogas:
	  I. Hipotensão por drogas anti-hipertensivas
	  II. Hipoglicemia por hipoglicemiantes orais e/ou subcutâneo
	  III. IRA por diuréticos e/ou inibidores da enzima conversora de angiotensina
	  IV. Hipercalemia por uso de inibidores da enzima conversora de angiotensina e/ou bloqueadores de receptores de angiotensina
	  V. Sedação por uso de ansiolíticos e/ou neurolépticos
	C) Omissão

3. Ocorrência	A) Úlcera por pressão B) Queda C) Infecção hospitalar não relacionada com procedimento diagnóstico ou terapêutico D) Queimaduras durante banho E) Troca de prescrições

◀ REFERÊNCIA BIBLIOGRÁFICAS

1. Balint M. *O médico, seu paciente e a doença*. Rio de Janeiro: Atheneu, 1975.
2. Szlejf C, Farfel JM, Saporetti LA et al. Fatores relacionados com a ocorrência de iatrogenia em idosos internados em enfermaria geriátrica: estudo prospectivo. *Einstein* (São Paulo) 2008;6(3):337-42.
3. Thomas EJ, Brennan TA. Incidence and types of preventable adverse events in elderly patients: population based review of medical records. *BMJ* 2000;320(7237):741-44.

4. Brennan TA, Leape LL, Laird NM et al. Incidence of adverse events and negligence in hospitalized patients. Results of the Harvard Medical Practice Study I. *N Engl J Med* 1991;324(6):370-76.
5. Jahnigen D, Hannon C, Laxson L et al. Iatrogenic disease in hospitalized elderly veterans. *J Am Geriatr Soc* 1982;30(6):387-90.
6. Carvalho Filho ET, Saporetti L, Souza MAR et al. Iatrogenia em pacientes idosos hospitalizados. *Rev. Saúde Pública.* 1998;32(1):36-42.
7. Sari ABA, Cracknell A, Sheldon TA. Incidence, preventability and consequences of adverse events in older people: results of a retrospective case-note review. *Age Ageing* 2008;37:265-69.
8. World Health Organization. International drug monitoring: the role of national centers. Report of a WHO meeting. *WHO Tech Rep Ser* 1972;498:1-25.
9. Bernardes ACA, Chorilli M, Oshima FY. Intoxicação medicamentosa no idoso. *Saúde Rev* 2005;7(5):53-61.
10. Silva R, Schmidt OF, Silva S. Polifarmácia em geriatria. *Rev AMRIGS* 2012;56(2):164-74.
11. Rochon PA. *Drug prescribing for older adults*. Up to date 2015.
12. Mitchell SL, Teno JM, Kiely DK et al. The clinical course of advanced dementia. *N Engl J Med* 2009;361:1529.
13. Hanlon JT, Schmader KE, Samsa GP et al. A method for assessing drug therapy appropriateness. *J Clin Epidemiol* 1992;45(10):1045-51.
14. Campanelli CM. American Geriatrics Society updated beers criteria for potentially inappropriate medication use in older adults: the American Geriatrics Society 2012 Beers Criteria Update Expert Panel. *J Am Geriatr Soc* 2012;60(4):616.
15. Cramer JA. Enhancing patient compliance in the elderly. Role of packaging aids and monitoring. *Drugs Aging* 1998;12:7.

3 Síndrome de Fragilidade

Heitor Spagnol dos Santos
Rosmary Tatiane Arias Buse

◀ DEFINIÇÃO

Síndrome biológica de diminuição da capacidade de reserva homeostática do organismo e da resistência aos estressores que resulta em declínios em múltiplos sistemas fisiológicos, causando vulnerabilidade e desfechos clínicos adversos.[1-5]

Hábitos saudáveis, tratamento das doenças crônicas, reabilitações precoces e internações hospitalares curtas representam a melhor forma de evitar a ocorrência desta condição e de suas complicações (Quadro 3-1).

Quadro 3-1. Fragilidade no núcleo da medicina geriátrica[6]

1. Idosos frágeis apresentam risco maior para resultados adversos, incluindo:
   A) Instabilidade médica
   B) Incapacidade e dependência
   C) Institucionalização
   D) Injúrias
   E) Quedas
   F) Doenças agudas
   G) Hospitalização
   H) Utilização de serviços de saúde
   I) Lenta ou incompleta recuperação de doenças e/ou hospitalizações
   J) Alto risco de iatrogenia e efeitos colaterais de intervenções medicamentosas
   K) Mortalidade
2. A prevalência de fragilidade aumenta significativamente com a idade
3. A fragilidade manifesta-se como uma capacidade diminuída para lidar com os desafios e redução da capacidade de recuperar um estado de saúde estável, possivelmente relacionada com reserva funcional reduzida. A gravidade da fragilidade estende-se desde uma fase subclínica até uma fase clínica com morte iminente
4. Em indivíduos idosos, a variabilidade no estado de saúde e funcional é pouco explicada pelo efeito de doenças clinicamente evidentes ou mesmo subclínicas. A idade avançada está associada a aumento da vulnerabilidade a doenças múltiplas, sem conexões patogenéticas evidentes. Essa vulnerabilidade global não é explicada por mudanças nos fatores de risco identificáveis
5. Idosos frágeis necessitam de cuidados intensivos multidimensionais e têm alta necessidade de serviços comunitários e de apoio informal. Estas necessidades de cuidados requerem uma mudança na atual distribuição dos recursos de saúde
6. Geriatria é uma especialidade médica particularmente habilitada nos cuidados aos idosos frágeis

◀ EPIDEMIOLOGIA

- 10 a 25% na população com idade superior a 65 anos;
- 30 a 45% nos muito idosos;[6]
- Maior incidência e prevalência nos seguintes grupos (Quadro 3-2).

Quadro 3-2. Grupos populacionais com maior incidência e prevalência de fragilidade

- Mulheres
- Afrodescendentes e asiáticos
- Menor nível educacional
- Menores rendas
- Pior estado de saúde
- Taxas mais altas de comorbidades crônicas e incapacitação

◀ FISIOPATOLOGIA[7,8] (Figs. 3-1 e 3-2)

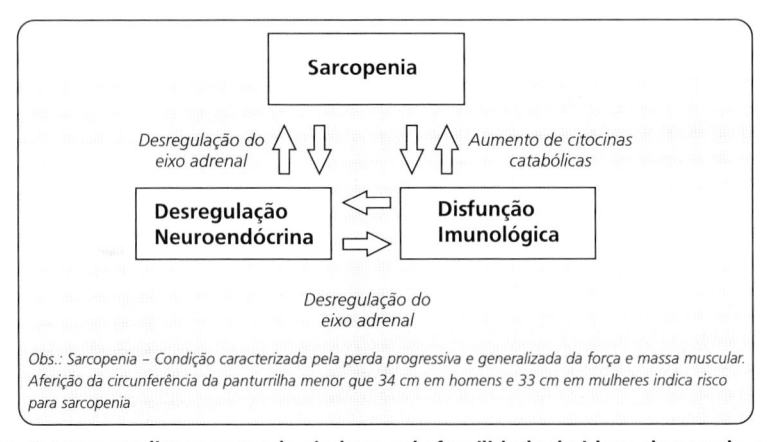

```
                    Sarcopenia

    Desregulação do  ⇑⇓       ⇓⇑  Aumento de citocinas
    eixo adrenal                     catabólicas

    Desregulação    ⇐    Disfunção
    Neuroendócrina  ⇒    Imunológica

              Desregulação do
              eixo adrenal
```

Obs.: Sarcopenia – Condição caracterizada pela perda progressiva e generalizada da força e massa muscular. Aferição da circunferência da panturrilha menor que 34 cm em homens e 33 cm em mulheres indica risco para sarcopenia

Fig. 3-1. Fatores predisponentes da síndrome de fragilidade do idoso de acordo com Fried et al.[11]

Síndrome de Fragilidade

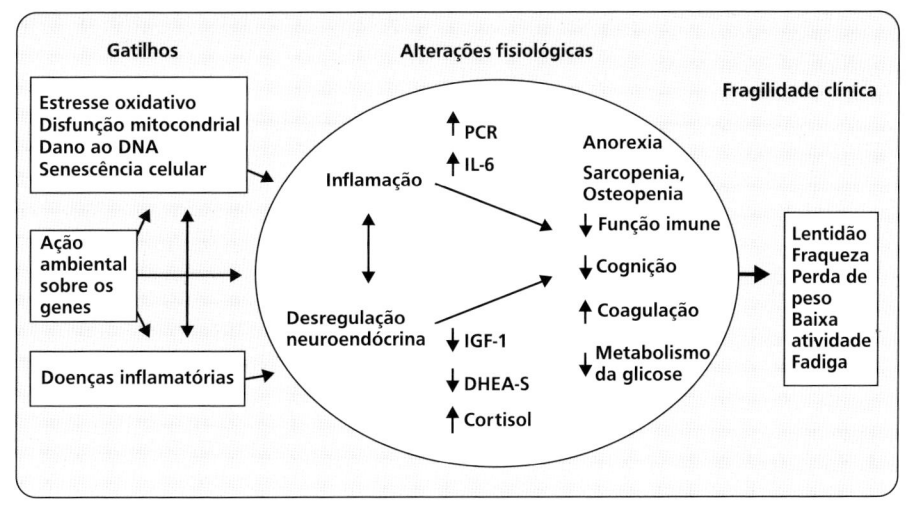

Fig. 3-2. Fisiologia e etiologia da síndrome de fragilidade. (Adaptada de Walson et al.)[8]

◀ FATORES DE RISCO[9] (Quadro 3-3)

Quadro 3-3. Fatores de risco para síndrome de fragilidade

- Câncer
- Distúrbios da tireoide (hiper ou hipotireoidismo)
- Hipogonadismo, deficiência de hormônio do crescimento
- Insuficiência cardíaca, hepática ou renal
- Alterações neuropsiquiátricas (demência, transtorno do humor)
- Diabetes
- Doenças osteomusculares (osteoartrite avançada, fratura de fêmur, dor crônica)
- Acidente vascular encefálico
- Infecção crônica (tuberculose, endocardite, infecções urinárias e pulmonares de repetição)
- Doenças reumatológicas (polimialgia reumática, arterite temporal)
- Uso crônico de medicações (corticoides, analgésicos, antiepilépticos, benzodiazepínicos, polifarmácia, opioides, antidepressivos)

◀ CARACTERÍSTICAS CLÍNICAS/CRITÉRIOS DIAGNÓSTICOS

Índice de SOF *(Study of Osteoporotic Fractures)*[10] (Quadro 3-4)

Quadro 3-4. Grupos populacionais com maior incidência e prevalência de fragilidade

Critérios	Como avaliar
Perda ponderal	Perda ponderal não intencional ≥ 5% do peso em 1 ano
Exaustão	Resposta não à pergunta: *O senhor(a) se sente cheio de energia?*
Teste de sentar e levantar	Incapacidade de levantar e sentar 5 vezes da cadeira

Classificação:
- 0 = Não frágil;
- 1 = Pré-frágil;
- 2 ou 3 = Frágil.

CHS (Cardiovascular Health Study) (Quadro 3-5)

Quadro 3-5. Critérios de Fried[11]

Critérios	Como avaliar
Perda ponderal	Perda ponderal de 4,5 kg ou ≥ 5% do peso em 1 ano, não intencionalmente
Exaustão	Utilizando a escala de depressão CES-D, as duas seguintes sentenças são lidas: a) "Eu senti que tudo que fiz foi um esforço"; b) "Eu não conseguia continuar". Então, questiona-se: "Com que frequência na última semana o senhor sentiu-se desta forma?": 0 = raramente ou nenhuma vez (< 1 dia); 1 = poucas vezes (1-2 dias); 2 = algumas vezes (3-4 dias); 3 = muitas vezes (> 4 dias). Respostas "2 ou 3" a qualquer uma das sentenças caracteriza o critério como positivo

Sedentarismo	Com base na versão curta do questionário *Minnesota Leisure Time Activities Questionnaire*, que avalia atividades físicas, frequência e duração, tarefas semanais são convertidas em índice de atividade metabólica (gasto energético em kcal/sem). Esta variável é estratificada pelo gênero.
	a) *Gênero: Critério positivo*
	   Masculino < 383 kcal/sem
	   Feminino < 270 kcal/sem

Redução na velocidade de marcha	Estratificado pelo gênero e altura em percursos de 4,6 m
	a) *Masculino: Critérios positivos*
	   Altura ≤ 173 cm ≥ 7 segundos
	   Altura > 173 cm ≥ 6 segundos
	b) *Feminino: Critérios positivos*
	   Altura ≤ 159 cm ≥ 7 segundos
	   Altura > 159 cm ≥ 6 segundos

Força de preensão palmar (*Handgrip*)	Medida direta com o dinamômetro (em kg) Estratificada pelo gênero e Índice de massa corporal (IMC) *Masculino: Critérios positivos* IMC ≤ 24 ≤ 29 kg IMC 24,1 – 26 ≤ 30 kg IMC 26,1 – 28 ≤ 30 kg IMC > 28 ≤ 32 kg *Feminino: Critérios positivos* IMC ≤ 23 ≤ 17 kg IMC 23,1 – 26 ≤ 17,3 kg IMC 26,1 – 29 ≤ 18 kg IMC > 29 ≤ 21 kg

Classificação
- 0 = Não frágil;
- 1 ou 2 = Pré-frágil;
- ≥ 3 = Frágil.

CSHA (Canadian Study of Health and Aging) Clinical Frailty Scale – Escala de Fragilidade Clínica (Fig. 3-3)[12]

- Determina a capacidade de maior predição de desfechos clínicos, como o óbito ou necessidades de cuidados institucionais;
- Esta escala tem sido utilizada como uma das ferramentas de apoio na decisão terapêutica de pacientes idosos oncológicos.[13]

Escala Clínica da Fragilidade*

1. **Robusto** (*Very fit*): Individuo ativo, com energia, bem motivado; exercita-se regularmente e tem o melhor desempenho possível para sua idade

2. **Bem** (*Well*): Individuo sem doença ativa, desempenho inferior ao grupo I

3. **Bem, mas com comorbidades** (*Managing Well*): Portador de doença(s), mas com bom controle clinico

4. **Vulnerável** (*Vulnerable*): Apesar de independente no dia a dia, frequentemente sintomas limitam as atividades. Uma reclamação comum é a lentidão e/ou cansaço durante o dia

5. **Fragilidade leve** (*Mildly Frail*): Estas pessoas frequentemente tem lentidão mais evidente e necessitam ajuda em atividades instrumentais da vida diária (finanças, transportes, tarefas domésticas, medicações). Tipicamente, fragilidade leve compromete progressivamente as compras e o caminhar sozinho pelas ruas, o preparo de alimentos e as tarefas domésticas

6. **Fragilidade moderada** (*Moderately-Frail*): As pessoas necessitam de ajuda para todas as atividades externas e manutenção da casa. Elas frequentemente têm problemas com degraus e necessitam de ajuda com o banho, e podem requerer assistencia mínima com o vestuário

7. **Fragilidade grave** (*Severely Frail*): Completamente dependente para o autocuidado, por qualquer causa (cognitiva ou física). Ainda assim, parecem estáveis e não em alto risco de morrer (dentro de aproximadamente 6 meses)

8. **Fragilidade muito grave** (*Very Severely Frail*): Completamente dependentes, aproximando-se do fim da vida. Tipicamente, não podem se recuperar até de doenças mais leves

9. **Terminalidade** (*Terminally Ill*): Aproximando-se da fase final de vida. Esta categoria aplica-se a pessoas com expectativa de vida inferior a 6 meses, que não são de outra forma evidentemente frágeis

Fragilidade em pessoas com demência

O grau de fragilidade corresponde ao grau de demência
Os sintomas comuns na demência leve incluem o esquecimento de detalhes de um evento recente, embora ainda lembrando o evento em si, repetimento de uma mesma pergunta/história e isolamento social

Na demência moderada, a memória recente está muito prejudicada, apesar de lembrarem-se bem de eventos antigos de ruas vidas. Podem fazer cuidados pessoais com supervisão

Na demência grave, não podem realizar autocuidados sem ajuda

* 1. Canadian Study on Health & Aging, Revised 2008.
2. K. Rockwood et al. A global clinical measure of fitness and frailty in elderly people. CMAJ 2005;173:489-495.

© 2007-2009 Version 1.2 All rights reserved. Geriatric Medicine Research, Dalhousie University, Halifax, Canada. Permission granted to copy for research and educational purposes only.

DALHOUSIE UNIVERSITY
Inspiring Minds

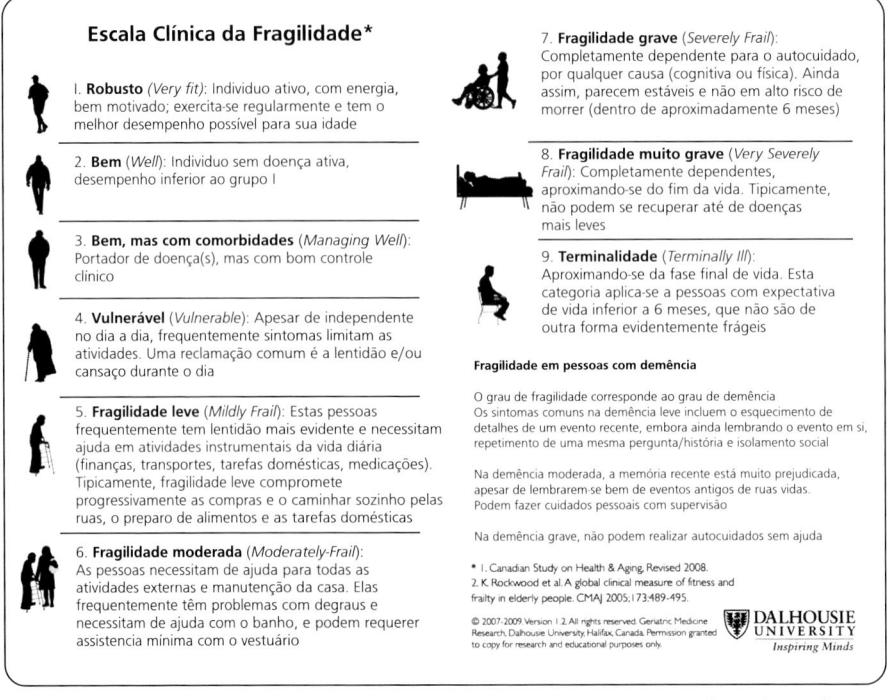

Fig. 3-3. Escala de fragilidade clínica. Modelo traduzido (tradução livre) e adaptado para o português de Geriatric Medicine Research, Dalhousie University, Halifax, Canada. ©2007-2009 Version 1.2.

◀ INTERVENÇÕES/TRATAMENTO

As intervenções são principalmente baseadas em orientações não farmacológicas direcionadas ao fortalecimento muscular (exercícios resistidos), suporte nutricional, tratamento efetivo das comorbidades e suporte social.

Intervenções farmacológicas, como possíveis reposições hormonais, não demonstraram eficácia na melhora da funcionalidade e de outros desfechos clínicos. Reposições de hormônio do crescimento (GH) e desidroepitestosterona,[14,15] apesar de interessantes do ponto de vista fisiopatológico, não representaram mudança significativa na composição corporal, sem evidências de melhora nos consumos de oxigênio, massa mineral óssea, lipídeos, níveis de glicose e insulina.

Com relação à testosterona, sua reposição promove aumento da massa muscular e da força em homens com hipogonadismo e eugonadismo, especialmente em combinação com atividades físicas. No entanto, pode levar a um perfil lipídico desfavorável e efeitos imprevisíveis sobre a próstata.[16,17]

Vitamina D

Não há consenso sobre a definição de deficiência de vitamina D e nem acerca do valor ideal mensurável na corrente sanguínea. Nenhum estudo avaliou os benefícios diretos ou danos de sua triagem.[18]

O uso em idosos frágeis considera os riscos inerentes a esta síndrome, principalmente em relação às quedas.

Há evidências de associação da suplementação de vitamina D (doses diárias > 800 UI/dia) com redução significativa no risco de quedas, principalmente em pacientes com uso associado de cálcio e naqueles com deficiência da vitamina[19] (Em nosso serviço utilizamos a dosagem sérica de 25 hidroxi-vitamina D, com o corte de 20ng/mL para deficiência e 30ng/mL para insuficiência).

No sentido oposto, meta-análise recente com estudo de aproximadamente 30000 idosos observou que a suplementação de vitamina D não reduziu a incidência de quedas em 15% ou mais dos pacientes.[20]

Diante das contradições expostas nos estudos mais recentes, os benefícios da suplementação de vitamina D permanecem incertos. Em nosso serviço, realizamos a reposição em pacientes com deficiência e insuficiência, objetivando índices acima de 30ng/mL.

Iniciamos a reposição de 50 000 UI por semana durante 8 semanas e a seguir doses que variam de 7000 a 14000 UI semanais. Se valores em mensurações posteriores alcançarem o limite de 30ng/mL, avaliamos de forma individualizada a manutenção ou até a suspensão da medicação.

◀ REFERÊNCIAS BIBLIOGRÁFICAS

1. Campbell AJ, Buchner DM. Unstable disability and the fluctuations of frailty. *Age Ageing* 1997;26:315-18.
2. Buchner DM, Wagner EH. Preventing frail health. *Clin Geriatr Med* 1992;8:1-17.
3. Bortz WM II. The physics of frailty. *J Am Geriatr Soc* 1993;41:1004-8.
4. Lipsitz LA, Goldberger AL. Loss of "complexity" and aging: potential applications of fractals and chaos theory to senescence. *JAMA* 1992;267:1806-9.
5. Hamerman D. Toward an understanding of frailty. *Ann Intern Med* 1999;130:945-50.
6. Fried LP, Walston JD, Ferrucci L. Frailty. In: Halter, JB *et al. Hazzard`s geriatric medicine and gerontology.* 6th ed. New York: McGraw-Hill, 2009. p. 631-32.

7. Kawakami R, Murakami H, Sanada K *et al.* Calf circumference as a surrogate marker of muscle mass for diagnosing sarcopenia in Japanese men and women. *Geriatr Gerontol Int* 2015 Aug.;15(8):969-76.
8. Walston J, Hadley EC, Ferrucci L *et al.* Research agenda for frailty in older adults: towards a better understanding of physiology and etiology. *J Am Geriatr Soc* 2006;54:991.
9. Jacob Filho W, Kikuchi EL. *Geriatria e gerontologia básicas.* Rio de Janeiro: Elsevier, 2011. p. 279.
10. Ensrud KE, Ewing SK, Taylor BC *et al.* Comparison of 2 frailty indexes for prediction of falls, disability, fractures, and death in older women. *Arch Intern Med* 2008 Feb. 25;168(4):382-89.
11. Fried LP, Tangen CM, Walston JD *et al.* Frailty in older adults: evidence for a phenotype. *J Gerontol Med Sci* 2001;56A(3):M146-56.
12. Rockwood K *et al.* A global clinical measure of fitness and frailty in elderly people. *CMAJ* 2005;173:489-95.
13. Balducci L. Management of cancer in the older person: a practical approach. *Oncologist* 2000;5(3):224-37.
14. Lamberts SW. The somatopause: to treat or not to treat? *Horm Res* 2000;53(Suppl 3):42.
15. Morley JE, Kim MJ, Haren MT. Frailty and hormones. *Rev Endocr Metab Disord* 2005;6:101.
16. Lamberts SW, van den Beld AW, van der Lely AJ. The endocrinology of aging. *Science* 1997;278:419.
17. Tenover JS. Androgen replacement therapy to reverse and/or prevent age-associated sarcopenia in men. *Baillieres Clin Endocrinol Metab* 1998;12:419.
18. LeFevre ML *et al.* USPSTF recommendation statement: *Ann Intern Med* 2015;162:133. Disponível em: <http://annals.org/article.aspx?articleid=1938935>
19. Murad MH *et al.* The effect of vitamin D on falls: a systematic review and meta-analysis. *J Clin Endocrinol Metab* 2011 Oct.;96:2997. Disponível em: <http://dx.doi.org/10.1210/jc.2011-1193>
20. Bolland MJ *et al.* Vitamin D supplementation and falls: a trial sequential meta-analyses. *Lancet Diabetes Endocrinol* 2014;2:573. Disponível em: <http://www.thelancet.com/journals/landia/article/PIIS2213-8587%2814%2970068-3/abstract>

4 Síndrome da Imobilidade e Úlceras de Pressão

Maria Cristina Collina de Castro

◀ SÍNDROME DA IMOBILIDADE

Definição
Conjunto de sinas e sintomas resultantes da supressão de todos os movimentos articulares, que, por consequência, prejudica a mudança postural.[1]

A síndrome da imobilidade causa sofrimento para o paciente e seus familiares. A abordagem deve ser multidisciplinar e deve abranger prevenção da imobilidade e controle de sintomas quando a síndrome já está instalada.

Diagnóstico
São necessários todos os critérios maiores e, pelo menos, dois dos critérios menores:
- Critérios maiores:
  - Múltiplas contraturas;
  - Déficit cognitivo moderado a grave.
- Critérios menores:
  - Sinais de sofrimento cutâneo ou úlcera de pressão;
  - Disfagia leve a grave;
  - Dupla incontinência;
  - Afasia.

Causas

A síndrome da imobilidade no idoso é resultado de diversas patologias (Quadro 4-1).

Quadro 4-1. Causas da síndrome de imobilidade

Doença osteoarticular	
Osteartrose	Deformidade plantar
Sequelas de fraturas	Doenças reumáticas
Osteoporose	Metástase
Doença cardiorrespiratória	
Doença pulmonar obstrutiva crônica	
Insuficiência cardíaca	
Cardiopatia isquêmica	
Doença vascular	
Sequelas de trombose venosa	
Insuficiência arterial	
Doença neurológica	
Neuropatia periférica	Parkinsonismo
Acidente vascular encefálico	Demência
Hidrocefalia	Esclerose lateral amiotrófica
Doença psíquica	
Depressão	
Demência	
Doença dos pés	
Calosidade e cravo	
Onicogrifose	
Úlcera plantar	
Iatrogenia medicamentosa	
Neurolépticos	Anti-hipertensivos
Ansiolíticos	Isolamento social e inadequação do espaço físico
Hipnóticos	
Déficit neurossensorial	
Amaurose	
Surdez	

Complicações

A imobilização prolongada leva a perda funcional dos vários sistemas resultando na síndrome da imobilidade.

A taxa de mortalidade para idosos imobilizados no leito atinge 40% (Quadro 4-2).[1]

Quadro 4-2. Complicações da síndrome de mobilidade

Sistema tegumentar	Sistema esquelético
Atrofia da pele	Osteoporose
Úlcera de decúbito	Artrose e anquilose
Escoriações	Fraturas
Equimoses	
Dermatite	
Micoses	
Sistema muscular	**Sistema cardiovascular**
Atrofia	Trombose venosa profunda
Encurtamento de tendões	Embolia pulmonar
Hipertonia	Isquemia arterial
Contraturas	Hipotensão postural
	Edema linfático
Sistema urinário	**Sistema digestivo**
Incontinência	Desnutrição
Infecção do trato urinário	Fecaloma
Retenção urinária	Disfagia
	Gastroparesia
Sistema nervoso	**Sistema respiratório**
Depressão	Pneumonia
Demência	Insuficiência respiratória
Inversão do ritmo do sono	
Delirium	
Sistema endócrino e metabólico	
Resposta diminuída à insulina	
Resposta diminuída da suprarrenal	
Diminuição da excreção de sódio, potássio e fosfato	
Retenção hídrica	
Capacidade aeróbica diminuída	
Eritropoiese diminuída	
VO_2 máximo diminuído	
Síntese de vitamina D diminuída	

ÚLCERAS POR PRESSÃO

Definição

Úlcera por pressão (ou de pressão) define-se como uma área de lesão de pele, tecidos subjacentes ou ambos, decorrente de pressão extrínseca aplicada sobre a superfície corpórea (e que persiste mesmo depois de removida a pressão sobre o local). Umidade, fricção e forças de cisalhamento também contribuem para a formação da lesão.[2]

Fatores de Risco

O principal fator de risco é a imobilidade, mas existem outros fatores importantes (Quadro 4-3).

Quadro 4-3. Fatores de risco da úlcera por pressão

Fatores intrínsecos	Fatores extrínsecos
Imobilidade	Pressão
Alteração da sensibilidade da pele	Fricção
Outros comprometimentos sensoriais	Forças de cisalhamento
Incontinência	Umidade sobre a pele
Alteração do nível de consciência	Substâncias irritantes sobre a pele
Alteração cognitiva	Medicações sedativas
Idade avançada	
Doença aguda	
Doença crônica grave	
Comprometimento circulatório	
Desidratação	
Deficiência nutricional	
Ocorrência anterior de úlceras prévias	

Classificação

A *National Pressure Ulcer Advisory Panel* (NPUAP) é a classificação usada e baseia-se na profundidade do acometimento e nos limites entre tecidos lesados.[1]

São quatro estágios possíveis para uma lesão:

1. **Grau I:** eritema com pele íntegra, persistente mesmo após o alívio da pressão sobre o local. Geralmente localizado em uma área de proeminência óssea;
2. **Grau II:** perda tecidual envolvendo a epiderme, derme ou ambas. Portanto, há interrupção da continuidade da pele. Formam-se exulceração, úlcera e, às vezes, bolha. Pode haver crosta;
3. **Grau III:** comprometimento de tecido subcutâneo, podendo estender-se, mais profundamente, até a fáscia muscular subjacente, mas não através da mesma;

4. **Grau IV:** comprometimento mais profundo, com destruição extensa de tecidos, ou dano muscular, ósseo ou estruturas adjacentes. A lesão atravessa a fáscia muscular.

Localizações Principais

Regiões de proeminências ósseas e áreas com quantidades reduzidas de tecido adiposo subcutâneo são mais sujeitas à instalação de úlcera de pressão.

Localizações mais comuns:
- Região sacral;
- Tuberosidade isquiática;
- Grande trocanter;
- Calcanhares;
- Maléolos;
- Hálux;
- Joelhos;
- Cotovelos;
- Região escapular;
- Região occipital;
- Coluna torácica (processos espinhosos);
- Pavilhão auditivo.

Prevenção

A prevenção é o aspecto mais importante na abordagem das úlceras de pressão.
Baseia-se em:
- Identificação de indivíduos de risco: avaliação clínica individualizada, instrumentos como as escalas de Braden e Norton;
- Limpar a pele após contato com irritantes como urina, fezes, suor e secreções e hidratar;
- Mudança de decúbito em intervalo máximo de 2 horas;
- Usar travesseiros, coxins de espuma ou outros materiais sob as proeminências ósseas;
- Usar colchões (piramidal) ou mais sofisticados (ar fluidificado, pressão reduzida constante, pressão alternante).

Tratamento
Cuidados com a úlcera
Limpeza

Facilita o processo de cicatrização pois ajuda remover material desvitalizado, exsudato e microrganismos no leito da lesão. O soro fisiológico é a substância recomendada.

Desbridamento

É a remoção de áreas necróticas e tecido desvitalizado da lesão; também auxilia na remoção de bactérias da úlcera:

- *Cirúrgico:* faz-se com bisturi ou tesoura. Pode ser realizado a beira leito ou centro cirúrgico, a depender das características das lesões (dimensão, localização) e das condições clínicas do paciente;
- *Mecânico não cirúrgico:* solução salina em forma de jato;
- *Autolítico:* curativos oclusivos ou semi oclusivos. Utilizado para feridas com pouco material a ser removido;
- *Químico/enzimático:* aplicação tópica de enzimas proteolíticas (fibrinolisina/desoxirribonuclease, colagenase e papaína).

Curativos[2,3,4]

- *Hidrocoloides:* coberturas oclusivas ou semioclusivas compostas de material polissácaride e proteico. Disponíveis em placas, amorfos (pastas). Hidratam a ferida, facilitam o desbridamento autolítico, aliviam a dor. Podem ser usados em lesões no estágio I a IV, em feridas secas ou com pouco a moderado exsudato. Podem permanecer na ferida até 7 dias, p. ex., Coloplast Comfeel® – hidrocoloide transparente e auto-adesivo, DuoDerme® – Convatec, Hydrocoll – Hartmann, NU-Derm® – Lohmann & Rauscher International, 3M Tegasorb™, Hydrocolloid;
- *Hidrogéis:* contêm material polimérico e proteico. Disponíveis em placas ou amorfos (pastas). Absorvem fluidos, promovem hidratação e autólise, aliviam a dor. Podem ser usados em lesões no estágio I a IV, em feridas secas ou com mínimo exsudato e em lesões infectadas, frequência de troca em média a cada 12 horas, p. ex., Curafil Gel®, Duoderm Gel®, Hydrosorb®, Supraorb G Placa®;
- *Alginatos:* são polissacárides naturais provenientes de algas marinhas. Disponíveis em placas, pastas ou fitas. São usados em úlceras com muito exsudato (em média 24 horas) e também têm propriedades hemostáticas. Não devem ser usados em feridas secas. Curativos com alginato são trocados quando embebidos por exsudato ou devem ser irrigados antes da remoção, p. ex., Algodem®, Curasorb®, Tegagen®;
- *Hidrofibras:* são compostas por fibras de carboximetilcelulose. Têm funções semelhantes às do alginato e do hidrocoloide ao mesmo tempo, p. ex., Aquacel®;
- *Espumas:* são feitas de poliuretano e acrilato de sódio. São esponjas porosas, usadas em lesões nos estágios I a IV, em feridas limpas em fase de granulação, com média e pequena quantidade de exsudato e média de troca a cada 48 horas, p. ex., Allevyn®, Mepilex®;

- *Filmes poliméricos*: são películas adesivas, transparentes, compostas de poliuretano. Podem ser usados como cobertura complementar. São semipermeáveis. Indicados em lesões nos estágios I e II com pouco ou sem exsudato.

Controle de Infecção
Todas as úlceras de graus II a IV são colonizadas por bactérias.

Observar sinais indicativos de infecção na úlcera: modificação do aspecto da secreção, aparecimento de odor fétido, aumento das dimensões da lesão, sinais flogísticos na periferia da úlcera.

Nutrição
Para a prevenção de úlcera de pressão a suplementação hiperproteica é utilizada. Após a instalação da lesão uma avaliação nutricional individualizada é necessária.

Manejo da Dor
Recomenda-se administrar analgésicos sistêmicos antes da manipulação da úlcera de pressão. O controle da dor é realizado com alívio da pressão extrínseca no local da ferida, aplicação de curativos e administração de analgésicos.

◀ REFERÊNCIAS BIBLIOGRÁFICAS

1. Cançado FAX, Doll J, Gorzoni ML. *Imobilidade e síndrome da imobilização, tratado de geriatria e gerontologia*. Rio de Janeiro: Guanabara, 2011.
2. Cançado FAX, Doll J, Gorzoni ML. *Úlceras por pressão, tratado de geriatria e gerontologia*. Rio de Janeiro: Guanabara, 2011.
3. Berlowits D. *Clinical staging and management of pressure ulcers*. UpToDate, 2015.
4. http://www.feridologo.com.br

5 Delirium

Ana Beatriz Coser Nemer
Leonardo Piovesan Mendonça

◀ INTRODUÇÃO

Delirium, também conhecido como estado confusional agudo, consiste em uma "síndrome cerebral orgânica sem etiologia específica" de início agudo (geralmente horas a dias), curso flutuante ao longo do dia e caracterizada pela presença simultânea de perturbações da atenção e consciência, e, pelo menos, uma alteração cognitiva (percepção, pensamento, memória ou linguagem).[1-3]

Pode constituir-se como a única ou principal forma de apresentação de uma doença orgânica.

Mau prognóstico tanto na vigência da internação quanto após a alta hospitalar, culminando na perda de independência, elevação do risco de morbidade e mortalidade, e aumento de custos com cuidados de saúde.[2,4]

◀ EPIDEMIOLOGIA

Acomete de 14-56% dos pacientes idosos hospitalizados, podendo chegar a 70-80% em unidade de terapia intensiva.[2,3]

Na comunidade, apresenta-se em 1-2% da população, porém tem aumento significativo com a idade, comprometendo até 14% de indivíduos acima de 85 anos.[2,3]

◀ ETIOLOGIA
Multifatorial

Envolve uma complexa inter-relação entre um paciente vulnerável (com fatores predisponentes) e exposição a fatores precipitantes ou insultos nocivos (Quadro 5-1).[4]

Quadro 5-1. Fatores de risco[2-5]

Fatores predisponentes (vulnerabilidade)	Fatores precipitantes	
Idade acima de 65 anos **Sexo masculino** **Prejuízo cognitivo preexistente** • História de acidente vascular encefálico • Episódio prévio de *delirium* • Distúrbio do SNC • Depressão • Lesão nos núcleos da base • Permeabilidade da barreira hematoencefálica • Déficits sensoriais **Dependência funcional** • Imobilidade (restrição física) • Baixo nível de atividade • Histórico de quedas	**Ambiental** • Isolamento social • Ambiente novo • Estresse emocional • Admissão a Unidade de Terapia Intensiva **Cirúrgico** • Perioperatório • Tipo de cirurgia (cardíaca, ortopédica) • Procedimento de emergência • Duração da cirurgia **Drogas e medicamentos** • Polifarmacoterapia • Dependência de drogas/álcool ou sua retirada • Uso de droga psicoativa • Drogas específicas (p. ex., anticolinérgicos, benzodiazepínicos, narcóticos)	**Clínicos** • Doença aguda grave • Queimaduras • HIV/SIDA (AIDS) • Insuficiência/falência de órgãos • Acidente vascular encefálico agudo isquêmico ou hemorrágico agudo • Doenças intercorrentes • Infecção • Meningite ou encefalite • Choque • Anemia • Hipoxemia • Fratura ou trauma • Hipotermia/febre • Distúrbios metabólicos (glicose, eletrólitos, ácido-base) • Desidratação • Desnutrição (nível sérico baixo de albumina) • Qualquer evento iatrogênico • Uso de restrições físicas • Uso de sonda vesical • Dor • Arritmias • Privação do sono

◀ FISIOPATOLOGIA

A fisiopatologia do *delirium* ainda não é bem conhecida na atualidade.

A toxicidade por drogas, inflamação e resposta aguda ao estresse são considerados fatores responsáveis pela alteração da neurotransmissão e deficiência relativa de acetilcolina e geração do *delirium*.[1-3]

◀ ACHADOS CLÍNICOS

O *delirium* tem início agudo e os sintomas precoces predominam no período noturno. No paciente idoso, o quadro pode ter um começo insidioso e associado à característica marcante do *delirium* de flutuação dos sintomas, dificultando, muitas vezes, o seu diagnóstico.[1]

São aspectos fundamentais do quadro:

- Distúrbio da atenção: há dificuldade de mantê-la num determinado estímulo e em mudá-la para um estímulo novo, prejudicando um fluxo de conversação com o paciente;
- Estado de alerta reduzido ou aumentado;
- Alterações cognitivas: distúrbios da sensopercepção (ilusões ou alucinações predominantemente visuais); pensamento torna-se vago, fragmentado, variando de lento a acelerado nas formas mais leves e sem lógica ou coerência nas formas mais graves; a memória está comprometida, diretamente associada ao prejuízo da atenção e nível de consciência. A orientação encontra-se comprometida na sua forma temporoespacial. Entre os distúrbios de linguagem, em geral, ocorrem disnomias e disgrafias;
- Desorganização do ritmo circadiano: sonolência diurna e sono noturno reduzido e fragmentado;
- Incapacidade de executar uma série de movimentos com objetivo definido;
- O comportamento psicomotor alterado é uma característica importante do *delirium*, podendo ocorrer em estado de hiperatividade (*delirium* hiperativo) ou hipoatividade (*delirium* hipoativo).[1,2,5]

◀ CLASSIFICAÇÃO

Delirium Hiperativo

Menos comum, porém mais facilmente reconhecido. Ocorre aumento da atividade psicomotora: o paciente torna-se agitado, hiperalerta, com risco de agressividade física e com alucinações frequentes. Responde facilmente a estímulos do ambiente, sendo distraído por estímulos irrelevantes.

Delirium Hipoativo

Mais comum, é menos reconhecido e cursa com pior prognóstico. A característica marcante é o retardo da atividade psicomotora; o paciente torna-se apático, letárgico, sonolento, assumindo muitas vezes uma posição de catatonia. É observado com maior frequência em casos de encefalopatia metabólica.

Delirium Misto

O paciente apresenta em diferentes momentos características de hiper ou hipoatividade.[2]

◀ DIAGNÓSTICO

O diagnóstico de *delirium* é predominantemente clínico.[1]

A escala indicada para avaliação do *delirium* é o CAM (Confusion Assesment Method). *Delirium* é diagnosticado pela presença de critérios 1-2-3 ou critérios 1-2-4 (Quadro 5-2).

Quadro 5-2. Critérios para *delirium* – *Confusion Assesment Method*

Critérios	Características
Critério 1	**Início agudo e flutuação no curso** Há evidência de uma alteração aguda do estado mental do paciente em relação ao nível de base? O comportamento alterado flutua ao longo do dia ou a gravidade aumenta e diminui? ( ) sim ( ) não
Critério 2	**Desatenção** • O paciente teve dificuldade em focalizar sua atenção, por exemplo, distraiu-se facilmente ou teve dificuldade em acompanhar o que estava sendo dito? ( ) sim ( ) não • Se presente ou anormal, esse comportamento variou durante a entrevista, isto é, tendeu a surgir e desaparecer ou aumentar e diminuir de gravidade? ( ) sim ( ) não
Critério 3	**Pensamento desorganizado** O pensamento do paciente estava desorganizado ou incoerente, por exemplo, discurso sem sentido, conversação irrelevante, fluxo vago ou ilógico de ideias, mudanças imprevistas de assunto? ( ) sim ( ) não

Critério 4	**Alteração do nível de consciência**
	Qual o nível de consciência do paciente?
	( ) alerta (normal)
	( ) anormal:
	   ( ) hiperalerta (vigilante, hiperativo, excessivamente sensível a estímulos do ambiente)
	   ( ) letárgico (sonolento, porém fácil de acordar)
	   ( ) estupor (difícil de acordar)
	   ( ) Coma

Quadro 5-2. Critérios para *delirium* – *Confusion Assesment Method* (Cont.)

Critérios	Características
Outros achados	**Desorientação** O paciente ficou desorientado durante a entrevista, por exemplo, pensando que estava em outro lugar que não o hospital, que estava no leito errado, ou tendo noção errada da hora do dia? **Distúrbio (prejuízo) da memória** O paciente apresentou problemas de memória durante a entrevista, como incapacidade de se lembrar de eventos do hospital ou dificuldade para se lembrar de instruções? **Distúrbios da percepção** O paciente apresentou sinais de distúrbios da percepção, como alucinações, ilusões ou interpretações errôneas (pensando que algum objeto fixo se movimentava)? **Agitação psicomotora** Durante a entrevista, o paciente apresentou aumento anormal da atividade motora, como agitação, beliscar de cobertas, tamborilar com os dedos ou mudança súbita e frequente de posição? **Retardo psicomotor** Durante a entrevista, o paciente apresentou diminuição anormal da atividade motora, como letargia, olhar fixo no vazio, permanência na mesma posição por longo tempo ou lentidão exagerada dos movimentos? **Alteração do ciclo sono-vigília** O paciente apresentou sinais de alteração do ciclo sono-vigília, como sonolência diurna excessiva e insônia noturna?

◀ CONDUTA

O *delirium* é considerado um sofrimento cerebral agudo e, por isso, deve ser conduzido como urgência médica (Quadro 5-3).

Quadro 5-3. Conduta no *delirium*

Medidas
• Glicemia capilar (dextro) • Priorizar o ABCD primário e secundário: manter estáveis os sistemas vitais, até que se saiba a causa específica • Buscar imediatamente causas reversíveis, como hipoglicemia, intoxicação por benzodiazepínicos ou opioides, hipotensão, hipoxemia etc • Buscar e tratar a causa específica (exemplos: distúrbio eletrolítico, infecção etc) • Usar medicação para tratamento farmacológico e não farmacológico do *delirium*

◀ EXAMES COMPLEMENTARES

O diagnóstico etiológico é feito por meio de informações colhidas na história clínica e exame físico. Inicialmente são realizados exames que auxiliem no diagnóstico das enfermidades mais frequentes, e, na suspeita de algum diagnóstico específico, exames complementares deverão ser solicitados.[3,5]

O paciente deve ser submetido a exame de imagem com urgência (tomografia de crânio) em caso de sinais ou sintomas sugestivos de doença neurológica com sinais localizatórios (Quadro 5-4).[3,5]

Quadro 5-4. Exames complementares

Triagem inicial
- Hemograma completo
- Eletrólitos (sódio, potássio, cálcio)
- Função renal (ureia, creatinina)
- Glicemia
- Urina tipo 1 e urocultura
- Radiografia de tórax
- Eletrocardiograma
- Gasometria arterial
- Tomografia de crânio
Situações específicas
- Dosagem de drogas ou medicamentos (especialmente medicações psicotrópicas e anticonvulsivantes)
- Hepatopatia: solicitar enzimas hepáticas (ALT, AST) e testes de função hepática (proteínas totais e frações, dosagem do fator V e tempo de protrombina)
- Suspeita de meningite aguda com ausência de sinais localizatórios: proceder imediatamente à punção liquórica
- Eletroencefalograma: suspeita de estado de mal epiléptico não convulsivo
- Testes para avaliação de tireoide e adrenal

◀ MEDIDAS INESPECÍFICAS

As medidas não farmacológicas devem ser aplicadas a todos os pacientes com *delirium* e incluem abordagens de reorientação e intervenção comportamental (Quadro 5-5).

Quadro 5-5. Tratamento não farmacológico

Medidas ambientais e comportamentais
- Manter boa iluminação durante o dia e limitá-la à noite (deixar o paciente ver a luz do sol e, se possível, apagar as luzes à noite)
- Fornecer dicas de memória: manter calendários, objetos familiares de casa e relógio
- Permitir ao paciente o uso de suas lentes corretivas ou aparelho de audição
- Evitar intervenções que limitem a mobilidade do paciente (p. ex., acesso venoso)
- Evitar o uso de múltiplas medicações, especialmente as envolvidas como causa de *delirium*
- Retirar lentamente medicações que possam causar algum tipo de abstinência

◀ TRATAMENTO FARMACOLÓGICO (Quadro 5-6)

Quadro 5-6. Tratamento farmacológico[3,4]

Fármaco	Esquema terapêutico	Observações
Antipsicótico		
Haloperidol (Haldol®)	• Via oral: 0,5-1,0 mg duas vezes ao dia por via oral, com doses adicionais a cada 4 horas quando necessário (efeito de pico, 4-6 horas) • Via intramuscular ou subcutânea: 0,5 a 1,0 mg; observar 30-60 minutos e repetir, se necessário (efeito máximo, 20-40 minutos) • Via intravenosa: 1 a 5 mg (a via intravenosa não é contraindicada, mas, sempre que possível, deve evitada, por causa do aumento de efeitos colaterais)	• Observar o paciente por vinte a trinta minutos; caso o efeito seja insuficiente, deve-se dobrar a dose e continuar a monitorização; repetir o ciclo até que haja o efeito desejado, ocorra intolerância ou efeitos colaterais (por exemplo, distonia aguda) • Dose máxima: 3-5 mg/dia
Antipsicóticos atípicos		
Risperidona (Risperdal®, Respidon®)	0,5-1,0 mg, 2 vezes por dia, via oral.	
Olanzapina (Zyprexa®)	2,5-5,0 mg, 1 vez ao dia, via oral.	
Quetiapina (Seroquel®)	12,5-25 mg, 2 vezes ao dia, via oral.	
Benzodiazepínicos		
Lorazepam (Lorax®)	0,5-1,0 mg, via oral; pode-se repetir a cada 4 horas	• São usados no tratamento do *delirium tremens* por abstinência alcoólica e na abstinência por benzodiazepínico • Podem ser usados com cautela quando já estiver em uso uma dose muito alta de antipsicótico e o paciente apresentar importantes sintomas extrapiramidais • Monitorizar cuidadosamente a função respiratória e o nível de sedação

◀ DIAGNÓSTICO DIFERENCIAL

O principal diagnóstico diferencial do *delirium* é com demência (Quadro 5-7).[2,6]

Quadro 5-7. Diagnóstico diferencial de *delirium* e demência

Característica	*Delirium*	Demência
Início	Súbito	Insidisoso
Curso nas 24 horas	Flutuante com exacerbação noturna	Estável
Consciência	Reduzida	Clara
Atenção	Globalmente desordenada	Normal, exceto em casos graves
Cognição	Globalmente prejudicada	Globalmente prejudicada
Orientação	Frequentemente prejudicada; flutuação presente	Frequentemente prejudicada
Alucinações	Frequentemente visuais ou visuais e auditivas	Frequentemente ausentes
Ideias delirantes	Fugazes; pobremente sistematizado	Frequentemente ausentes
Linguagem	Frequentemente incoerente, lenta ou rápida	Dificuldade em encontrar palavras e perseveração
Reversibilidade	Usualmente	Raramente
Eletroencefalograma	Lentificação generalizada (80%)	Normal ou lentificação difusa leve

◀ REFERÊNCIAS BIBLIOGRÁFICAS

1. Fabbri RMA. Delirium. In: Freitas EV *et al. Tratado de geriatria e gerontologia*. 3. ed. Rio de Janeiro: Guarabara Koogan, 2011. p. 256-63.
2. Fabbri RMA. Estado confusional agudo. In: Moriguti JC *et al. Desafios do diagnóstico diferencial em geriatria*. São Paulo: Atheneu, 2012, cap. 33.
3. Fabbri RMA. Delirium. In: Ventura MM *et al. Cuidado integral no idoso hospitalizado*. São Paulo. Zagodoni, 2015, cap. 27.
4. Inouye SK. Delirium in older persons. *N Engl J Med* 2006 Mar.;354:1156-65.
5. Martins HS. *Delirium*. In: Martins HS *et al.* Emergências clínicas. 7. ed. São Paulo: Manole, 2012, cap. 28.
6. Lôbo RR. Delirium. *Rev Med* (Ribeirão Preto) 2010;43(3):249-57.

6 Demência

Fernanda Terribili Novaes Santos
Rafaella Lígia Roque Cordeiro

◀ INTRODUÇÃO

A Síndrome Demencial tem impacto na vida pessoal, familiar e social e é atualmente definida pelo DSM-V como transtorno neurocognitivo maior, caracterizado por prejuízo progressivo da cognição envolvendo um ou mais domínios (memória e aprendizado, linguagem, funções executivas, habilidades visuoespaciais e comportamento/personalidade). Tal declínio tem de ser severo o suficiente para interferir nas atividades sociais e ocupacionais habituais do indivíduo e interferir na sua independência.[1]

Sua incidência e prevalência aumentam com a idade e com o maior número de comorbidades. Quando presente, há aumento de mortalidade e de hospitalização, além de maior custo e risco de institucionalização.[2]

É importante rastrear a etiologia da demência e avaliar causas potencialmente reversíveis (Quadro 6-1).

Diante da crescente prevalência de síndromes demenciais, é importante valorizar qualquer queixa relacionada com os domínios cognitivos, pois pode tratar-se de um comprometimento cognitivo leve (CCL), o qual é considerado um transtorno neurocognitivo menor pelo DSM-V, ou um quadro inicial de demência em que algumas medidas podem retardar a evolução do quadro.

A anamnese consiste em verificar se há história familiar de alterações cognitivas e comportamentais, antecedentes pessoais de uso de medicações que possam interferir na cognição (ansiolíticos, antidepressivos, analgésicos, anticonvulsivantes, anti-hipertensivos) e questionar sobre o uso de drogas lícitas e ilícitas.

Aplicar teste de rastreio como Miniexame de Estado Mental (MEEM) ou Avaliação Cognitiva Montreal (MoCA), uma vez que avaliam os domínios cognitivos de modo rápido e são instrumentos comparativos que demonstram possíveis perdas ao longo da evolução da doença. A anamnese deve se complementada com a realização de exame físico completo incluindo o exame neurológico.

Como existem causas potencialmente reversíveis, alguns exames de rastreio devem ser solicitados segundo a Academia Brasileira de Neurologia (Quadro 6-2).[3]

Quadro 6-1. Causas de demência

Potencialmente reversível	Irreversível
1. Tóxica • Fármacos • Álcool • Metais pesados • Drogas ilícitas	1. Degenerativa • Doença de Alzheimer • Doença frontotemporal • Doença de Lewy • Doença de Huntington • Doença de Wilson
2. Metabólica • Doença endócrina • Doença renal • Doença hepática • Hipoxemia	2. Vascular • Doença difusa de pequenos vasos • Angiopatia amiloide • Embolia múltiplas • Vasculite
3. Estrutural • Hematoma subdural • Hidrocefalia de pressão normal • Tumor de SNC	3. Priônica • Doença de Creutzfeldt-Jakob • Kuru • Doença de Gerstmann-Straussler-Scheinker
4. Nutricional • Deficiência de vitamina B12 • Deficiência de tiamina	
5. Psiquiátrica • Depressão	
6. Infecciosa • Sífilis • HIV • Meningoencefalite	

Quadro 6-2. Exames de rastreio

Laboratorial de sangue (exclusão de causa secundária)	Hemograma Ureia Creatinina TSH T4 L Albumina TGO TGP Gama-GT Vitamina B12 Ácido fólico Cálcio Sorologia para Sífilis Sorologia para HIV, se idade inferior a 60 anos, clínica atípica ou sintomas sugestivos
Neuroimagem (exclusão de causa secundária)	Tomografia computadorizada (TC) sem contraste Ressonância nuclear magnética (RNM)
Análise do líquido cefalorraquidiano (LCR)	Em demência pré-senil Curso clínico atípico Hidrocefalia comunicante Suspeita de doença inflamatória, infecciosa ou priônica no sistema nervoso central (SNC)

◀ DEMÊNCIA VASCULAR

Demência vascular (DV) é segundo tipo de demência mais comum entre os idosos; seu diagnóstico é feito por meio de dados clínicos associados a achados em neuroimagem, sendo mais sensível à RNM.

Nos testes neuropsicológicos os pacientes com DV têm maior prejuízo na função executiva e menor nos teste de memória e reconhecimento em comparação aos com Doença de Alzheimer (DA).[4]

Sabe-se que a prevalência desta patologia aumenta com o aumento da idade e com maior número de acidente vascular cerebral.

É prevalente igualmente em ambos os sexos e as doenças cerebrovasculares são os principais fatores de risco, ressaltando-se também a atuação dos infartos cerebrais silenciosos.

Em alguns pacientes é difícil determinar qual fator principal no desenvolvimento da demência, se seria de etiologia vascular ou da DA, sendo classificados como portadores de demência de etiologia mista.

Três patologias contribuem significativamente para DV; são elas:[5-8]

1. **Infartos de grandes artérias:** frequentemente causados por embolia cardíaca ou embolia de grandes artérias;

2. **Infartos de pequenas artérias:** geralmente em topografia das artérias penetrantes, consequentes a doença aterosclerótica;
3. **Isquemia subcortical crônica:** geralmente em topografia de pequenas artérias que nutrem a substância branca periventricular, também consequentes a doença aterosclerótica.

Diversos critérios clínicos foram publicados com a finalidade de diagnosticar DV dentre eles os critérios de Hachinski (Quadro 6-3) e do *National Institute of Neurological Disorders and Stroke – Europe an panel of experts* (NINDS-AIREN) (Quadro 6-4).[9,10]

Pacientes com CCL, DV e DA idealmente devem fazer rastreio para as doenças cerebrovasculares, a fim de reduzir os fatores de risco e tentar evitar que novos eventos vasculares ocorram e possam piorar ainda mais o quadro clínico existente; são eles:[7]

- Ultrassonografia Doppler de carótidas;
- Ecocardiograma;
- Holter;
- Monitorização ambulatorial pressão arterial 24 h;
- Laboratoriais (colesterol total e frações, glicemia, triglicerídeos, função tireoidiana).

Quadro 6-3. Escala de Hachinski

Característica	Pontuação
Início súbito	2
Evolução flutuante	2
Antecedentes de AVC	2
Sintomas neurológicos focais	2
Sinais neurológicos focais	2
Deterioração em degraus	1
Confusão noturna	1
Preservação relativa da personalidade	1
Depressão	1
Queixas somáticas	1
Incontinência emocional	1
História de hipertensão	1
Evidência de aterosclerose associada	1
Interpretação	≤ 4: DA, 5-6: D. mista, ≥ 7: DV

Demência

Quadro 6-4. Critérios diagnósticos de demência vascular da NINDS-AIREN

I. Os critérios para diagnóstico clínico de DV provável incluem todos os seguintes

1. Demência definida por uma alteração da memória e de, pelo menos, duas outras áreas cognitivas, suficiente para interferir nas atividades da vida diária
2. Doença cerebrovascular (DCV) com sinais neurológicos focais no exame clínico e sinais pertinentes de acidente vascular na neuroimagem TC ou RNM
3. Uma relação entre as duas desordens, manifestada ou inferida pela presença de um ou mais dos seguintes:
   a) início da demência nos três primeiros meses que se seguem AVC reconhecido
   b) deterioração abrupta das funções cognitivas; ou progressão flutuante, em escada, dos déficits cognitivos

II. Achados clínicos consistentes com o diagnóstico de DV provável incluem os seguintes

1. Presença precoce de alteração da marcha (marcha de pequenos passos, ou magnética, apráxico-atáxica ou parkinsoniana)
2. História de instabilidade e quedas frequentes e não provocadas; frequência, urgência e outros sintomas urinários precoces não explicados por doença urológica
3. Paralisia pseudobulbar
4. Alterações da personalidade e humor, abulia, depressão, incontinência emocional, ou outros déficits subcorticais, incluindo retardo psicomotor e função executiva anormal

III. Achados que fazem o diagnóstico de DV incerto ou improvável incluem

1. Início precoce de déficit de memória e piora progressiva de outras funções cognitivas, como linguagem (afasia sensorial transcortical), habilidades motoras (apraxia) e percepção (agnosia), na presença de lesões focais correspondentes na neuroimagem
2. Ausência de sinais neurológicos focais, além da perturbação cognitiva
3. Ausência de lesões cerebrovasculares na TC ou RM

IV. Diagnóstico clínico de DV possível

1. Presença de demência (I.1)
2. Sinais neurológicos em pacientes cujo exame de neuroimagem para confirmar DCV definida estão faltando; ou na ausência de uma relação temporal clara entre demência e AVC; ou em pacientes com início insidioso e evolução variável (*plateau* ou melhora) dos déficits cognitivos e evidência de DCV relevante

Tratamento[11]

Medidas não farmacológicas

- Atividade física regular (nível de evidência B);
- Dieta equilibrada com predomínio de vegetais, ácidos graxos, grãos e peixes (nível de evidência B);
- Cessar tabagismo (nível de evidência C);
- Manutenção de peso adequado (nível de evidência C);
- Evitar consumo elevado de álcool (nível de evidência C).

Medidas farmacológicas

Embora os estudos sobre as medidas farmacológicas ainda sejam limitados, os inibidores da acetilcolinesterase (donepezil 5 a 10 mg/dia, rivastigmina 3 a 12 mg/dia, galantamina 24 mg/dia) e o antagonista do receptor N-metil-aspartato (NMDA) glutaminérgico (memantina 20 mg/dia) demonstraram alguma eficácia no tratamento da DV, porém os dados ainda são insuficientes; logo, o uso dessas medicações devem ser particularizadas (nível de evidência B).

Não há estudos que evidenciem que um inibidor da acetilcolinesterase seja superior a outro e, frequentemente, seu uso é feito em combinação com a memantina.

Os bloqueadores de canal de cálcio (nimodipina e nicardipina) não foram recomendados no tratamento de DV (nível de evidência C). Outras drogas, como ginkgo biloba, pentoxifilina, mesilato de codergocrina, nicergolina, cerebrolisina, não foram recomendadas no tratamento de DV.

Na prática, a recuperação cognititiva após a recuperação inicial ao AVC é pequena, porém prevenir novos eventos vasculares é imperativo, visto que, com o aumento dos eventos, ocorre piora clínica importante dos pacientes e consequentemente maior necessidade de cuidados e até mesmo aumento no número de institucionalizações dos pacientes.

◖ DEMÊNCIA FRONTOTEMPORAL

Demência frontotemporal (DFT) é um transtorno clínico e neuropatológico heterogêneo, enquadra-se no tipo de demência degenerativa primária, e é caracterizada por distúrbios de comportamento, personalidade e linguagem consequentes ao envolvimento dos lobos frontal e/ou temporais anteriores.

O diagnóstico definitivo é dado por achados histopatológicos nos quais há presença de morte neuronal, perda de mielina, microvascularização, além de inclusões anormais da proteína nos neurônios e células da glia.

Acomete igualmente ambos os sexos, geralmente entre a quinta e a sétima décadas de vida, ou seja, mais comumente na fase pré-senil; tem maior relação familiar (40%), quando comparada aos outros tipos de demência, e, em 10-20% dos casos, há presença de herança autossômica dominante.[12-14]

Em relação à doença de Alzheimer, a DFT tem uma progressão mais rápida, cinco a oito anos de sobrevivência após os sintomas iniciais. Em 1998, devido à heterogeneidade clínica da DFT, a mesma foi dividida em três síndromes clínicas:[15]

1. **DFT ou variante DFT:** subtipo clínico mais frequente, aproximadamente 50% dos casos, no qual há mudança progressiva e persistente da personalidade e do comportamento; ocorre envolvimento predominante do lobo frontal, podendo ser observada a presença de algumas características como

desinibição, apatia, perda da empatia, hiperoralidade, comportamentos compulsivos e/ou esteriotipados e perda da capacidade executiva;
2. **Demência semântica (afasia progressiva primária variante semântica):** subtipo no qual há prejuízo na compreensão de palavras, conceitos e reconhecimento de objetos, ou seja, há prejuízo da memória semântica o qual pode ser visto pelo teste da fluência verbal. Primordialmente há o envolvimento dos lobos temporais, em especial o anterior esquerdo; não raro há alterações comportamentais semelhantes às alterações da DFT;
3. **Afasia progressiva não fluente:** subtipo no qual o prejuízo reside na articulação das palavras, ou seja, na produção motora dos sons (fonema), é comum a fala hesitante, podendo estar presente o agramatismo, parafasias fonêmicas ou mesmo a anomia. Alterações comportamentais geralmente estão ausentes nos estágios iniciais da doença, podendo aparecer tardiamente de modo semelhante às alterações DFT.

Tratamento[16,17]

Até o presente momento, não há nenhuma medicação modificadora da doença ou mesmo que evite a progressão da mesma. O tratamento é direcionado para redução de sintomas, principalmente os relacionados aos transtornos comportamentais. Descartar *delirium* e dor quando houver declínio cognitivo ou piora comportamental.

Medidas não farmacológicas têm grande importância desde o início da doença (fisioterapia motora, fonoaudiologia, terapia ocupacional), além de aumento de supervisão e modificações seguras no ambiente doméstico. O cuidador tem de ter descanso e apoio psicológico constante (elevado risco do estresse do cuidador).

Não há grandes evidências científicas da atuação benéfica de medidas farmacológicas na DFT.

Ressalta-se que estes pacientes são mais suscetíveis a efeitos adversos, em particular com o uso de antipsicóticos típicos (maior risco de reação paradoxal).

Os inibidores seletivos de recaptação de serotonina têm melhor efeito nos sintomas neurocomportamentais.

Outra classe medicamentosa que pode diminuir a agitação e melhorar o sono são os antipsicóticos atípicos, em destaque a quetiapina, pelo menor risco de reação extrapiramidal.

◀ DEMÊNCIA DE ALZHEIMER

A Doença de Alzheimer (DA) é a causa mais comum de síndrome demencial.

Atualmente, estima-se que 47 milhões de pessoas no mundo são afetadas pela doença. A incidência depende fortemente da idade, em geral, duplica a cada 10 anos após os 60 anos, com pouca diferença entre os sexos, embora, por números absolutos, há mais mulheres do que homens portadores dessa doença, especialmente, com idade superior a 85 anos, devido a diferenças na expectativa de vida.[18,19]

Quadro Clínico e Diagnóstico

A DA inicia-se, frequentemente, após 60 anos de idade, apesar de raros casos descritos em pessoas a partir dos 30 anos de idade.

Os vários domínios cognitivos e não cognitivos podem ser afetados em cada paciente de modo distinto; ou seja, são diversas as formas de apresentação clínica e de progressão da doença e, provavelmente, de resposta ao tratamento (Quadro 6-5).

Quadro 6-5. Critérios para DA[6]

1. Demência da doença de Alzheimer provável (modificado)[22]

Preenche critérios para demência e tem adicionalmente as seguintes características:
1.1. Início insidioso (meses ou anos)
1.2. História clara ou observação de piora cognitiva
1.3. Déficits cognitivos iniciais e mais proeminentes em uma das seguintes categorias:
- Apresentação amnéstica (deve haver outro domínio afetado)
- Apresentação não amnéstica (deve haver outro domínio afetado):
  - Linguagem (lembranças de palavras)
  - Visual-espacial (cognição espacial, agnosia, simultaneoagnosia e alexia)
  - Funções executivas (alteração do raciocínio, julgamento e solução de problemas)
1.4. TC ou, preferencialmente, RNM do crânio deve ser realizada para excluir outras possibilidades diagnósticas ou comorbidades, principalmente a doença vascular cerebral
1.5. O diagnóstico de demência da DA provável não deve ser aplicado quando houver:
Evidência de doença cerebrovascular importante definida por história de AVC temporalmente relacionada com o início ou piora do comprometimento cognitivo; ou presença de infartos múltiplos ou extensos; ou lesões acentuadas na substância branca evidenciadas por neuroimagem; ou
Características centrais de demência com corpos de Lewy; ou
Características proeminentes da variante comportamental da demência frontotemporal; ou
Características proeminentes de afasia progressiva primária manifestando-se como a variante semântica ou como a variante não fluente; ou
Evidência de outra doença concomitante e ativa, neurológica ou não neurológica, ou de uso de medicação que pode ter efeito substancial sobre a cognição
Os seguintes itens, quando presentes, aumentam o grau de confiabilidade do diagnóstico clínico da demência da DA provável:
- Evidência de declínio cognitivo progressivo, constatado em avaliações sucessivas
- Comprovação da presença de mutação genética causadora de DA (genes da APP e presenilinas 1 e 2)
- Positividade de biomarcadores que reflitam o processo patogênico da DA (marcadores moleculares por meio de PET ou liquor; ou neuroimagem estrutural e funcional)
A ocorrência do primeiro item confirma a existência de um mecanismo degenerativo, apesar de não ser específico da DA

Quadro 6-5. Critérios para DA[6] (*Cont.*)

2. Demência da doença de Alzheimer possível

O diagnóstico de demência da DA possível deve ser feito quando o paciente preenche os critérios diagnósticos clínicos para demência da DA, porém apresenta alguma das circunstâncias abaixo:

2.1. Curso atípico: início abrupto e/ou padrão evolutivo distinto daquele observado usualmente; isto é, lentamente progressivo

2.2. Apresentação mista: tem evidência de outras etiologias conforme detalhado no item 1.5 dos critérios de demência da DA provável (doença cerebrovascular concomitante; características de demência com corpos de Lewy; outra doença neurológica ou uma comorbidade não neurológica ou uso de medicações as quais possam ter efeito substancial sobre a cognição)

2.3. Detalhes de história insuficientes sobre instalação e evolução da doença

3. Demência da doença de Alzheimer definida

Preenche critérios clínicos e cognitivos para demência da DA e o exame neuropatológico demonstra a presença de patologia da DA, segundo os critérios do NIA e do Reagan Institute Working Group

Vários instrumentos foram propostos para a identificação e para a avaliação dos diversos estágios de evolução da DA. Alguns dos modelos de avaliação e classificação funcional prospostos são o FAST (*Functional Assessment Stages in Alzheimer's disease*) (Quadro 6-6)[20] e o CDR (*Clinical Dementia Rating*).

Quadro 6-6. Escala FAST. Fonte: Reisberg B

Fase	Características clínicas	Diagnóstico	Duração	MEEM
1.	Sem decréscimo	Adulto normal		29-30
2.	Queixas subjetivas	DCAI		27-28
3.	Déficits em ambiente de trabalho	Desordem neurocognitiva leve	7 anos	24
4.	Requerendo auxílio para tarefas complexas	DA leve	2 anos	19-20
5.	Requerendo auxílio para a escolha do vestuário	DA moderada	18 meses	15
6. a	Requerendo auxílio para vestir-se	DA moderadamente grave	5 meses	9
6. b	Requerendo auxílio para banhar-se apropriadamente		5 meses	8
6. c	Requerendo auxílio para o toalete (tais como dar descarga no vaso sanitário ou limpar-se)		5 meses	5
6. d	Incontinência urinária		4 meses	3

(Continua)

Quadro 6-6. Escala FAST. Fonte: Reisberg B (*Cont.*)

Fase	Características clínicas	Diagnóstico	Duração	MEEM
6. e	Incontinência fecal		10 meses	1
7. a	Habilidades linguísticas limitadas a meia dúzia de palavras	DA grave	12 meses	
7. b	Vocabulário intelegível restrito a uma única palavra		18 meses	0
7. c	Perda da capacidade de deambular		12 meses	0
7. d	Perda da habilidade de sentar-se		12 meses	0
7. e	Perda da habilidade de sorrir		18 meses	0
7. f	Perda da habilidade de sustentar a cabeça		12 meses ou mais	0
7. g	Permanência em posição fetal			0

DCAI, declínio cognitivo relacionado com a idade.

Tratamento

Atualmente, não existe tratamento curativo ou terapia modificadora da doença. As medicações disponíveis podem melhorar alguns dos sintomas da doença; porém, a doença progride inevitavelmente em todos os pacientes.

As metas primárias do tratamento da DA são:

- Melhorar a qualidade de vida;
- Maximizar o desempenho funcional dos pacientes e;
- Promover o mais alto grau de autonomia factível pelo maior tempo possível em cada um dos estágios da doença.

Até o presente, três drogas são usadas no tratamento da DA; são conhecidas como inibidores da colinesterase por inibirem a ação da enzima responsável pela degradação da acetilcolina, neurotransmissor em níveis diminuídos nos pacientes com demência (Quadro 6-7). Na DA em estágios moderado e avançado, comprovou-se benefício com o uso da Memantina (antagonista glutamatérgico N-metil-D-aspartato) (Quadro 6-8).[21]

Demência

Quadro 6-7. Medicações usadas na DA

	Drogas inibidoras da colinesterase		
	Rivastigmina	**Donepezila**	**Galantamina**
Dose-alvo	6 mg, 2×/dia VO	10 mg, 1×/dia VO	24 mg, 1×/dia VO
Posologia	Iniciar com 1,5 mg, 2×/dia, e aumentar a cada 1-2 semanas de acordo com a aceitação do paciente	Inciar com 5 mg, 1×/dia, à noite, e aumentar a cada 1-2 semanas, de acordo com a aceitação do paciente	Iniciar com 8 mg, 1× /dia, e aumentar a cada 1-2 semanas, de acordo com a aceitação do paciente
Metabolização	Hepática	Hepática	Hepática
Excreção	Renal	Renal e hepática	Renal e hepática
Efeitos adversos	Náuseas, vômitos, taquicardia, síncope	Náuseas, vômitos, taquicardia, síncope	Náuseas, vômitos, taquicardia, síncope

Rivastigmina, apresentação em comprimido, solução e *patch*. Não aprovada pela FDA para uso em demência avançada.

Quadro 6-8. Memantina

Medicação	Dose	Posologia	Efeitos colaterais
Memantina	10 mg, 2× ao dia via oral	Iniciar ½ do comprimido, por via oral, 1× ao dia e aumentar semanalmente conforme a aceitação do paciente (até 1 comprimido de 12 em 12 horas)	Náuseas, vômitos, taquicardia, síncope

◀ DEMÊNCIA POR CORPÚSCULOS DE LEWY

Demência por corpúsculos de Lewy (DCL) é cada vez mais reconhecida clinicamente como o segundo tipo de demência degenerativa mais frequente, seguida apenas por DA. Assim como a DA, a DCL torna-se mais prevalente com o envelhecimento, geralmente afetando indivíduos a partir da sexta década, sendo a idade média de apresentação 75 anos. As características clínicas incluem:

- Declínio cognitivo flutuante, acompanhado por períodos de confusão;
- Alucinações (especialmente visuais);
- Quedas frequentes;
- Sinais extrapiramidais espontâneos (rigidez e bradicinesia);
- Distúrbios do sono;
- Maior sensibilidade aos neurolépticos.

A definição para DCL exclui casos em que o parkinsonismo precede a síndrome demencial em mais de 12 meses. Esse critério pretende excluir pacientes com doença de Parkinson que se tornam demenciados.[22-24]

O diagnóstico da DCL baseia-se fundamentalmente em informações provenientes da anamnese, de elementos do exame físico e neurólogico, além da avaliação cognitiva e funcional (Quadro 6-9).[25-27]

Quadro 6-9. Critérios diagnósticos para DCL provável e possível de acordo com o Consórcio Internacional para a DCL

I. Critérios obrigatórios

1. Declínio cognitivo progressivo suficiente para interferir nas atividades sociais e ocupacionais:
  a) Déficit proeminente em testes de atenção, habilidades visuais espaciais e funções frontais subcorticais
  b) Comprometimento da memória pode não ocorrer nos estágios iniciais, mas é evidente com a progressão

II. Critérios centrais (dois dos itens abaixo são essenciais para diagnóstico provável e um para possível)
1. Flutuação da cognição com variação na atenção e alerta 2. Alucinações visuais recorrentes que são tipicamente bem formadas e detalhadas 3. Quadro de parkinsonismo espontâneo
III. Elementos sugestivos (se um ou mais estão presentes, juntamente com um ou mais dos critérios centrais, o diagnósticos de DCL provável pode ser feito. Na ausência de qualquer um dos critérios centrais, a presença de um ou mais elementos sugestivos é suficiente para o diagnóstico de DCL possível. DCL provável não deve ser diagnosticada com base em elementos sugestivos apenas)
1. Transtorno comportamental do sono REM 2. Hipersensibilidade aos neurolépticos 3. SPECT ou PET demonstrando captação reduzida de dopamina pelos núcleos da base
IV. Elementos de apoio (comumente presentes, porém sem evidências de especificidade diagnóstica)
1. Quedas repetidas e síncope 2. Perda de consciência inexplicável, de caráter transitório 3. Disfunção autonômica grave (hipotensão ortostática, incontinência urinária) 4. Alucinações em outras modalidades 5. Delírios estruturados 6. Depressão 7. Preservação relativa das estruturas mesiais temporais na TC ou na RNM de crânio 8. Hipoperfusão ou hipometabolismo occipital, respectivamente, nos exames de SPECT e PET 9. Cintililografia do miocárdio anormal (baixa captação do radiofármaco) 10. Atividade proeminentemente lenta no eletroencefalograma, com ondas *sharp* de projeção em lobos temporais

Quadro 6-9. Critérios diagnósticos para DCL provável e possível de acordo com o Consórcio Internacional para a DCL (*Cont.*)

V. Diagnóstico improvável de DCL
1. Na presença de doença cerebrovascular evidenciada por sinais neurológicos focais ou por achados em exames de neuroimagem
2. Na presença de qualquer outra doença sistêmica ou cerebral suficiente para justificar, parcial ou totalmente, o quadro clínico
3. Se o quadro de parkinsonismo aparece pela primeira vez somente no estágio avançado da demência

Tratamento

O tratamento da DCL é de caráter sintomático e depende da formulação de estratégias individualizadas e direcionadas aos principais sintomas identificados: cognitivos, motores, psiquiátricos ou autonômicos.

O tratamento farmacológico inclui o emprego de fármacos inibidores da colinesterase, de memantina, de agentes dopaminérgicos e, dependendo do caso, de neurolépticos, de antidepressivos e de estabilizadores do humor.

É importante ressaltar o risco de hipersensibilidade aos neurolépticos, especialmente com os agentes antagonistas dos receptores dopaminérgicos D2.

Infelizmente, não é possível prever quais os pacientes serão mais vulneráveis a essa reação a qual tende a se manifestar de forma grave e com o risco elevado de mortalidade. Desta maneira, quando o uso de neurolépticos for imprescindível, é aconselhável optar por agentes atípicos, em doses baixas, com extrema cautela.

◀ REFERÊNCIAS BIBLIOGRÁFICAS

1. American Psychiatric Association. *Diagnostic and statistical manual of mental disorders.* (DSM-5). 5th ed. American Psychiatric Association, Arlington, VA 2013.
2. Bynum, J. P., Rabins, P. V., Weller, W., Niefeld, M., Anderson, G. F., & Wu, A. W. (2004). The relationship between a dementia diagnosis, chronic illness, medicare expenditures, and hospital use. Journal of the American Geriatrics Society, 52(2), 187-194.
3. Kester MI, Scheltens P. Dementia: the bare essentials. *PractNeurol* 2009;9:241.
4. Looi JC, Sachdev PS. Differentiation of vascular dementia from AD on neuropsychological tests. *Neurology* 1999;53:670.
5. Caramelli P, Teixeira AL, Buchpiguel CA *et al.* Diagnóstico de doença de Alzheimer no Brasil. *Dement Neuropsychol* 2011.
6. Engelhard E, Tocquer C, André C *et al.* Demência vascular: critérios diagnósticos e exames complementares. *Dement Neuropsychol* 2011;5(Supl 1).
7. Lobo A, Launer LJ, Fratiglioni L *et al.* Prevalence of dementia and major subtypes in Europe: A collaborative study of population-based cohorts. Neurologic Diseases in the Elderly Research Group. *Neurology* 2000;54:S4.
8. Jorm AF, Jolley D. The incidence of dementia: a meta-analysis. *Neurology* 1998;51:728.
9. Kalaria RN. Cerebrovascular disease and mechanisms of cognitive impairment: evidence from clinicopathological studies in humans. *Stroke* 2012;43:2526.
10. Moroney JT, Bagiella E, Desmond DW *et al.* Meta-analysis of the Hachinski Ischemic Score in pathologically verified dementias. *Neurology* 1997;49:1096.

11. Engelhard E, Tocquer C, André C et al. Demência vascular: critérios diagnósticos e exames complementares. *Dement Neuropsychol* 2011;5(Supl 1).
12. Mercy L, Hodges JR, Dawson K et al. Incidence of early-onset dementias in Cambridgeshire, United Kingdom. *Neurology* 2008;71:1496.
13. Lee SE, Miller BL. *Frontotemporal dementia: epidemiology, pathology, and pathogenesis.* UpToDate. 2015. Acesso em: 9 Nov. 2015. Disponível em: <http://www.uptodate.com/online>
14. Neary D, Snowden JS, Gustafson L et al. Frontotemporal lobar regeneration: a consensus on clinical diagnostic criteria. *Neurology* 1998;51:1546-54.
15. Neto JG, Tamelini MG, Forlenza OV. Diagnóstico diferencial das demências. *Rev Psiq Clín* 2005;32(3):119-30.
16. Ross L, Neuhaus J, Knopman D et al. Off-label medication use in frontotemporal dementia. *Am J Alzheimers Dis Other Demen* 2010;25:128.
17. Komossa K, Rummel-Kluge C, Schmid F et al. Quetiapine versus other atypical antipsychotics for schizophrenia. *Cochrane Database Syst Rev* 2010;CD006625.
18. Prince M, Bryce R, Albanese E et al. The global prevalence of dementia: a systematic review and meta analysis. *Alzheimers Dement* 2013;9:63. Acesso em: 20 Dez. 2015. Disponível em: <http://www.uptodate.com/online>
19. World Alzheimer Report 2015: The global impact of dementia http://www.alz.co.uk/research/world-report-2015. Acesso em: 20 Dez. 2015. Disponível em: <http://www.uptodate.com/online>.
20. Reisberg B, Ferris SH, Leon MJ et al. The Global Deterioration Scale for assessment of primary degenerative dementia. *Am J Psychiatry* 1982.
21. Fabbri, R.M.A.; Gorzoni, M. L.; *Livro de Bolso de Geriatria*. São Paulo: Atheneu, 2013.
22. Cummings JL. Dementia with Lewy bodies: molecular pathogenesis and implications for classification. *J Ger Psych Neurol* 2004;17:112-19.
23. Cummings JL, Benson DF. *Demencia: a clinical approach*. 2nd ed. Boston: Butterworth-Heinemann, 1992. p. 72-74.
24. Papka M, Rubio A, Schiffer RB. A review of Lewy body disease, an emerging concept of cortical dementia. *J Neuropsychiatry Clin Neurosci* 1998;10:267.
25. Simard M, van Reekum R. The acetylcholinesterase inhibitors for treatment of cognitive and behavioral symptoms in dementia with Levy bodies. *J Neuropsy Clin Neurosci* 2004;16:409-25.
26. McKeith IG. Dementia with Lewy bodies. *Br J Psychiatry* 2002;180:144.
27. Mckeith I, Mintzer J, Aarsland D et al. On behalf of the International Psychogeriatric Association Expert Meeting on DLB. Dementia with Lewy bodies. *Lancet Neurol* 2004;3:19:28.

7 Quedas

Francine de Cristo Stein

◖ DEFINIÇÃO
É definida como o deslocamento não intencional do corpo para um nível inferior à posição inicial com incapacidade de correção em tempo hábil, determinado por circunstâncias multifatoriais e comprometendo a estabilidade. Excluem-se dessa definição: episódios de síncope, acidentes vasculares encefálicos, atropelamentos, acidentes em exercício de alta *performance* e causas violentas.[1]

◖ EPIDEMIOLOGIA[2]
Trinta por cento dos indivíduos da comunidade > 65 anos caem ao ano; após os 80 anos, esse número sobe para 50%. De 5-10% destas quedas resultam em consequências graves. De 2 a 6% resultam em fraturas, sendo 1 a 2% fratura de quadril.

◖ CONSEQUÊNCIAS[2]
- Restrição das atividades;
- Medo de cair;
- Lesões leves;
- Fraturas;
- Hospitalização;
- Síndrome pós-queda;
- Institucionalização;
- Óbito.

(FATORES DE RISCO PARA QUEDAS

A chance de cair aumenta proporcionalmente ao número de fatores presentes.[3] O conhecimento destes permite identificar idosos mais susceptíveis e traçar estratégias de prevenção e intervenção.

Quadro 7-1. Fatores de risco para quedas[3,4]

	Fatores de risco intrinsecos	
Sociodemográficos	Sexo feminino Idade ≥ 75 anos Isolamento social	
Condições clinicas	História prévia de queda História prévia de fratura AVC Parkinson Déficit cognitivo Depressão Medo de cair Tontura Hipotensão postural Incontinência urinária Osteoartrose Deformidades nos pés Déficit visual • Perda da visão de contraste • Redução na percepção de profundidade • Redução de acuidade visual	
Medicamentos	Polifarmácia Psicotrópicos • Benzodiazepinicos • Antipsicóticos • Antidepressivos • Anticonvulsivantes	• Antiarrítmicos • Antihipertensivos • Diuréticos • AINES/opiáceo
Capacidade físico-funcional	Capacidade funcional comprometida Déficit de equilíbrio Déficit de marcha Déficit de força muscular Déficit de mobilidade	

Quadro 7-1. Fatores de risco para quedas[3,4] (*Cont.*)

	Fatores de risco extrínsecos
Ambientais	- Iluminação inadequada - Superfícies escorregadias, tapetes soltos ou com dobras, degraus altos ou estreitos, obstáculos no caminho (móveis baixos, pequenos objetos, fios) - Ausência de corrimãos em corredores e banheiros - Prateleiras excessivamente baixas ou elevadas - Via pública malconservada com buracos ou irregularidades
Calçados	Solas gastas, salto alto, desamarrados, ou bem folgados Meias e chinelos
Dispositivo auxiliar de marcha e órteses	- Se mal-adaptados - Se usados inadequadamente

◀ AVALIAÇÃO DO RISCO DE CAIR E DO IDOSO CAIDOR

A) Perguntar ativamente na consulta sobre presença de queda nos últimos 12 meses.
B) História da queda:
- Número de quedas, presença de consequências, necessidade de assistência médica;
- Atividade realizada (pode sugerir algumas etiologias):
  - Inclinando à frente: para abrir a gaveta, para pegar algo que caiu no chão ou o um chinelo embaixo da cama, pode sugerir vertigem postural paroxística benigna;
  - Estendendo a cabeça: ao subir escada, pendurar roupa no varal, pegar roupas na prateleira, pode sugerir insuficiência vertebrobasilar, vertigem cervical, hipercifose dorsal com retropulsão do limite de estabilidade ou hipersensibilidade do seio carotíde;
  - Levantando da cama ou da cadeira: sugere instabilidade postural (hipotensão postural) ou fraqueza muscula;
  - Sentando: sugere fraqueza muscular e/ou instabilidade articular;
  - Virando o corpo sobre o próprio eixo, mudando de direção ou de velocidade: sugere problemas de disfunção vestibular ou neurológicos centrais.
- Mecanismo da queda: tropeço, escorregão, perda de equilíbrio, falseamento das pernas, fraqueza súbita, sintomas associados.

C) História clinica e exame físico:[5]
- Inventário medicamentoso;
- História de doenças prévias e fatores de risco;
- Avaliação da acuidade visual;
- Exame neurológico (sensibilidade proprioceptiva, déficits motores);

- Exame cardiovascular (buscar hipotensão ortostática e arritmias);
- Exame do sistema locomotor (pés, articulações dos MMII, marcha e equilíbrio);
- Avaliações das capacidades funcional e mental prévias;
- Avaliar os óculos, sapatos e instrumentos auxiliares da marcha.

D) Avaliação físico-funcional: vários testes têm sido desenvolvidos com o objetivo de avaliar funcionalmente o equilíbrio e a marcha. Entretanto não há um único teste físico-funcional capaz de predizer de forma robusta o risco de queda.[6] Têm sido relatados na literatura de forma mais consistente e sistemática:
- *Timed up and go test* (TUGT);
- Escala de Berg (BBS – *Berg Balance Scale*);
- Escala de equilíbrio e marcha de Tinetti (POMA – *Performance Oriented Mobility Assessment*);
- Teste de sentar e levantar da cadeira (*five times sit-to-stand test*);
- *Five step test* (subir e descer degrau);
- Teste de alternar passos no degrau (*alternate step test*);
- *Tandem test*.

◀ ESTRATÉGIA DE PREVENÇÃO DE QUEDAS EM IDOSOS DA COMUNIDADE

Tem por foco reduzir a taxa de quedas e suas consequências. Pode ser feita por correção de fator de risco isolado ou intervenção multifatorial. Todas as intervenções multifatoriais devem ter um programa de exercício que inclua treino de equilíbrio, marcha e força, seja em em grupo ou individual. Além dos exercícios, outros componentes que são particularmente efetivos na redução de quedas seguem descritos abaixo. Para idosos com déficit cognitivo não há evidências suficientes que estas estratégias reduzam o risco de quedas.

Exercícios (Nível de Evidência A)[5,7,8]

Podem ser uma intervenção efetiva mesmo se aplicados isoladamente das outras medidas, entretanto sempre devem fazer parte da intervenção multifatorial para idosos residentes na comunidade.

Os treinos devem ser prescritos e supervisionados por fisioterapeuta ou educador físico treinado. Podem ser em grupo ou individuais, devem ter duração mínima de 12 semanas, com frequência semanal de 1-3 vezes e com desafio progressivo. Devem incluir treino de força, marcha e equilíbrio, como, por exemplo, o *Tai Chi Chuan* ou fisioterapia.

Modificações Ambientais (Nível de Evidência A)[5,7]

Mais efetivas quando realizadas por uma terapeuta ocupacional. Devem incluir diminuição dos riscos domiciliares, promoção de segurança na realização das atividades da vida diária e avaliação da necessidade de instalação de dispositivos como barra de segurança no banheiro, corrimão nas escadas e corredores, e melhorar a iluminação do ambiente.

Ajuste de Medicamentos (Nível de Evidência B)[5,7]

Retirada gradual ou ajuste de dose de psicotrópicos. Se houver contraindicação clínica para a descontinuidade de uma medicação associada a alto risco de quedas, sempre deve-se considerar a redução da dose.

Reposição de Vitamina D (Nível de Evidência A)[5,7]

Estudos mostram benefícios na suplementação de colecalciferol, associado ou não a cálcio, na redução na taxa e risco de quedas no subgrupo de idosos que apresentam alto risco de queda e deficiência de vitamina D. A dose de suplementação diária deve ser de, pelo menos, 800 UI.

Correção de Déficits Visuais[5,7]

Cirurgia de catarata (nível de evidência B): em mulheres idosas, quando indicada a cirurgia de correção da catarata no primeiro olho, parece reduzir a taxa de quedas, entretanto isto não é observado na segunda cirurgia.

Indivíduos idosos devem ser orientados a não usar lentes multifocais enquanto caminham, particularmente em escadas. (Nível de evidência C.)

Correção da Hipotensão Postural (Nível de Evidência B)[5,7]

Deve ser incluída como componente da intervenção multifatorial para prevenir quedas em idosos. Entre as intervenções sugeridas estão hidratação, meias elásticas, cintas abdominais e uso de medicamento (fludrocortisona).

Cuidado com Pés e Calçados (Nível de Evidência C)[5,7]

Identificação de problemas nos pés (unhas encravadas, deformidades em dedos e unhas, úlceras) e tratamento apropriado devem ser incluídos na avaliação e intervenção multifatorial para prevenção de quedas. Os idosos devem ser aconselhados a usar sapatos com saltos baixos e com alta superfície de contato com o chão.

Educação em Quedas (Nível de Evidência C)[5,7,9]

Educação de pacientes e cuidadores é importante para auxiliar na aderência das outras estratégias de prevenção de quedas (modificação ambiental, escolha de calçados, aderência aos exercícios). Deve ser considerada como parte de intervenção multifatorial.

◀ REFERENCIAS BIBLIOGRÁFICAS

1. Kellog International Work Group on the prevention of falls by the elderly. The prevention of falls in later life. *Dan Med Bull* 1987;34(4):1-24.
2. Paixão Jr CM, Heckmann MF. Distúrbios da postura, marcha e quedas. In: Freitas EV, Py L, Néri AL et al. *Tratado de geriatria e gerontologia*. 2. ed. Rio de Janeiro: Guanabara Koogan, 2006. p. 950-60.
3. Lord S, Sherrington C, Menz H et al. *Falls in older people: risk factors and strategies for prevention*. 2nd ed. Cambridge: Cambridge University, 2007.
4. King MB, Tinetti ME. Falls in community-dwelling older persons. *J Am Geriatr Soc* 1995 Oct.;43(10):1146-54.
5. Summary of the Updated American Geriatrics Society/British Geriatrics Society clinical practice guideline for prevention of falls in older persons. *J Am Geriatr Soc* 2011;59(1):148-57.
6. Gates S, Smith LA, Fisher JD et al. Systematic review of accuracy of screening instruments for predicting fall risk among independently living older adults. *J Rehabil Res Dev* 2008;45(8):1105-16.
7. Gillespie LD, Robertson MC, Gillespie WJ et al. Interventions for preventing falls in older people living in the community. *Cochrane Database Syst Rev* 2012;9:CD007146.
8. Sherrington C, Whitney JC, Lord SR et al. Effective exercise for the prevention of falls: a systematic review and meta-analysis. *J Am Geriatr Soc* 2008;56(12):2234-43.
9. Wyman JF, Croghan CF, Nachreiner NM et al. Effectiveness of education and individualized counseling in reducing environmental hazards in the homes of community-dwelling older women. *J Am Geriatr Soc* 2007;55(10):1548-56.

8 Tonturas

Ana Lívia Araújo de Souza
Francine de Cristo Stein

◀ INTRODUÇÃO

Tontura é o termo usado para descrever várias sensações anormais que se referem à posição e orientação do corpo em relação ao espaço. Prevalência de 28 a 34%.[1] Geralmente de difícil descrição e caracterização pelo paciente.

Principais consequências:

- Quedas;
- Medo de cair;
- Limitação das atividades.

◀ AVALIAÇÃO DIAGNÓSTICA

É importante caracterizar com o paciente o tipo de sensação que o mesmo tem. Peça que ele a descreva. Essa descrição permite categorizar a tontura em 4 tipos (vertigem, pré-sincope, desequilíbrio e atordoamento) e facilita o processo de busca da etiologia da tontura (Fig. 8-1).[2]

Muitas vezes o paciente apresenta mais de um tipo de tontura e etiologia multifatorial. É importante, portanto, pesquisar fatores associados como baixa acuidade visual, neuropatia periférica, descondicionamento físico e medicamentos em uso.[3] Alguns medicamentos relacionados com a tontura são medicamentos cardiovasculares (diuréticos, betabloqueadores e vasodilatadores), medicamentos ototóxicos (AAS e aminoglicosídeos), medicamentos psicotrópicos, relaxantes musculares, anticonvulsivantes, álcool, cafeína e outras substancias autoprescritas.[4]

Tipos mais comuns nos idosos: desequilíbrio e atordoamento.

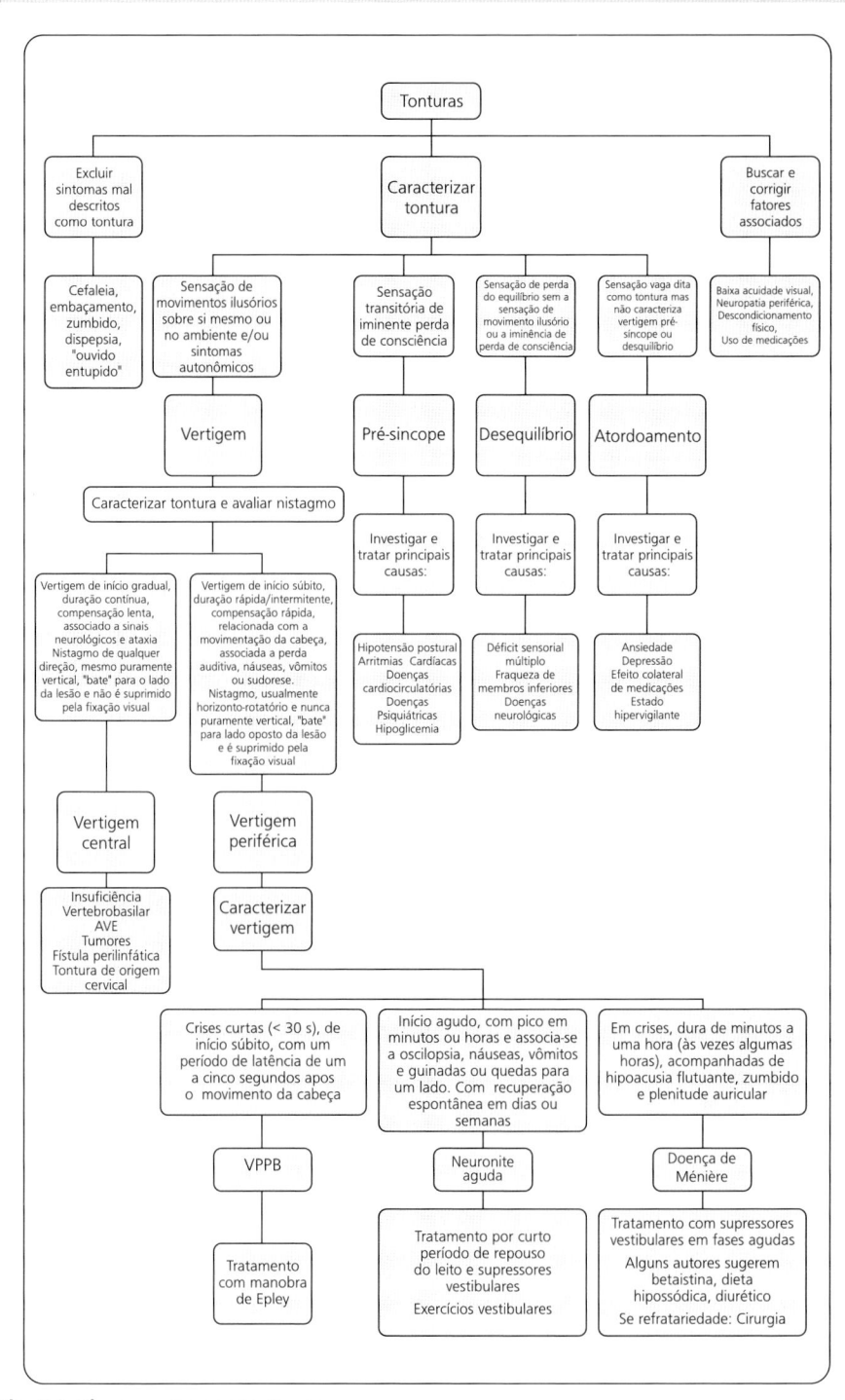

Fig. 8-1. Fluxograma nas tonturas.

◀ TIPOS DE TONTURA
Vertigem
- Sensação de movimentos ilusórios rotatórios sobre si mesmo ou no ambiente;
- Geralmente é acompanhada de sensação de queda, náuseas, vômitos, palidez, sudorese e desequilíbrio;
- Sintomas estão associados ou agravados pelo movimento e pela mudança de posição de cabeça;
- Após definida a característica vertiginosa é importante diferencia-la como de origem periférica ou central. Características de início, duração e sintomas associados (Quadro 8-1) e o caráter do nistagmo espontâneo (Quadro 8-2) auxiliam esse processo;[4,5]
- As causas periféricas são as mais comuns (Quadro 8-3).

Quadro 8-1. Características da tontura na vertigem periférica *versus* central

Causa/sintoma	Vertigem periférica	Vertigem central
Início	Súbito	Gradual
Duração	Rápida/intermitente	Contínua
Compensação	Rápida	Lenta
Relação com movimento da cabeça	Comum	Rara
Náuseas, vômitos, sudorese	Comum	Rara
Perda auditiva	Comum	Rara
Sinais neurológicos e ataxia	Raro	Comum

Quadro 8-2. Característica do nistagmo de origem periférica *versus* central

Nistagmo espontâneo periférico	Nistagmo espontâneo central
Usualmente horizonto-rotatório e nunca puramente vertical	Pode ter qualquer direção, mesmo puramente vertical
"Bate" para o lado oposto da lesão	"Bate" para o lado lesado
Suprimido pela fixação visual	Não é suprimido pela fixação visual

Quadro 8-3. Classificação e características gerais das vertigens periféricas

Tipo de vertigem	Fisiopatologia	História	Achados clínicos	Tratamento
Vertigem posicional paroxística benigna (VPPB)	Otocônios desalojados do utrículo e que se movimentam dentro do canal posterior com a mudanças de posição da cabeça	Crises curtas (< 30 s), desencadeadas por movimentos da cabeça. Episódios sintomáticos por semanas a meses, intervalos assintomáticos por meses a anos	Teste posicional de Dix-Hallpike#. Costuma haver reversão do nistagmo quando o paciente assume a posição sentada	Manobra de Epley# Reabilitação vestibular Antivertiginosos
Neuronite vestibular	Provavelmente infecção viral do nervo vestibular	Início agudo, náuseas, vômitos intensos e guinadas para um lado. Recuperação espontânea em dias ou semanas	Nistagmo espontâneo para o lado da orelha saudável. Desequilíbrio postural direcional para o lado afetado	Antivertiginosos Corticoide sistêmico Reabilitação vestibular
Doença de Ménière	Aumento de pressão no interior do espaço endolinfático (hidropisia)	Crises giratórias que duram 20 minutos a várias horas com zumbido unilateral, perda auditiva e plenitude aural. Perda auditiva flutuante com recuperação nos primeiros estágios e progressão mais tarde	Inicialmente normais entre as crises; mais tarde, perda auditiva no lado afetado. Audiometria detecta perda auditiva flutuante para tons graves nos primeiros estágios e, depois, perda auditiva progressiva	Restrição de sal • menos de 1 a 2 g sódio/dia Diuréticos • HCTZ 12,5 a 25 mg/dia Antivertiginosos Cirurgia para pacientes refratários com crises frequentes e intensas

#Ver manobras na página 68.

Pré-Síncope

- Sensação transitória de iminente perda de consciência podendo ser acompanhada de fraqueza, escurecimento ou embaçamento visual, zumbido, palidez e sudorese;
- Se o paciente estava sentado ou deitado, deve-se lembrar de hipoglicemia, hipersensibilidade do seio carotídeo, arritmias cardíacas, hiperventilação, epilepsia ou doenças psiquiátricas;[3]

- Se o paciente estava mudando de posição no momento da queixa de tontura, pode ter havido hipotensão postural.[3]

Hipotensão postural

Deve ser aferida pressão arterial de paciente após 10 minutos deitado, posteriormente de pé após 2-3 minutos; a queda mínima de 20 mmHg na pressão sistólica e/ou de 10 mmHg na pressão diastólica firma o diagnóstico de hipotensão ortostática.[4]

É importante notar que existe hipotensão postural assintomática, assim como tontura ortostática sem hipotensão postural, porém devem ser abordadas da mesma forma.

A causa mais comum é uso de medicações: diuréticos, vasodilatadores, anti-hipertensivos, dopaminérgicos, anticolinérgicos, entre outros.

Outras causas são depleção de volume intravascular, repouso prolongado no leito, febre, calor, hiperventilação, anemia e estenose bilateral de carótidas.[3]

O tratamento envolve medidas comportamentais:

- Eliminação de drogas causadoras;
- Aumento do consumo de sal e líquidos;
- Pequenas refeições frequentes;
- Elevação da cabeça e do tronco a noite;
- Levantar-se lentamente.

Intervenção farmacológica pode ser necessária na falência das medidas clinicas:

- Agonista alfa-1 adrenérgico midodrina (10 mg 2-3×/dia VO, iniciando com 2,5 mg, evitando dose noturna);
- Fludrocortisona (dose inicial 0,1 mg/dia VO, seguida por aumentos lentos).[5]

Arritmias cardíacas

Suspeitar em:
- Portadores de doença cardíaca;
- Pacientes que utilizam drogas que possam causar arritmia (como antidepressivos tricíclicos ou digoxina);
- Queixa de palpitações ou tontura enquanto sentado ou deitado;
- O diagnóstico do Holter pode ser bradiarritmia ou taquiarritmia.

Doenças cardiocirculatórias

- Doenças que levam a menor débito cardíaco:
  - Estenose aórtica;
  - Infarto agudo do miocárdio;
  - Tromboembolismo pulmonar.

- Hipersensibilidade do seio carotídeo é condição relativamente comum e está associada aos movimentos do pescoço, ao ato de barbear-se e ao uso de adereços comprimindo o pescoço;
- Vasovagal.

Doenças psiquiátricas

Síndromes ansiosas, principalmente síndrome do pânico, reconhecidamente respondem por uma parcela dos casos de pré-síncope. Distúrbios conversivos (histeria e somatização) também podem se apresentar com o sintoma.

Hipoglicemia

A pré-síncope quase sempre é precedida de palpitações, sudorese, ansiedade e sensação de fome.

Desequilíbrio

Sensação de perda do equilíbrio sem a sensação de movimento ilusório (vertigem) ou na iminência de perda de consciência (pré-síncope).

É o tipo de tontura mais comum no idoso. Normalmente o sintoma é mais típico ao se levantar ou deambular. Desaparece quando o paciente senta.

Geralmente se instala quando há disfunção da integração entre os dados gerados pelos órgãos sensoriais envolvidos no equilíbrio e os sistema musculoesquelético.

No idoso, o diagnóstico mais importante é o déficit sensorial múltiplo (baixa acuidade visual, descondicionamento físico com pobre controle postural, uso de medicações, doença da coluna cervical, hipofunção vestibular uni ou bilateral, neuropatia periférica, entre outros). Doenças neurológicas, como ataxia cerebelar, acidentes vasculares cerebrais e doença de Parkinson, podem causar desequilíbrio de forma evidente.[6]

Medidas de intervenção devem incluir medidas de segurança para prevenção de quedas e acidentes. De uma forma geral, medicações antivertiginosas têm pouco papel no tratamento do desequilíbrio, porém existem medidas gerais que podem trazer melhora clinica como: atividade física regular, suspensão de medicações que possam estar associadas, melhora do calçado e mudança de hábitos.

Atordoamento

Sensação vaga, chamada de tontura, mas não caracterizada como vertigem, pré-síncope ou desequilíbrio. Descrito muitas vezes como:

- Cabeça pesada;
- Cabeça vazia;
- Cabeça fora do lugar.

As principais causas são ansiedade, depressão, efeitos colaterais de medicações e o estado hipervigilante.

Antecipar-se e atribuir o sintoma como psicológico, e dar pouca importância é um erro, pois este sintoma pode estar associado a importante redução de qualidade de vida e trazer sofrimento. Frequentemente se indica tratamento psicoterápico e outra modalidade é a reabilitação vestibular.[5]

◆ TRATAMENTO

Cerca de 50% dos casos resolvem-se espontaneamente. Para os demais, é necessário um planejamento terapêutico que possa visar não somente a sintomatologia, mas também a causa-base.

Como geralmente a tontura é multifatorial, é importante um planejamento individualizado que contemple os fatores desencadeantes. Deve-se buscar o controle dos sintomas na crise e utilizar manobras e medidas para reabilitação e/ou prevenção.[3,5]

Antieméticos e sedativos vestibulares devem ser usados em quadros agudos, porém seu uso crônico reduz a compensação vestibular, portanto não é recomendado.

Quadro 8-4. Medicamentos mais utilizados no tratamento dos quadros de tonturas

Medicação	Posologia	Efeitos colaterais
Meclizina	25 mg 3×/dia, VO	Sedação leve, boca seca
Difenidramina	25-50 mg 3×/dia, VO	Sedação moderada, boca seca. Pode exacerbar glaucoma, retenção urinária
Dimenidrinato	50-100 mg 3×/dia, VO	
Prometazina	25 mg 3×/dia, VO	Sedação, boca seca, visão embaçada, hipotensão ortostática, raramente distonia ou sintomas parkinsonianos com uso a longo prazo
Metoclopramida	10 mg 3x/dia, VO	
Ondansetrona	4-8 mg/dia, VO	Cefaleia, fadiga
Cinarizina	25-75 mg 3×/dia, VO	Pouca sedação, ganho de peso, depressão e síndrome parkinsoniana reversível
Flunarizina	5-10 mg/dia, VO	
Diazepam	2-10 mg 4×/dia, VO	Letargia, sonolência, sintomas de abstinência, aumentam risco de quedas, fadiga
Clonazepam	0,5-1 mg/dia, VO	

◀ ANEXO
Manobra de Dix-Hallpike
Consiste em levar o paciente sentado a posição deitada com rotação de 45° para os lados direito e esquerdo e voltar à posição sentado, observando a presença de nistagmo nas diversas fases. A manobra é positiva quando o paciente descreve tontura, iniciada após latência de um a cinco segundos e que tenha duração de dez a quarenta segundos. A tontura ou vertigem é acompanhada de nistagmo para cima e rotatório durante a sensação vertiginosa.

Manobra de Epley
Parte da posição de cabeça pendente obtida após manobra de Dix-Hallpike, com a cabeça virada para o lado afetado e a ser tratado. Consiste em rodar a cabeça do paciente para o outro lado, perfazendo 225°, com ajuda de rotação parcial do corpo também, até o nariz do paciente apontar para o chão. Deixa-se o paciente com o nariz apontado para o chão por 10 a 15 segundos, e, em seguida, senta-se o paciente, mantendo sua cabeça virada para o lado. Quando sentado, roda-se a cabeça para frente e inclina-se o queixa para baixo 20°, e aguarda-se um pouco. A remissão dos sintomas é obtida em 44-89% dos casos com uma única intervenção, aumentado para até 100% com mais de uma sessão. A recorrência é estimada em 15% ao ano (Fig. 8-2).[7]

Tonturas

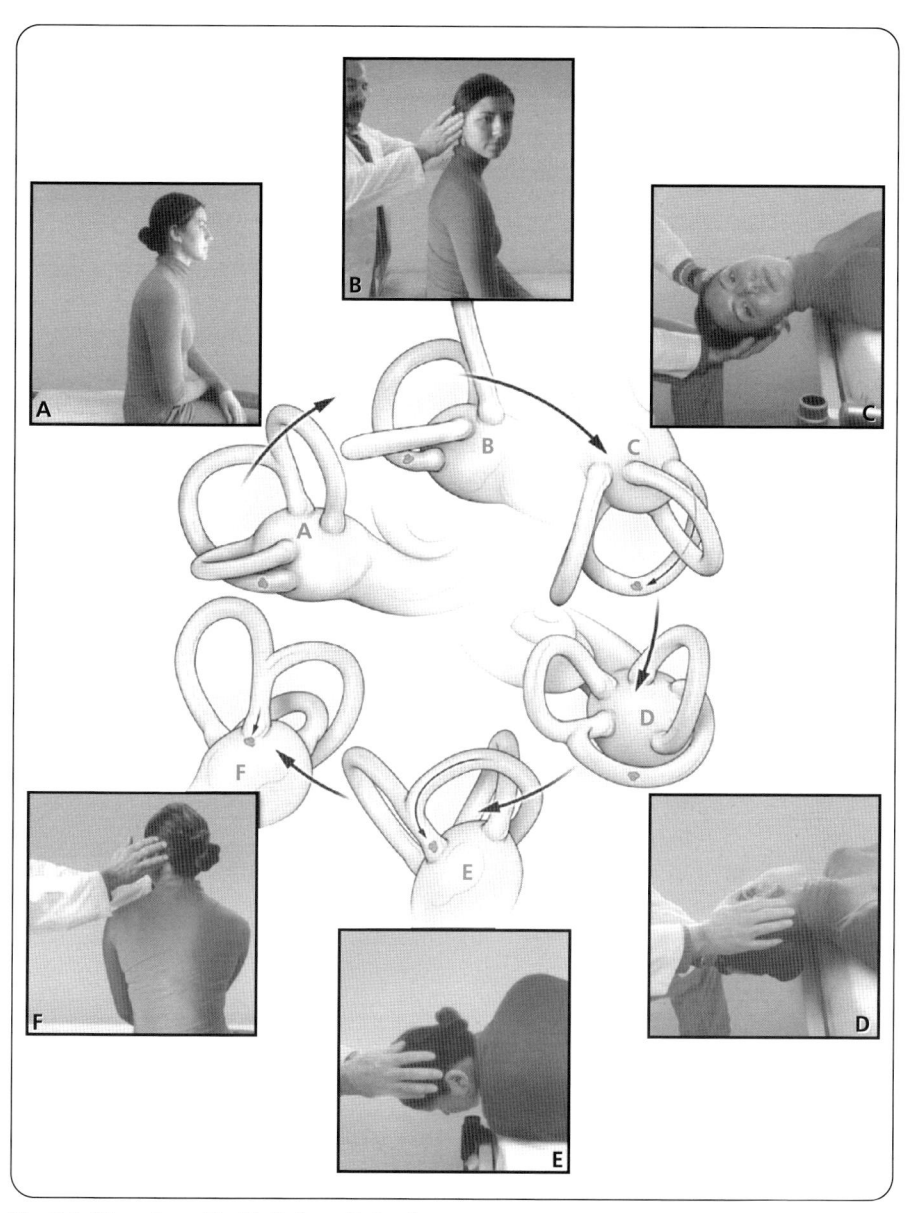

Fig. 8-2. Manobras Dix-Hallpike e Epley.[7]

◀ REFERÊNCIAS BIBLIOGRÁFICAS

1. Drachman DA. A 69-year-old man with chronic dizziness. *JAMA* 1998;280:2111-18. Erratum in: *JAMA* 1999;281(10):899. Comment in: *JAMA* 1999;282(4):378 (Drachman DA, Hart CW. An approach to the dizzy patient. *Neurology* 1972;22:323-34).
2. Eaton DA, Roland PS. Dizziness in the older adult, part 2: Treatments for causes of the four most commom symptoms. *Geriatrics* 2003 Apr.;58:46-52.
3. Filho ACPB. Tonturas. In: Moriguti JC et al. *Desafios do diagnóstico diferencial em geriatria*. São Paulo. Atheneu, 2012. p. 819-43.
4. Menezes MCL, Lins CD. Tonturas. In: Freitas EV et al. *Tratado de geriatria e gerontologia*. 3. ed. Rio de Janeiro: Guarabara Koogan, 2011. p. 1075-99.
5. Bronstein A, Lempert T. *Tonturas – Diagnóstico e tratamento. Uma abordagem prática*. Rio de Janeiro: Revinter, 2010.
6. Eaton DA, Roland PS. Dizziness in the older adult, part 1: Evaluation and general treatment strategies. *Geriatrics* 2003 Apr.;58:28-36.
7. Kim J, Zee DS. Epley's canalith-repositioning maneuver for the treatment of benign paroxysmal positional vertigo involving the right posterior semic. *N Engl J Med* 2014;370:1138-47.

9 Incontinência Urinária

Ana Paula Andrighetti
Thais Yuri Matsuda Marangoni

◀ DEFINIÇÃO[1]

Incontinência urinária (IU) é a perda involuntária de urina em quantidade e frequência suficientes para causar um problema social ou higiênico, com impacto na qualidade de vida.

É uma síndrome de etiologia multifatorial por correlacionar fatores da senescência associados à lesões do sistema nervoso central e urinário (morbidades, medicamentos, declínio funcional, declínio cognitivo).

◀ EPIDEMIOLOGIA[1]

Verifica-se o aumento da incidência da IU com a idade.

A maioria dos casos é representada por mulheres até 80 anos; após essa idade, ambos os sexos tendem a igualar-se.

IU é caracterizada por grande morbidade e predispõe à infecções (como candidiase perineal, celulite, infecções do trato urinário), úlceras de pressão, quedas e fraturas, interrupção do sono, baixa autoestima e depressão.

Pode representar, ainda, grande carga para os cuidadores e está ligada ao aumento do número de internações em instituições de longa permanência.

◀ CARACTERÍSTICAS DO ENVELHECIMENTO NA MICÇÃO[1]

- Bexiga diminui a capacidade armazenamento;
- Presença de hiperatividade e diminuição da contratilidade do detrusor;
- Aumento do volume residual;
- Uretra apresenta diminuição da pressão de fechamento;
- Próstata – hipertrofia prostática benigna ou neoplasia;
- Aumento da produção noturna de urina;
- Diminuição de estrógeno;
- Aumento da prevalência das infecções urinárias de repetição.

◀ CLASSIFICAÇÃO[1,2]

Pode ser classificada em **incontinência urinária transitória (ou reversível) e incontinência urinária estabelecida.**

A primeira é caracterizada por perda involuntária de urina com ausência de disfunção do trato urinário associada.

Os eventos clínicos agudos reversíveis podem ser caracterizados pela seguinte regra mnemônica:

DIURAMID:
Delirium
Infecção do trato urinário
Uretrite e vaginite atrófica
Restrição da mobilidade
Aumento do débito urinário
Medicamentos
Impactação fecal
Distúrbios psíquicos

Já a incontinência estabelecida tem os seguintes mecanismos fisiopatológicos que a caracterizam:

- Hiper/hipoatividade do detrusor;
- Interação de pressão uretral;
- Obstrução da saída vesical;
- Distúrbios funcionais.

A incontinência urinária também pode ser classificada pela sintomatologia, sendo relacionada a seguir:

Urgência ou Urge Incontinência

É a causa de IU mais comum em idosos em ambos os sexos e caracteriza-se por:

- Intenso desejo de urinar, levando à perda involuntária de urina;
- Contrações não inibidas da bexiga com detrusor hiperativo;
- Os idosos frágeis com detrusor hiperativo, mas hipocontrátil, têm jato urinário fraco com grande volume residual;
- O diagnóstico é confirmado por meio de urodinâmica;
- Pode estar relacionada com doenças neurológicas, como acidente vascular encefálico e síndrome demencial.

Incontinência Urinária de Esforço

Ocorre na presença do aumento da pressão abdominal associada à diminuição da pressão de fechamento esfincteriano com ausência de contrações vesicais.

É frequente causa de IU em mulheres jovens. É a segunda causa de IU mais prevalente em idosos.

- *Nas mulheres:* secundária ao deslocamento anatômico da uretra ou deficiência esfincteriana extrínseca por trauma cirúrgico;
- *No homem:* pode ser secundária à deficiência esfincteriana após prostatectomia radical.

Incontinência Urinária por Transbordamento

É provocada por distúrbio neurológico que afeta a contratilidade vesical (detrusor hipoativo), ou obstrução anatômica ou funcional da saída.

Características clínicas

Perda frequente, quase contínua, de pequenas quantidades de urina, associada a jato fraco, intermitência, hesitação, frequência e noctúria.

A bexiga é usualmente palpável e o volume residual é grande.

Pode ser relacionada com as seguintes condições:

A) Hipocontratilidade do detrusor. Causas relacionadas:
- Hipoestrogenismo;
- Neuropatia periférica;
- Lesão de vias eferentes.

B) Aumento prostático por:
- Obstrução de saída;
- Estenose uretral.

C) Prolapso vesical/uterino.

Incontinência Urinária Mista

Caracteriza-se pela associação de mais de um tipo de IU. A causa mais comum em mulheres é a hiperatividade do detrusor associada à redução da função esfincteriana.

Incontinência Funcional

Não há comprometimento dos mecanismos controladores, e, sim, a incapacidade de chegar ao toalete.

Idosos hospitalizados e não estimulados a urinar controladamente têm tendência maior a tornarem-se funcionalmente incontinentes.

◀ DIAGNÓSTICO[1,2]

História Clínica

É importante detalhar e relacionar: início, curso e as características da IU.

Características
- Frequência;
- Volume;
- Sintomas:
  - Urgência;
  - Esforço;
  - Noctúria;
  - Polaciúria.

Fatores Precipitantes
- Medicamentos;
- Bebidas cafeínadas;
- Álcool;
- Atividade física;
- Tosse/riso;
- Presença de fatores intestinais relacionados, como constipação intestinal;
- Doenças neurológicas;
- Doenças que aumentem o volume vesical (p. ex., insuficiência cardíaca congestiva, insuficiência venosa);
- Cirurgias pélvicas.

Exame Físico
- Membros inferiores: avaliar mobilidade e presença de edemas;
- Aparelho cardiovascular;
- Abdome: presença de massas, dor à palpação, distensão vesical;
- Toque retal: avaliar próstata, fezes;
- Neurológico: avaliação cognitiva e funcional, presença de doenças neuropsiquiátricas (p. ex., depressão, síndrome demencial).

Exames Complementares[1]
Laboratoriais
- Urina tipo I + urocultura;
- Eletrólitos;
- Avaliação ginecológica/urológica.

Testes Clínicos
- *Teste de estresse:* indicado para mulheres com incontinência de esforço ou mista.[3]
  Descrição: inicia-se com o paciente em pé, inicialmente relaxado. Após, é solicitado para tossir muito para prosseguir a análise da incontinência;

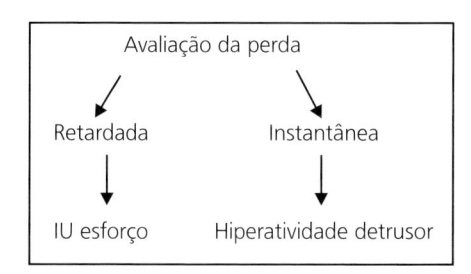

```
            Avaliação da perda
           ↙              ↘
       Retardada         Instantânea
           ↓                  ↓
       IU esforço      Hiperatividade detrusor
```

- *Medidas de volume residual:* o volume é medido, realizando cateterização vesical ou ultrassonografia pós-miccional.
    Indicado para:
    - Homens com IU de urgência; avaliação do uso da medicação anticolinérgica;
    - Mulheres com recorrência de IU após tratamento cirúrgico;
    - Ausência de resposta ao tratamento com anticolinérgico;
    - Pacientes com infecções urinárias de repetição;
    - Hipoatividade do músculo detrusor;
    - Quadros de retenção urinária;
    - Neuropatia periférica.
- *Teste urodinâmico:*[1] não deve ser indicado de rotina em todos os pacientes idosos, pois é invasivo, caro e não essencial em muitos casos.

◀ TRATAMENTO[1,4]

Incontinência Transitória
- Reconhecer e tratar causas reversíveis;
- Diminuição ou suspensão de medicamentos;
- Recuperação de mobilidade;
- Modificação do ambiente.

Incontinência Estabelecida
Medidas não farmacológicas
Mudança no estilo de vida
- Diminuição de peso;
- Ajuste de ingesta líquida;
- Retirada de bebidas cafeínadas e álcool;
- Cessação do tabagismo;
- Manipulação ambiental: atitudes que facilitem o acesso ao banheiro.

Terapia Comportamental

Técnicas que dependem da colaboração do paciente:

- Treinamento vesical: pequenos intervalos entre as miccções e aumenta progressivamente;
- Fisioterapia do assoalho pélvico:
    - Exercícios de Kegel:
        - Para tratamento da IU de esforço, mista e IU de urgência;
        - Indicadas 8 a 12 contrações lentas e próximas de máxima intensidade, por, pelo menos, 6 segundos, em 3 séries, de 3 a 4 ×/semana.
    - Cones vaginais:
        - Introdução de cones com tamanhos iguais e pesos distintos. Ao tentar retê-los, a paciente provoca contração da musculatura do assoalho pélvico.
    - *Biofeedback*:
        - Aparelhos monitoram eventos fisiológicos nos quais há dificuldade de distinção pelos pacientes e os habilita a contrair os músculos pélvicos de forma seletiva.
    - Eletroestimulação:
        - Tratamento auxiliar da IU de esforço e de urgência; eletrodos intravaginais ou intrarretais para estímulo da musculatura do assoalho pélvico.

Técnicas que dependem da ação do cuidador:

- *Treinamento do hábito:* intervalos variáveis entre as micções que podem ser definidos por diário miccional;
- *Micção programada:* paciente é conduzido ao banheiro em intervalos fixos.

Medidas farmacológicas

- Antimuscarícos:
    - Bloqueiam receptores muscarínicos do detrusor;
    - Diminuição da contratilidade vesical;
    - Aumentam a capacidade vesical;
    - Diminuem a sensação de urgência.
- Agonista alfa-adrenérgico:
    - Usado na incontinência de esforço;
    - Aumenta a contração uretral.
- Antagonistas alfa-adrenérgico:
    - Homens com bexiga hiperativa associada a hiperplasia prostática benigna;
    - Pacientes com lesão de medula sacral.

Quadro 9-1. Tratamento medicamentoso da incontinência urinária

Droga	Dose	Indicação	Classe
Oxibutinina Retemic®	2,5-5 mg 3×/dia ou 10-30 mg 1×/dia, VO (liberação prolongada)	Hiperatividade detrusor	Anticolinérgico
Tolterodina Detrusitol®	1-2 mg 2×/dia ou 2-4 mg 1×/dia (liberação prolongada), VO	Hiperatividade detrusor	Anticolinérgico
Darifenacina Enablex®	7,5-15 mg 1×/dia, VO	Hiperatividade detrusor	Anticolinérgico
Solifenacina Vesicare®	5-10 mg/dia, VO	Hiperatividade detrusor	Anticolinérgico
Duloxetina Cymbalta®	30-120 mg/dia, VO	IU de esforço	Antidepressivo (agonista alfa-adrenérgico)
Doxazosina Carduran®	1-8 mg/dia, VO	Prostatismo	Alfabloqueador
Tansulosina Secotex®	0,4 mg/dia, VO	Prostatismo	Alfabloqueador
Imipramina Tofranil®	25-75 mg/dia, VO	IU mista	Antidepressivo (agonista alfa-adrenérgico)
Toxina botulínica (Botox®)	200-300 UI, VO	Bexiga hiperativa	Injetada no detrusor Inibição de acetilcolina (redução da contratura muscular)
Estrógeno	Tópico, VO	Pouco indicado para IU de esforço	Ação alfa-adrenérgica

Tratamento Cirúrgico[1]

Na incontinência de esforço:[4]
- *Slings*;
- Prótese esfincteriana;
- Colpossuspensão retropúbica;
- Injeção periuretral de colágeno.

Tratamento no Homem com IU de Esforço

Além da fisioterapia para o assoalho pélvico, a implantação do esfíncter artificial beneficia 50% dos pacientes.

Outras Considerações

Nos pacientes com hipoatividade do detrusor a conduta inicial deve ser a cateterização intermitente (visando restaurar a função vesical).

A cateterização permanente está indicada para pacientes com IU por transbordamento, associada à síndrome de imobilização, ou com obstruções inoperáveis.

◀ REFERÊNCIAS BIBLIOGRÁFICAS

1. Freitas EV *et al. Tratado de geriatria e gerontologia*. 3. ed. Rio de Janeiro: Guanabara Koogan, 2013.
2. Projeto Diretrizes. *Incontinência urinária*. AMB, 2006; disponível online.
3. Sampaio FGB, Amaro JL, Wroclawsky EG. Tratamento não cirúrgico da incontinência de esforço na mulher. In: Bruschine H, Kano H, Damião R. Incontinência urinária, uroneurologia, disfunções *miccionais*. Sociedade Brasileira de Urologia 2009.
4. Medscape, site http://www.medscape.com – drugsanddisease

10 Perda de Peso Não Intencional no Idoso

Ana Paula Mansano Cunha Ramos

◀ INTRODUÇÃO

Perda de peso é o resultado de um menor consumo energético (por meio da diminuição da ingesta) ou do aumento do gasto energético em determinado paciente.

Pode ser classificada como voluntária ou involuntária, sendo que este capítulo irá abordar a perda de peso não intencional em idosos.

Perda de peso clinicamente importante equivale a diminuição de 5% ou mais do peso corporal total no período dos últimos seis a 12 meses.[1]

A prevalência de perda de peso involuntária pode ser maior que 50% em moradores de instituições de longa permanência, sendo, muitas vezes, atribuída a causas multifatoriais e associada à declínio funcional.[2]

Pode apresentar maior mortalidade[3] e ser relacionada com uma das seguintes condições ou a combinação entre elas:

- Ingesta inadequada;
- Anorexia;
- Sarcopenia;
- Caquexia.

Há múltiplas causas de emagrecimento na velhice. Malignidade e depressão são as condições mais frequentemente relacionadas.[4]

Como auxílio no raciocínio diagnóstico, Robbins publicou uma regra mnemônica que consiste nos 9 "D"s de causas de perda de peso nesta população:[5]

1. Dentição: alteração na cavidade oral;
2. Disfagia;
3. Disgeusia;
4. Diarreia;
5. Depressão;
6. Doença crônica;
7. Demência;
8. Disfunção (física, cognitiva e psicosocial) ou dependência;
9. Drogas (medicamentos e polifarmácia).

◀ PRINCIPAIS CAUSAS DE PERDA DE PESO INVOLUNTÁRIA[6]

1. Perda de peso involuntária com aumento do apetite:
   - Hipertireoidismo;
   - Diabetes *mellitus* descompensado;
   - Síndrome de má absorção;
   - Aumento importante da atividade física;
   - Fatores econômicos.
2. Perda de peso involuntária com diminuição do apetite:
   - Malignidades;
   - Endocrinopatias;
   - Doenças crônicas: cardiopatia, pneumopatia, doença renal, doenças neurológicas;
   - Doenças infecciosas: tuberculose, infecção fúngica, doenças parasitárias, HIV;
   - Doenças gastrintestinais;
   - Doenças psiquiátricas;
   - Uso de drogas ilícitas e álcool;
   - Medicamentos
   - Isolamento social.

Causas Orgânicas

Malignidade[4] (10 a 35%), doenças benignas que levam ao emagrecimento, efeito colateral de medicamentos e algumas condições como prejuízo da mobilidade e perdas sensoriais[7] são destaques (Quadro 10-1).

Quadro 10-1. Medicações cujos efeitos adversos podem levar à perda de peso e seus principais mecanismos[7]

Efeitos colaterais	Medicação
Anorexia	Amantadina, antibióticos, anticonvulsivantes, digoxina, levodopa, metformina, neurolépticos, opioides, galantamina, rivastigmina
Xerostomia	Anticolinérgicos, anti-histamínicos, diuréticos de alça
Disgeusia	Álcool, alopurinol, antibióticos, anticolinérgicos, bloqueador de canal de cálcio, carbamazepina, quimioterápicos, espironolactona, opioides, propranolol, estatinas, tricíclicos
Disfagia	Alendronato, antibióticos, anticolinérgicos, bisfosfonato, quimioterápicos, corticoide, levodopa, anti-inflamatórios não hormonais
Náuseas e vômitos	Antibióticos, amantadina, bisfosfonato, digoxina, agonistas dopaminérgicos, levodopa, metformina, nitroglicerina, opioides, fenitoína, inibidores da recaptação da serotonina, tricíclicos, estatina, teofilina, anticolinesterásicos

Demência

Pacientes desse grupo podem apresentar alterações comportamentais relacionadas com a síndrome demencial. Agitação psicomotora, perambulação, perda da habilidade de alimentarem-se sozinhos e disfagia são causas de emagrecimento ligados à progressão de doença nessa população.

Depressão

É a principal causa de perda de peso não intencional em idosos (10 a 23%).[6] Inapetência e desmotivação para o preparo da comida também estão relacionados.

Em instituições de longa permanência, esse número representa 58% dos residentes asilares.

A avaliação geriátrica ampla deve ser realizada ambulatorialmente, visando o seu diagnóstico e adequado tratamento.

Fatores Socioeconômicos

A pobreza e ou o isolamento social também justificam a perda de peso em idosos. A diminuição de renda que dificulta a aquisição de alimentos, as dificuldades no preparo e cocção dos mesmos, e o isolamento social às refeições contribuem para o emagrecimento não intencional nesta população.[4]

A presença de limitações físicas ou cognitivas também prejudicam a capacidade de comer sem auxílio ou incentivo. Uma série de estudos demonstram que os idosos que se alimentam na presença de outras pessoas consomem mais calorias dos que os que comem sozinhos.[8,9]

Causa Desconhecida

Um quarto dos pacientes idosos não apresenta causa específica para a perda de peso[6] que pode ser decorrente das multicormorbidades somadas à polifarmácia, problemas psicológicos ou sociais. O efeito cumulativo desses fatores pode resultar em perda de peso clinicamente importante.

Avaliação

Consiste na realização de uma história clínica detalhada e em documentar de forma seriada a perda de peso, avaliar o apetite do paciente e seu consumo calórico, realizar exame físico completo, seguido de exames complementares.

História clínica

Consiste em detalhar período específico relacionado ao emagrecimento, questionar sobre a perda ou a manutenção do apetite, doenças existentes, uso de medicamentos e história social (condição socioeconômica, com quem mora, qual o parente mais próximo, definir quem compra e quem elabora as refeições, hábitos e vícios).

Uma história coletada junto a parentes ou cuidadores é útil no caso de pacientes com déficit cognitivo.

A revisão de sistemas pode descobrir sintomas adicionais que orientem futuras investigações. Além disso, convém rastrear todos os pacientes quanto a déficit cognitivo e depressão, utilizando ferramentas de avaliação padronizadas.[10,11]

Exame físico

Deve ser detalhado e incluir exame da pele (observar sinais de desnutrição, deficiência de vitamina e oligoelementos), cavidade oral, avaliação da tireoide, propedêutica cardiovascular, pulmonar e abdominal, palpação de linfonodos, exame neurológico, medidas antropométricas para cálculo do IMC (kg/m^2), além dos sinais vitais (Quadro 10-2).[12]

Investigação

Recomendamos inicialmente a realização dos seguintes exames complementares:[14]

- Hemograma completo;
- Função renal;
- Eletrólitos;
- Glicemia de jejum;
- Função hepática;
- TSH;
- Proteína C reativa;
- Pesquisa de sangue oculto nas fezes;
- Urina tipo 1;
- Radiografia de tórax.

A pré-albumina tem meia-vida mais curta que a da albumina (2-3 dias), refletindo melhor o estado nutricional do que a albumina. A transferrina é uma β-globulina responsável pelo transporte de ferro no plasma e níveis abaixo de 100 mg/dL correspondem à desnutrição grave. O colesterol, quando abaixo de 160 mg/dL, foi associado a maior mortalidade de idosos.[7]

Quadro 10-2. O IMC é um parâmetro para diagnóstico e acompanhamento do estado nutricional em idosos[13]

IMC	Diagnóstico nutricional
≤ 22	Baixo peso
> 22 e < 27	Eutrófico
≥ 27	Sobrepeso

Embora concentrações de albumina sérica, pré albumina, transferrina, colesterol e contagem de leucócitos possam ajudar a estabelecer o diagnóstico de desnutrição, suas determinações não contribuem para determinar a causa do problema.[4]

Marcadores tumorais não são exames diagnósticos úteis e não devem ser usados como parte da avaliação inicial, já que podem levar a erros.[15,16] Seu papel está no monitoramento da resposta ao tratamento em pacientes com câncer ou na detecção de recorrência precoce após o tratamento.

Achados anormais na avaliação inicial devem orientar a investigação subsequente da causa para a perda de peso. No entanto, quando uma avaliação inicial completa é normal, uma abordagem de observação vigilante pode ser preferível a exames não orientados e invasivos.[15]

Como os distúrbios gastrintestinais (malignos e não malignos) são responsáveis por cerca de um terço de todas as causas de perda de peso não explicada em estudos com adultos de todas as idades, então, alguns autores defendem a endoscopia gastrintestinal superior como investigação de primeira linha.[17]

Porém, como se trata de um exame invasivo e não isento de risco (particularmente para idosos), acreditamos que deva ser reservado para pacientes nos quais haja indicação com base na história, exame físico ou exames iniciais (como uma história de saciedade precoce, sangramento gastrintestinal ou evidências de anemia ferropênica).

Atualmente, não há evidências que a varredura com tomografia computadorizada seja útil na investigação desses pacientes. As desvantagens de tal procedimento incluem os altos custos (com baixo rendimento) e a probabilidade de encontrar tumores sem repercussão clínica.

Colonoscopia é um exame invasivo que deve ser reservado aos pacientes idosos com alta funcionalidade e suspeita clínica relevante, não sendo indicada na avaliação rotineira em todos os casos.

Abordagem Terapêutica

O manejo da perda de peso deve ser dirigido, sempre que possível, à causa-base, com atenção especial para a melhoria das condições gerais do doente, respeitando-se sempre o limite terapêutico e tendo como princípio a qualidade de vida do paciente.

Tratamento não medicamentoso

- Estimular o paciente a realizar refeições menores e com maior frequência;
- Rever as preferências individuais e o tempero de alimentos;
- Suspender possíveis restrições nutricionais e estimular a ingesta de alimentos com alto valor calórico na principal refeição do dia (idosos e particularmente os

pacientes com demência tendem a consumir a maior parte da energia diária no café da manhã);[18]
- A apresentação e a variedade da dieta devem ser melhoradas, o que oferece um benefício em particular para os dementados;[19]
- O paciente deve alimentar-se acompanhado ou com auxílio, pois isso melhora o aproveitamento das refeições e, portanto, aumenta a ingesta;[20]
- Supervisão por nutricionista, além de suporte social adequado e cuidados com a saúde oral.

Tratamento medicamentoso

Medicações devem ser revistas sempre, sendo necessário diminuir para a menor dose terapêutica ou mesmo descontinuada, dependendo do efeito colateral relacionado. A seguir algumas propostas terapêuticas.

Suplemento oral

Suplementação oral resultou em modesto aumento do peso em pacientes oriundos de instituição de longa permanência ou procedentes do domicílio. Houve redução da mortalidade geral nos dois grupos que receberam suplementação, comparados com o controle, porém não houve impacto na mortalidade dos pacientes em domicílio, nem apresentaram melhora funcional.[21]

O grupo de estudo do PROT-AGE recomenda a ingesta de proteína de 1,2-1,5 g/kg/peso/dia para idosos com doenças agudas ou crônicas.[22]

Sugerimos suplemento oral para os pacientes que não ganham peso com ajuste dietético e preparo das refeições (grau 2B de evidência).

Estimulantes do apetite

Estimulantes de apetite, como o acetato de megestrol, são desaconselhados em idosos devido a evidências limitadas e potenciais efeitos adversos (Grau 2B).[23]

O uso de agentes como nandrolona e oxandrolona foi estudado em pacientes com caquexia secundária a infecção por HIV, porém o uso para perda de peso não intencional ainda necessita de estudo.

Mirtazapina mostrou aumento de ganho de peso em pacientes tratados para depressão.

Um estudo retrospectivo mostrou o benefício do uso da Mirtazapina em pacientes com Demência de Alzheimer que apresentavam perda de peso intencional. Receberam tratamento por período de 3 meses e foi observado o ganho de 2 kg em relação ao grupo-controle.[24]

O uso de mirtazapina não está recomendado para a perda de peso não intencional na ausência de depressão.[25]

Exercícios regulares

Exercícios regulares (particularmente de resistência) também são recomendados para pacientes idosos frágeis, já que estimulam o apetite e previnem a sarcopenia. A fisioterapia pode ajudar a alcançar esses objetivos em alguns pacientes.

Vitaminas

Suplementação de vitaminas pode ser indicada para idosos com baixa ingesta e deficiência de macronutrientes.[26]

A prevalência da deficiência de vitamina B é cerca de 15% em idosos[27] e decorre principalmente de má absorção.

Níveis séricos indicam a suficiência ou não desta vitamina:

- *> 300 pg/mL:* normal;
- *200-300 pg/mL:* limítrofe, deficiência possível;
- *< 200 pg/mL:* baixo, consistente com deficiência.

Níveis séricos baixos de B12 com ausência de sintomas podem representar 10-25%[28] em idosos, e, em nossa pratica clínica, iniciamos tratamento para estes pacientes, apesar de benefícios a longo prazo nesses casos serem incertos, pois algumas complicações, como demência potencialmente reversível por deficiência de vitamina B12, poderiam, teoricamete, ser evitadas.

A reposição é feita de forma parenteral com Cianocobalamina 5.000 mcg, 1 ampola IM uma vez por semana por 4 semanas. Após, uma vez por mês por seis meses.

Deficiência de vitamina D é também muito comum na população idosa. Suplementos orais contém 600 a 800 UI de vitamina D/dia. Adicionalmente, 1.200 mg/dia de cálcio elementar deve ser acrescido diariamente a esses pacientes.[27]

Para maiores informações sobre vitamina D, veja o capítulo 3 (síndrome de fragilidade). O Fluxograma 10-1 resume a abordagem frente à perda de peso não intencional no paciente idoso.

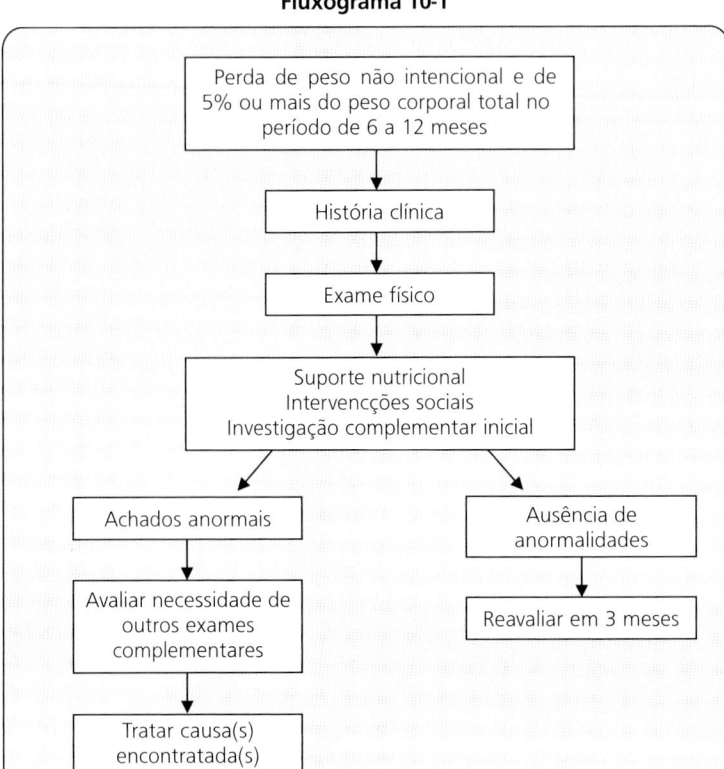

Fluxograma 10-1

```
┌─────────────────────────────────────────────┐
│  Perda de peso não intencional e de         │
│  5% ou mais do peso corporal total no       │
│  período de 6 a 12 meses                    │
└─────────────────────────────────────────────┘
                    ↓
           ┌─────────────────┐
           │ História clínica │
           └─────────────────┘
                    ↓
           ┌─────────────────┐
           │   Exame físico   │
           └─────────────────┘
                    ↓
      ┌──────────────────────────────┐
      │    Suporte nutricional        │
      │    Intervencções sociais      │
      │ Investigação complementar inicial │
      └──────────────────────────────┘
           ↓                    ↓
  ┌─────────────────┐   ┌─────────────────┐
  │ Achados anormais│   │   Ausência de    │
  │                 │   │  anormalidades   │
  └─────────────────┘   └─────────────────┘
           ↓                    ↓
  ┌─────────────────┐   ┌─────────────────┐
  │ Avaliar necessidade │ │ Reavaliar em 3 meses │
  │ de outros exames    │ └─────────────────┘
  │ complementares      │
  └─────────────────┘
           ↓
  ┌─────────────────┐
  │ Tratar causa(s)  │
  │ encontratada(s)  │
  └─────────────────┘
```

◀ REFERÊNCIAS BIBLIOGRÁFICAS

1. Wallace JI, Schwartz RS, LaCroix AZ et al. Involuntary weight loss in older patients: incidence and clinical significance. *J Am Geratr Soc* 1995;43:329.
2. de Castro JM, Brewer EM. The amount eaten in meals by humans is a power function of the number of people present. *Physiol Behav* 1992;51:121.
3. Wannamethee SG, Shaper AG, Lennon L. Reasons for interntional weight loss, unintentional weight loss, and mortality in older men. *Arch Intern Med* 2005;165:1035.
4. Investigation and management of unintentional weight loss in older adults. McMinn J, Steel C, Bowman A. *BMJ.* 2011;342:d1732.
5. Robbins LJ. Evaluation of weight loss in the elderly. *Geriatrics* 1989;44:31-4.
6. Pinheiro KMK, Massaia IFDS, Gorzoni ML, Marrochi LC, Fabbri RMA. Investigação de síndrome consumptiva. *Arq Med Hosp Fac Cienc Med Santa Casa São Paulo*. 2011;56(2):87-95.
7. *Tratado de Geriartia e Gerontologia*. de Freitas EV, Py L, Cançado FAX, Doll Johannes, Gorzoni ML; 2ª edição.
8. de Castro JM, Brewer EM. The amount eaten in meals by humans is a power function of the number of people present. *Physiol Behav* 1992;51:121.
9. Locher JL, Robinson CO, Roth DL et al. The effect of the presence of others on caloric intake in homebound older adults. *J Gerontol A Biol Sci Med Sci* 2005;60:1475.
10. Folstein MF, Folstein SE, McHugh PR. "Mini-mental state". A practical method for grading the cognitive state of patients for the clinician. *J Psychiatr Res* 1975;12:189-98.

11. Yesavage JA, Brink TL, Rose TL, Lum O, Huang V, Adey M et al. Development and validation of a geriatric depression screening scale: a preliminary report. *J Psychiatr Res* 1983;17:37-49.
12. Alibhai SMH, Greenwood Cl, Payette H. An approach to the management of unitentional weight loss in elderly people. *CMAJ*. 2005;172:773-80.
13. Modificado de Lipschtz DA. Nutrition and ageing. In: Evans JG, Williams TF. *Textbook of Geriatric Medicine*. Oxford: Oxford Medical Publicatiosn, 1992, p. 119-127.
14. Alibhai S.M.H, Greenwood C, Payette H. An approach to the management of unintentional weight loss in the elderly. *CMAJ* 2005;172:773-80.
15. Alibhai S.M.H, Greenwood C, Payette H. An approach to the management of unintentional weight loss in the elderly. *CMAJ* 2005;172:773-80
16. Sturgeon CM, Lai LC, Duffy MJ. Serum tumour markers; how to order and interpret them. BMJ 2009;339:b3527.
17. Lankish PG, Gerzmann M, Gerzmann JF, Lehnick D. Unintentional weight loss: diagnosis and prognosis. The first prospective follow-up study from a secondary referral centre. *J Intern Med* 2001;249:41-6.
18. Young KW, Greenwood CE. Shift in diurnal feeding patterns in nursing home residents with Alzheimer's disease. *J Gerontol A Biol Sci Med Sci* 2001;56:M656-61.
19. Boylston E, Ryan C, Brown C, Westfall B. Increasing oral intake in dementia patients by altering food texture. *Am J Alzheimer's Dis* 1995;10:37-9.
20. Bouras EP, Lange SM, Scolapio JS. Rational approach to patients with unintentional weight loss, *Mayo Clin Proc* 2001;76:923-9.
21. Milne AC, Avenell A, Potter J. Meta-analysis: protein and energy supplementation in older people. *Ann Intern Med* 2006;144:37.
22. Bauer J, Biolo G, Cederholm T, Cesari M, Cruz-Jentoft AJ et al. *J Am Med Dir Assoc*. 2013 Aug.;14(8):542-59. Epub 2013 Jul 16.
23. Yeh SS, Wu SY, Lee TP, Olson JS, Stevens MR, Dixon T, Porcelli RJ, Schuster MW. Improvement in quality-of-life measures and stimulation of weight gain after treatment with megestrol acetate oral suspension in geriatric cachexia: results of a double-blind, placebo-controlled study. *J Am Geriatr Soc*. 2000;48(5):485.
24. Segers K, Surquin M. Can mirtazapine counteract the weight loss associeted with Alzheimer disease? A retrospective open label study. *Alzheimer Dis Assoc Disord* 2014;28:291.
25. Fox CB, Treadway AK, Blaszczyk AT, Sleeper RB. Megestrol acetato and mirtazapine for treatment of unplanned weihgt loss in the elderly. *Pharmacotherapy* 2009;29:383.
26. Morley JE, Silver AJ. Nutritional issues in nursing home care. *Ann Intern Med*. 1995;123(11):850.
27. Moriguti JC, Moriguti EK, Ferriolli E et al. Involuntary weight loss in elderly individual: assessment and treatment. *Sao Paulo Med J* 2001;119:72.
28. Carmel R. How I treat cobalamin deficiency. *Blood* 2008;112:2214.

11 Hipertensão Arterial em Idosos

Fernanda Sperandio Cott
Luciana Louzada Farias

◀ INTRODUÇÃO

A hipertensão arterial sistêmica (HAS) é uma condição clínica multifatorial caracterizada por níveis elevados e sustentados de pressão arterial (PA).[1] Existe relação direta e linear da PA com a idade, sendo a prevalência de HAS superior a 60% na população acima de 65 anos.[2]

◀ DIAGNÓSTICO

HAS é definida quando PA sistólica ≥ 140 mmHg e/ou PA diastólica ≥ 90 mmHg em medidas de consultório,[1] realizadas em pelo menos duas ocasiões (Quadro 11-1).[3]

Medida da Pressão Arterial no Consultório

Na primeira avaliação, as medidas da PA devem ser obtidas em ambos os braços e, em caso de diferença, deve-se utilizar como referência o braço com o maior valor para as medidas subsequentes.[1]

No idoso, deve-se avaliar a presença de hipotensão ortostática aferindo a PA nas posições deitada e em pé. A hipotensão ortostática é definida quando ocorre queda de 20 mmHg na pressão arterial sistólica (PAS) e/ou 10 mmHg na pressão arterial diastólica (PAD), após 2-3 minutos da mudança do paciente da posição supina para ortostática.[2]

Monitorização Residencial da Pressão Arterial (MRPA)

A MRPA é realizada por meio do registro de três medidas de PA pela manhã (antes do desjejum e da tomada de medicamento), e três à noite (antes do jantar), durante cinco dias; ou pelo registro de duas medidas em cada sessão, durante sete dias, rea-

Quadro 11-1. Valores de pressão arterial no consultório, MAPA e MRPA que caracterizam hipertensão arterial sistêmica (HAS), hipertensão do avental branco e hipertensão mascarada

	Consultório	MAPA vigília	MRPA
Normotensão ou HAS controlada	< 140/90	≤ 130/85	≤ 130/85
HAS	≥ 140/90	> 130/85	> 130/85
Hipertensão do avental branco	≥ 140/90	< 130/85	< 130/85
Hipertensão mascarada	< 140/90	> 130/85	> 130/85

lizado pelo paciente ou outra pessoa capacitada, durante a vigília, no domicílio ou no trabalho.[1]

Monitorização Ambulatorial da Pressão Arterial de 24 Horas (MAPA)

A MAPA é o método automático de aferição da PA que permite o registro a cada 30 minutos durante os períodos de vigília e sono por 24 horas, enquanto o paciente realiza suas atividades habituais.

A principal vantagem da MRPA e MAPA é a possibilidade de obter uma estimativa mais real da PA, tendo em vista que os valores são obtidos no ambiente onde os pacientes passam a maior parte do dia. São técnicas muito úteis, sobretudo em casos de dúvida diagnóstica, como em casos de suspeita de hipertensão do avental branco (PA ≥ 140/90 mmHg no consultório e médias de PA consideradas normais na residência, pela MRPA ou pela MAPA) ou hipertensão mascarada (PA no consultório < 140/90 mmHg, porém com PA elevada pela MAPA ou MRPA) (Quadro 11-1).[1]

◀ AVALIAÇÃO INICIAL DO PACIENTE HIPERTENSO

A avaliação laboratorial básica é indicada para todos pacientes hipertensos. Já a avaliação complementar é indicada em pacientes com dois ou mais fatores de risco cardiovasculares (Quadro 11-2), ou pacientes com indícios de presença de doença cardiovascular.[1] Os Quadros 11-3 e 11-4 ilustram os exames indicados para avaliação inicial básica e avaliação complementar do paciente hipertenso, respectivamente.

Quadro 11-2. Fatores de risco cardiovascular adicionais em idosos hipertensos

- Tabagismo
- Dislipidemias: triglicérides ≥ 150 mg/dL
- LDL colesterol > 100 mg/dL; HDL < 40 mg/dL
- Diabetes *mellitus*
- História familiar prematura de doença cardiovascular: homens < 55 anos e mulheres < 65 anos

Quadro 11-3. Exames para avaliação inicial básica em pacientes hipertensos

- Análise de urina
- Potássio plasmático
- Creatinina plasmática e estimativa do ritmo de filtração glomerular
- Glicemia de jejum
- Colesterol total, HDL, triglicerídeos plasmáticos*
- Ácido úrico plasmático
- Eletrocardiograma convencional

*O LDL-C é calculado pela fórmula: LDL-C = colesterol total − (HDL-C + triglicerídeos/5) (quando a dosagem de triglicerídeos for abaixo de 400 mg/dl).

Quadro 11-4. Avaliação complementar para o paciente hipertenso: exames recomendados e população indicada

- *Radiografia de tórax:* recomendada para pacientes com suspeita clínica de insuficiência cardíaca, quando os demais exames não estão disponíveis; e para avaliação de acometimento pulmonar e de aorta
- *Ecocardiograma:* hipertensos estágios 1 e 2 sem hipertrofia ventricular esquerda ao ECG, mas com dois ou mais fatores de risco; hipertensos com suspeita clínica de insuficiência cardíaca
- *Microalbuminúria:* pacientes hipertensos diabéticos, hipertensos com síndrome metabólica e hipertensos com dois ou mais fatores de risco
- *Ultrassom de carótidas:* pacientes com sopro carotídeo, com sinais de doença cerebrovascular, ou com doença aterosclerótica em outros territórios
- *Teste ergométrico:* suspeita de doença coronariana estável, diabetes ou antecedente familiar para doença coronariana em paciente com pressão arterial controlada
- *Hemoglobina glicada:* na impossibilidade de realizar hemoglobina glicada sugere-se a realização do teste oral de tolerância à glicose em pacientes com glicemia de jejum entre 100 e 125 mg/dL

◀ CLASSIFICAÇÃO

A Classificação da pressão arterial é realizada de acordo com a medida casual no consultório (Quadro 11-5). Quando as pressões sistólica e diastólica situam-se em categorias diferentes, a maior deve ser utilizada para classificação da PA.[1]

Quadro 11-5. Classificação da pressão arterial

Classificação	Pressão sistólica (mmHg)	Pressão diastólica (mmHg)
Ótima	< 120	< 80
Normal	< 130	< 85
Limítrofe	130-139	85-89
Hipertensão estágio 1	140-159	90-99
Hipertensão estágio 2	160-179	100-109
Hipertensão estágio 3	≥ 180	≥ 110
Hipertensão sistólica isolada	≥ 140	< 90

(SEGUIMENTO

O Quadro 11-6 ilustra a recomendação para seguimento clínico dos pacientes com HAS.

Quadro 11-6. Prazos máximos para reavaliação[1]

Pressão arterial sistólica (mmHg)	Pressão arterial diastólica (mmHg)	Seguimento
< 130	< 85	Reavaliar em 1 ano Mudanças no estilo de vida
130-139	85-89	Reavaliar em 6 meses Mudanças no estilo de vida
140-159	90-99	Confirmar em 2 meses Considerar MAPA/MRPA
160-179	100-109	Confirmar em 1 mês Considerar MAPA/MRPA
≥ 180	> 110	Intervenção medicamentosa imediata ou reavaliar em 1 semana

(METAS PRESSÓRICAS

Quadro 11-7. Metas terapêuticas conforme comorbidades[4]

População	Metas pressóricas (mmHg)
Pessoas > 60 anos sem DM	PAS < 150 ou PAD < 90
Idosos com DM	PAS < 140 ou PAD < 90
Idosos com insuficiência renal e taxa de filtração glomerular < 60 mL/min/1,73 m²	PAS < 140 ou PAD < 90

◀ TRATAMENTO

Tratamento não Medicamentoso

Consiste em mudanças do estilo de vida que são importantes para auxiliar na redução da PA em pacientes hipertensos (Quadro 11-8).

Quadro 11-8. Medidas para mudança do estilo de vida para o tratamento não medicamentoso da HAS[1]

Modificação	Recomendação	Redução aproximada na PAS
Controle de peso	Manter o peso corporal na faixa normal (índice de massa corporal entre 18,5 a 24,9 kg/m^2)	5 a 20 mmHg para cada 10 kg de peso reduzido
Padrão alimentar	Dieta rica em frutas e vegetais e alimentos com baixa densidade calórica e baixo teor de gorduras saturadas e totais	8 a 14 mmHg
Redução do consumo de sal	Ingesta de sódio < 2 g/dia	2 a 4 mmHg
Moderação no consumo de álcool	Limitar o consumo a 30 g/dia de etanol para os homens e 15 g/dia para mulheres	2 a 4 mmHg
Exercício físico	Atividade física aeróbica, 30 minutos por dia, 3 vezes/semana, para prevenção e diariamente para tratamento	4 a 9 mmHg

Tratamento Medicamentoso

O uso de anti-hipertensivos tem como objetivo reduzir a pressão arterial e os eventos cardiovasculares.[1] A droga anti-hipertensiva deve ser iniciada em dose mais baixa e aumentada gradualmente. O benefício do tratamento da HAS em pacientes hipertensos com mais de 80 anos foi evidenciado no estudo HYVET.[5]

O tratamento deve ser individualizado e levar em consideração a funcionalidade do paciente idoso. É recomendado atingir pressão sistólica < 140 mmHg nos pacientes idosos hipertensos. Deve ser feita individualização desta meta terapêutica em pacientes octogenários, sobretudo nos pacientes não saudáveis e de risco.[6] Em pacientes com ≥ 80 anos recomenda-se iniciar anti-hipertensivo, se PAS ≥ 160 mmHg com alvo terapêutico de PAS < 150 mmHg.[7]

Seguem abaixo as classes de anti-hipertensivos recomendados para tratamento medicamentoso da HAS:

A) **Diuréticos:** os tiazídicos são os diuréticos de escolha. Os diuréticos de alça são reservados para o tratamento de pacientes com insuficiência renal ou cardíaca. Os diuréticos poupadores de potássio têm pouco efeito diurético, mas, quando associados aos tiazídicos e aos diuréticos de alça, são úteis na prevenção e no tratamento de hipopotassemia. Clearence de creatinina menor que 30 mL/h contraindica o uso de tiazídicos.[1]

- *Principais efeitos adversos:* risco de hipocalemia nos diuréticos não poupadores de potássio podendo levar a arritmias ventriculares, aumento de ácido úrico, intolerância à glicose e aumento de triglicérides.[1]

Quadro 11-9. Principais diuréticos disponíveis no Brasil

Medicamentos	Principais nomes comerciais	Posologia (mg) Mínima	Posologia (mg) Máxima	Número de tomadas/dia
Diuréticos				
Tiazídicos				
Clortalidona	Atelidona®/Clordilon® Higroton®/Neolidona®	12,5	25	1
Hidroclorotiazida	Clorana®/Diureclor® Diurix®/Drenol® Hidroflux®/Hidromed®	12,5	25	1
Indapamida	Natrilix®	2,5	5	1
Indapamida SR	Flux SR®/Indapen SR®	1,5	5	1
Alça				
Furosemida	Fluxil®/Furozix® Lasix®/Neosemid®	20	**	1-2
Poupadores de potássio				
Amilorida*	–	2,5	10	1
Espironolactona	Aldactone®/Diacqua® Spiroctan®	25	100	1-2

*Medicamentos comercializados apenas em associações com outros antihipertensivos. **Dose máxima variável de acordo com a indicação médica. SR, forma farmacêutica de liberação prolongada ou controlada. ®, marca registrada.

B) **Betabloqueadores:** o tratamento da HAS com betabloqueadores em idosos não está tão claro como o com o uso dos diuréticos.[2]
- *Principais efeitos adversos:* broncoespasmo, bradicardia, vasoconstrição periférica, insônia, pesadelos, depressão psíquica, astenia e disfunção sexual. Podem gerar intolerância à glicose e diabetes, hipertrigliceridemia e elevação do LDL-colesterol e redução da fração HDL-colesterol.[1]

Quadro 11-10. Principais betabloqueadores disponíveis no Brasil

Medicamentos	Principais nomes comerciais	Posologia (mg) Mínima	Posologia (mg) Máxima	Número de tomadas/dia
Betabloqueadores				
Atenolol	Ablok®/Angipress® Atepress®/Tenolon®	25	100	1-2
Bisoprolol	Concardio®/Concor®	2,5	10	1-2
Carvedilol+	Cardilol®/Coreg® Divelol®/Ictus®	12,5	50	1-2
Metoprolol e Metoprolol (ZOK)**	Lopressor® Seloken®/Selozok®	50	200	1-2
Nebivolol++	Nebilet®/Neblock®	5	10	1
Propranolol*/ Propranolol (LA)**	Amprax®/Hipernolol® Inderal®	40/80	240/160	2-3/1-2
Pindolol	Visken®	10	40	1-2

*Dose máxima variável de acordo com a indicação médica. **LA, ZOK, formas farmacêuticas de liberação prolongada ou controlada. +, alfa-1 e betabloqueador adrenérgico. ++, betabloqueador e liberador de óxido nítrico. ®, marca registrada.

C) **Antagonistas dos canais de cálcio:** são medicamentos importantes para o tratamento da HAS em idosos por ter uma ação favorável sobre perfil lipídico e glicídico.[1]
- *Principais efeitos adversos:* verapamil e diltiazem podem provocar depressão miocárdica e bloqueio atrioventricular. A constipação intestinal é mais observada no uso do verapamil. Os di-hidropiridínicos de curta ação podem causar cefaleia, tontura, rubor facial, mais frequente, e edema de extremidades, sobretudo maleolar.

Quadro 11-11. Principais antagonistas dos canais de cálcio disponíveis no Brasil

Medicamentos	Principais nomes comerciais	Posologia (mg) Mínima	Posologia (mg) Máxima	Número de tomadas/dia
Bloqueadores dos canais de cálcio				
Fenilalquilaminas				
Verapamil Retard*	Dilacoron Retard®	120	480	1-2
Benzotiazepinas				
Diltiazem AP, SR ou CD*	Angiolong AP®/Balcor SR®	180	480	1-2
Di-hidropiridinas				
Anlodipino	Amlocor®/Atmos® Norvasc®/Pressat® Tensaliv®	2,5	10	1
Nifedipino Retard*	Cardalin Retard® Dilaflux Retard®	20	60	2-3
Nitrendipino	Caltren®/Nitrencord®	10	40	2-3

*Retard, AP, SR e CD, formas farmacêuticas de liberação prolongada ou controlada. ®, marca registrada.

D) **Inibidores da enzima de conversão da angiotensina (IECA):** os medicamentos dessa classe têm sua maior indicação nos idosos hipertensos portadores de insuficiência cardíaca e/ou diabetes.[2]
- *Principais efeitos adversos:* tosse seca, alteração do paladar e, mais raramente, reações de hipersensibilidade com erupção cutânea e angioedema. O uso em pacientes com insuficiência renal com *clearence* de creatinina reduzido pode acarretar aumento da ureia, creatinina e potássio.[1]

Quadro 11-12. Principais inibidores da enzima de conversão da angiotensina disponíveis no Brasil

Medicamentos	Principais nomes comerciais	Posologia (mg)		Número de tomadas/dia
		Mínima	Máxima	
Inibidores da ECA				
Captopril	Capoten®/Capotrineo®	25	150	2-3
Enalapril	Pressel®/Renalapril® Renitec®/Vasopril®	5	40	1-2
Lisinopril	Lisopril®/Listril® Prinivil®	5	20	1
Ramipril	Ecator®/Naprix® Triatec®	2,5	10	1

®, marca registrada.

E) **Antagonistas dos receptores da angiotensina II:** os medicamentos dessa classe reduzem a morbidade e mortalidade em idosos hipertensos com insuficiência cardíaca.[2]
- *Principais reações adversas:* apresentam bom perfil de tolerabilidade. Foram relatadas tontura e, raramente, reação de hipersensibilidade cutânea (*rash*). As precauções para seu uso são semelhantes às descritas para os IECA.

Quadro 11-13. Principais bloqueadores do receptor AT1 disponíveis no Brasil

Medicamentos	Principais nomes comerciais	Posologia (mg)		Número de tomadas/dia
		Mínima	Máxima	
Bloqueadores do receptor AT1				
Losartana	Aradois®/Corus® Cozaar®/Lanzacor® Zaarpress®/Zart®	25	100	1
Olmesartana	Benicar®/Fluxocor® Olmetec®	20	40	1
Telmisartana	Micardis®	40	160	1
Valsartana	Brasat®/Bravan® Diovan®/Vartaz®	80	320	1

®, marca registrada.

F) **Vasodilatadores diretos:** utilizados em associação com diuréticos e/ou beta-bloqueadores.[1]
- Principais reações adversas: retenção hídrica e taquicardia reflexa, o que contraindica seu uso como monoterapia.

Quadro 11-14. Principais vasodilatadores diretos disponíveis no Brasil

Medicamentos	Principais nomes comerciais	Posologia (mg) Mínima	Posologia (mg) Máxima	Número de tomadas/dia
Vasodilatadores diretos				
Hidralazina	Apresolina®	50	150	2-3
Minoxidil	Aloxidil®/Loniten®	2,5	80	2-3

®, marca registrada.

G) **Inibidores diretos da renina:** alisquireno é o único representante da classe atualmente disponível para uso clínico. A posologia mínima é 150 mg e a máxima 300 mg, usado uma vez ao dia.
- Principais efeitos adversos: *rash* cutâneo, diarreia, aumento de creatinofosfoquinase (CPK) e tosse são os eventos mais frequentes.

◖ PRINCIPAIS COMBINAÇÕES DE ANTI-HIPERTENSIVOS

Segue no Quadro 11-15, as principais combinações fixas de anti-hipertensivos.

Quadro 11-15. Principais combinações fixas de anti-hipertensivos

Principais associações	Principais nomes comerciais	Posologia (mg)
Diurético + diurético		
Espironolactona + hidroclorotiazida	Aldazida®	50 + 50
Hidroclorotiazida + amilorida	Amilorid®	25 + 2,5 50 + 5
Betabloqueador + diurético		
Atenolol + clortalidona	Ablok Plus®/Angiopress CD/Atenoclor®	25 + 12,5 50 + 12,5 100 + 25
Metoprolol + hidroclorotiazida	Selopress Zok®	100 + 12,5

(Continua)

Quadro 11-15. Principais combinações fixas de anti-hipertensivos *(Cont.)*

Principais associações	Principais nomes comerciais	Posologia (mg)
Inibidor da ECA + diurético		
Captopril + hidroclorotiazida	Lopril®	50 + 25
Enalapril + hidroclorotiazida	Co-renitec®/Eupressin H® Vasopril Plus®	10 + 25 20 + 12,5 50 + 25
Lisinopril + hidroclorotiazida	Lisoclor®	10 + 12,5 20 + 12,5
Ramipril + hidroclorotiazida	Ecator H®/Naprix D® Triatec D®	5 + 12,5 5 + 25
Bloqueador do receptor AT1 + diurético		
Losartana + hidroclorotiazida	Aradois H®/Corus H® Neopress H®/Zart H®	50 + 12,5 50 + 25 100 + 25
Olmesartana + hidroclorotiazida	Benicar HCT®/Olmetec HCT®	20 + 12,5 40 + 12,5 40 + 25
Valsartana + hidroclorotiazida	Brasat HCT®/Brator HCT® Diovan HCT®	80 + 12,5 160 + 12,5 160 + 25 320 + 12,5 320 + 25
Bloqueador dos canais de cálcio + betabloqueador		
Anlodipino + atenolol	Betalor®	5 + 25 5 + 50
Bloqueador dos canais de cálcio + inibidor da ECA		
Anlodipino + enalapril	Atmos®/Sinergen®	2,5 + 10 5 + 10 5 + 20
Anlodipino + ramipril	Naprix A®	2,5 + 5 5 + 5 5 + 10 10 + 10

Quadro 11-15. Principais combinações fixas de anti-hipertensivos *(Cont.)*

Principais associações	Principais nomes comerciais	Posologia (mg)
Bloqueador dos canais de cálcio + bloqueador do receptor AT1		
Anlodipino + benazepril	Press Plus®	2,5 + 10 5 + 10 5 + 20
Anlodipino + losartana	Lotar®	2,5 + 50 5 + 50 5 + 100
Anlodipino + olmesartana	Benicar Anlo®	5 + 20 5 + 40 10 + 40
Anlodipino + valsartana	Brasart BCC®/Diovan AMLO®	5 + 80 5 + 160 5 + 320 10 + 160 10 + 320
Bloqueador dos canais de cálcio + bloqueador do receptor AT1 + diurético		
Anlodipino + valsartana + hidroclorotiazida	Diovan Triplo®/Exforge HCT®	5 + 160 + 12,5 5 + 160 + 25 10 + 160 + 12,5 10 + 160 + 25

◀ CRISE HIPERTENSIVA

As crises hipertensivas podem ocorrer com maior frequência em idosos por dificuldade no uso correto de fármacos, aspectos cognitivos, polifarmácia, problemas econômicos e autorregulação do fluxo sanguíneo cerebral prejudicada.

A crise hipertensiva caracteriza-se por elevação aguda da PA, que deve ser reduzida para evitar lesão em órgão-alvo.[8] Pode ser dividida em urgência e emergência hipertensiva.

Na urgência hipertensiva, não há descompensação de órgão-alvo e geralmente o paciente não corre risco de morte. Nessa situação o controle da PA deve ser feito em até 24 horas. Preconiza-se o uso medicamentos por via oral. Dentre os medicamentos que podem ser usados estão: diuréticos de alça, betabloqueadores, inibidor da ECA ou antagonista do canal de cálcio.

Na emergência hipertensiva, a crise é acompanhada por sintomas que indicam lesão de órgão-alvo, como encefalopatia hipertensiva, acidente vascular cerebral, edema agudo de pulmão, infarto agudo do miocárdio. Como há risco iminente de morte ou lesão irreversível, os pacientes devem ser tratados com anti-hipertensivos endovenosos.

◀ REFERÊNCIAS BIBLIOGRÁFICAS

1. Sociedade Brasileira de Cardiologia; Sociedade Brasileira de Hipertensão; Sociedade Brasileira de Nefrologia. VI Diretrizes Brasileiras de Hipertensão. *Arq Bras Cardiol* 2010;95 (1 Supl 1):1-51.
2. Freitas EV. Tratado de geriatria e gerontologia. 3. ed. Rio de Janeiro: Guanabara Koogan, p. 436-54, cap. 36. 2013.
3. Reuben DB *et al*. *Geriatrics at your fingertips*. American Geriatrics Society, 2015.
4. Guideline for management of high blood pressure in adults. Report from the panel members appointed to the eighth joint national committee (JNC 8) *JAMA* Published online 18 December 2013.
5. Beckett NS, Peters R, Fletcher AE *et al*. For the HYVET Study Group. Treatment of hypertension in patients 80 years of age or older. *N Engl J Med* 2008 May 1;358(18):1887-98.
6. Expert Consensus Document on Hypertension in the Elderly. *ACCF/AHA* 2011.
7. Polypharmacy in the Aging Patient. Management of Hypertension in Octogenarians. *JAMA* 2015 July 14;314(2):170-80.
8. Gravina CF, Rosa RF, Franken RA *et al*. Sociedade Brasileira de Cardiologia. II Diretrizes brasileiras em cardiogeriatria. *Arq Bras Cardiol* 2010;95(3 Supl 2):1-112.

12 Diabetes Mellitus

Graziela Bianca Bortolo

◀ INTRODUÇÃO

Grupo de desordens metabólicas caracterizado por hiperglicemia resultante da deficiência na secreção de insulina, da ação ou ambas.[1]

Projeção de 333 milhões de pessoas em 2025 (aumento de 70% em relação a 2003).[1]

As complicações micro e macrovasculares são semelhantes aos pacientes mais jovens.[2]

No idoso, fatores como polifarmácia, incapacidades funcionais, comprometimento cognitivo, depressão, incontinência urinária, quedas e dor persistente aumentam a morbidade.[3]

Quadro 12-1. Valores de glicose plasmática (em mg/dL) para diagnóstico de diabetes *mellitus*[4]

Diagnóstico	Jejum (mínimo 8 h)	Hb glicada	2h após 75 g de glicose	Casual
Diabetes *Mellitus*	≥ 126*	≥ 6.5%	≥ 200	≥ 200 com sintomas clássicos de DM

*Importante: a positividade de qualquer um dos parâmetros diagnósticos descritos confirma o diagnóstico de diabetes. Em caso de pequenas elevações da glicemia, o diagnóstico de DM deve sempre ser confirmado pela repetição do teste em outro dia.

Quadro 12-2. Critérios diagnósticos para o pré-diabetes ou risco aumentado de diabetes[4]

Critérios	Comentários
Glicemia de jejum entre 100-125 mg/dL	Condição anteriormente denominada "glicemia de jejum alterada"
Glicemia 2 h após sobrecarga com 75 g de glicose: de 140-199 mg/dL	Em teste oral de tolerância à glicose. Condição anteriormente denominada "tolerância diminuída à glicose"
Hb glicada entre 5,7 e 6,4%	De acordo com recomendação recente para o uso da Hb glicada no diagnóstico do diabetes e do pré-diabetes

◀ DIAGNÓSTICO (Quadros 12-1 e 12-2)

◀ SINAIS E SINTOMAS
Descritos abaixo:

- Poliúria;
- Polidipsia;
- Polifagia;
- Astenia;
- Emagrecimento;
- Infecções de repetição;
- Neuropatia periférica;
- Pé diabético;
- Estado confusional agudo;
- Cetoacidose diabética;
- Coma hiperosmolar.

◀ TRATAMENTO (Quadro 12-3)
- Medicamentoso e não medicamentoso;
- Individualizado, por incluir tanto idosos saudáveis quanto frágeis com muitas comorbidades e incapacidades funcionais;[3]
- As metas para o controle glicêmico estão de acordo com a saúde global do indivíduo e o período estimado de sobrevida;[5]
- Avaliar risco de hipoglicemia e a capacidade de adesão;[5]
- Idosos frágeis: os principais objetivos são a prevenção de hipoglicemia e interações medicamentosas por causa da polifarmácia;[5]
- O controle glicêmico rigoroso em idosos com alto risco para doença cardiovascular (DCV), especialmente com polifarmácia, pode aumentar o risco tanto da mortalidade global quanto por doença cardiovascular;[6]
- A hiperglicemia aumenta a desidratação, prejudica a visão e a cognição, e aumenta o risco de infecções contribuindo para queda funcional;[7]
- Idosos podem tolerar níveis de glicose mais elevados antes de manifestar diurese osmótica, em decorrência de sua menor taxa de filtração glomerular;[7]
- Efeitos colaterais do tratamento da diabetes, principalmente a hipoglicemia, acarretam quedas e exacerbação das comorbidades.

Quadro 12-3. Metas de tratamento na DM[4,8]

Perfil do paciente	Metas glicêmicas
Idosos saudáveis com poucas comorbidades e bom estado funcional	Hb glicada entre 7,0 e 7,5% Glicemia de jejum ou pós-prandial: 90-130 mg/dL Glicose *bed time*: 90-150 mg/dlL
Idosos de complexidade intermediária	Hb glicada entre 7,5 e 8% Glicemia de jejum ou pós prandial: 90-150 mg/dL Glicose *bed time*: 100-180 mg/dL
Idosos com múltiplas comorbidades, frágeis e com expectativa de vida limitada	Hb glicada entre 8 e 9% Glicemia de jejum ou pós prandial: 100-180 mg/dL Glicose *bed time*: 110-200 mg/dL

Hipoglicemia

Idosos têm maior vulnerabilidade à hipoglicemia.[9]

Manifestações neuroglicopênicas (tontura, fraqueza e *delirium*) são mais frequentes em comparação às manifestações adrenérgicas (tremores, sudorese), resultando atraso do diagnóstico.[10]

Episódios de hipoglicemia aumentam o risco de eventos cardiovasculares e disfunção autonômica cardíaca.[11]

A hipoglicemia grave que requer hospitalização, quando associada a episódios repetidos, apresenta risco de desenvolver comprometimento cognitivo.[12]

A hipoglicemia induzida por drogas em idosos é mais provável de ocorrer: após exercícios não supervisionados, má alimentação, abuso de álcool e após hospitalização.[10]

Redução do Risco Cardiovascular (Quadro 12-4)

DM e idade avançada são fatores de risco para doença arterial coronariana. É a principal causa de mortalidade em idosos com diabetes.[13]

O benefício da redução do risco cardiovascular depende da fragilidade do paciente, estado geral de saúde e o tempo de sobrevida estimado.[13]

Envolve:

- Cessação do tabagismo;
- Tratamento da hipertensão;
- Tratamento de dislipidemia;
- Terapia com aspirina;
- Exercício físico.

Quadro 12-4. Medidas para redução do risco cardiovascular

Diagnóstico	Recomendações	Comentários em Idosos
Aspirina	Prevenção secundária na dose de 81-325 mg/dia (usualmente 100 mg/dia) Não há provas suficientes para recomendar o uso de aspirina para prevenção primária de doença cardiovascular[8]	Em paciente com 80 anos ou mais, a aspirina deve ser usada com cautela[8]
Controle pressórico	Idosos não frágeis: < 140/90 mmHg Idosos frágeis: < 150/90 mmHg[4,8]	
Dislipidemia	Doença aterosclerótica conhecida: tratamento intensivo com estatina (redução superior a 50% do valor de LDL) Idade 40-75 anos e 1 ou mais fatores de risco com LDL-C > 100: tratamento moderado com estatinas (redução de 30 a 50% no valor de LDL Se paciente não se encaixa neste dois grupos, estratificar risco cardiovascular, sugerido o UKPDS pela SBD As metas terapêuticas para triglicerídeos e HDL: TG < 150 mg/d e HDL-C > 40 mg/d (para homens) e > 50 mg/d (para mulheres)[4]	Idosos são mais propensos a efeitos adversos Em pacientes acima de 75 anos a SBD não recomenda o tratamento intensivo neste grupo. A decisão em relação ao uso de estatinas deve ser tomada de modo individualizado, levando em conta as comorbidades, a expectativa de vida e as medicações em uso[4]
Atividade física	150 minutos semanais de exercícios de intensidade moderada (p. ex., caminhada rápida)[4]	Pacientes com risco de quedas devem ser encaminhados para um fisiologista do exercício e/ou fisioterapeuta para fortalecimento muscular e treinamento de equilíbrio em um ambiente seguro[4]

SBD, Sociedade Brasileira de Diabetes; UKPD, United Kindom Prospectiva Trial.

Orientação Nutricional

Ao orientar plano nutricional:

- Evitar um complexo regime dietético;
- Considerar que a perda de peso aumenta o risco de morbidade e mortalidade, portanto, é necessário uma avaliação mais detalhada e uma prescrição dietética diferenciada nestes pacientes;[4]
- Levar em consideração fatores específicos:[14]
  - Percepção alterada do paladar;

- Comorbidades;
- Restrições dietéticas;
- Dentição comprometida;
- Função gastrintestinal alterada;
- Dificuldade na compra e no preparo de alimentos;
- Declínio cognitivo.

Idosos obesos com diabetes podem beneficiar-se de restrição calórica e aumento da atividade física com uma meta de perda de peso de cerca de 5% do peso corporal.[14]

Para pacientes que recebem dieta enteral, dar preferência à sonda pós-pilórica, com aumento lento da velocidade de infusão, afim de prevenir ou tratar gastroparesia, que se encontra presente em torno de 30% a 40% dos diabéticos.[4]

Tratamento Medicamentoso (Quadros 12-5 e 12-6)

- Modificações comportamentais (orientações nutricionais e atividade física) podem melhorar o controle glicêmico, embora a maioria dos pacientes idosos com diabetes tipo II necessitarão de medicação ao longo do tratamento.[15]
- Iniciar sempre com doses baixas e aumento gradual da dose.
- Para a maioria dos idosos, a metformina deve ser iniciada no momento do diagnóstico de diabetes, assim como na pré-diabetes.[4]
- No caso de contraindicações e/ou intolerância à metformina, sugerimos uma sulfonilureia de ação curta como alternativa.[4]
- Em pacientes que preferem evitar uso de medicação e que a hemoglobina glicada esteja perto do alvo, uma avaliação por três a seis meses de modificação do estilo de vida antes de iniciar a metformina é razoável.[16]
- A insulina também pode ser considerada como a terapia inicial para todos os pacientes com diabetes tipo II, especialmente, nos pacientes que apresentam Hb glicada > 9%, glicemia em jejum > 250 mg/dL, glicemia aleatória consistentemente > 300 mg/dL ou cetonúria.[4]
- Se as metas glicêmicas não são atendidas com um único agente, devem ser avaliadas causas contribuintes, tais como: dificuldade em aderir ao medicamento, efeitos colaterais, ou má compreensão do plano de nutrição.

Quadro 12-5. Tratamento medicamentoso DM

Medicação	Mecanismo de ação	Dose	Formulações	Comentários
Biguanidas	Redução da produção hepática de glicose	Metformina GLIFAGE® 500-2.550 mg/dia GLIFAGE XR® 500-2.000 mg/dia Função renal: Clcr ≥ 60 mL/min: dose plena 30 e 60 mL/min: reduzir a dose pela metade (Monitorizar a cada três ou seis meses)	500, 850, 1.000 mg 500, 750, 1.000 mg	Terapia inicial; baixo risco de hipoglicemia; menores complicações cardiovasculares, melhora do perfil lipídico CI: insuficiência renal, hepática, cardíaca e acidose grave Efeitos colaterais: gastrintestinais com náuseas e diarreia, além de perda ponderal. Acidose láctica Redução da Hb glicada: 1,5-2%
Sulfonilureias	Aumentam a secreção de insulina	Glimeperida AMARYL® 1-8 mg 1 ×/dia Gliclazida DIAMICRON® 40-320 mg (1 a 3 ×/dia) Glibenclamida DAONIL® 2,5 a 20 mg (1 a 2 ×/dia) Glipizida GLUCOTROL® 2,5 a 20 mg (1 a 3 ×/dia)	1, 2, 4 mg 80 mg 5 mg 5 mg	Boa eficácia de redução da glicose, baixo custo, bem toleradas CI: insuficiência renal (< 30 mL/min) e hepática Efeitos colaterais: hipoglicemia e ganho de peso Redução da Hb glicada: 1,5-2%

Inibidores da glusidase alfa	Redução da absorção gastrintestinal de carboidratos	Arcabose PRECOSE® GLUCOBAY® 50 a 100 mg 8/8 h Meglitol GLYSET® 25 a 100 mg 8/8 h	25, 50, 100 mg 25, 50, 100 mg	Não causam hipoglicemia ou ganho de peso, baixa potência, diminuição de eventos cardiovasculares e melhora do perfil lipídico Efeitos colaterais: desconforto gastrintestinal, como flatulência e diarreia Redução da Hb glicada: 0,5-0,8%
Glitazonas	Aumentam sensibilidade periférica à insulina	Pioglitazona ACTOS® 15 a 45 mg (dose única)	15, 30, 45 mg	Deve ser evitado o uso em idosos devido ao risco de retenção de líquidos, ganho de peso, aumento do risco de insuficiência cardíaca, edema macular, fratura osteoporótica e aumento das transaminases CI: insuficiência cardíaca classes III e IV e insuficiência hepática Redução da Hb glicada: 0,5-1,4%
Metiglinidas	Aumentam a secreção de insulina	Repaglinida PRANDIN® 0,5 a 16 mg (divididos 3 × ao dia) Não é necessário ajuste para função renal Nateglinida STARLIX® 120 a 360 mg (divididos 3 × ao dia)	0,5; 1,0 e 2,0 mg 120 mg	Benefício para redução da hiperglicemia pós-prandial, são mais caros Efeitos colaterais: hipoglicemia e ganho de peso Redução da Hb glicada: 1-1,5%

(Continua)

Quadro 12-5. Tratamento medicamentoso DM (Cont.)

Medicação	Mecanismo de ação	Dose	Formulações	Comentários
Inibidores da DPP-4	Aumento do nível de GLP-1, com aumento da síntese e secreção de insulina, além da redução de glucagon	Linagliptina TRAYENTA® 5 mg (1 ×/dia) Não é necessário ajuste para função renal Sitagliptina JANUVIA® 50 a 100 mg (dividido em 1-2 ×/dia) Vildagliptina GALVUS® 50 mg (2 ×/dia) Saxagliptina ONGLYZA® 2,5 a 5 mg (1 ×/dia)	5 mg 25, 50, 100 mg 50 mg 2,5, 5 mg	Sem risco de hipoglicemia e são peso-neutral. Boa tolerabilidade Efeitos colaterais: faringite, náuseas, cefaleia, infecção urinária Redução da Hb glicada: 0,6-0,8%
Agonistas do GLP1	Aumento da secreção de insulina dependente da glicose e retardo no esvaziamento gástrico	Liraglutide VICTOZA® 0,6 a 1,8 mg (1 × ao dia SC) Exenatida BYETTA® 5 a 10 µg (2 × ao dia)	0,6 mg; 1,2 mg e 1,8 mg 5 mg e 10 µg	Perda ponderal e redução da pressão arterial sistólica Efeitos colaterais: náuseas, vômitos, diarreia e pancreatite aguda Redução da Hb glicada: 0,8-1,2%
Inibidor do SGLT2	Impede a reabsorção de glicose renal pela inibição da SGLT2	Dapaglifozina FORXIGA® 5 a 10 mg (1 × ao dia) Empaglifozina JARDIANCE® 10 a 25 mg (1 × ao dia)	5 mg; 10 mg 10 mg; 5 mg	Baixo risco de hipoglicemia, perda ponderal e redução da PAS. Risco aumentado de infecções genitais e trato urinário CI: ClCr < 45 ml/min) Redução da Hb glicada: 0,8%

Diabetes Mellitus

Quadro 12-6. Relação parcial de antidiabéticos orais combinados[4]

Classes terapêuticas	Denominação química	Denominação comercial	Formulações
Sulfonilureia + Biguanida	Glimepirida + Metformina	MERITOR®	Glimepirida 2 mg + Metformina 1.000 mg Glimepirida 4 mg + Metformina 1.000 mg
Sulfonilureia + Biguanida	Glibenclamida + Metformina	GLUCOVANCE®	Glibenclamida 1,25 mg + Metformina 250 mg Glibenclamida 2,5 mg + Metformina 500 mg Glibenclamida 5 mg + Metformina 500 mg
Incretinomimético + Biguanida	Sitagliptina + Metformina	JANUMET®	Sitagliptina 50 mg + metformina 500, 850 ou 1000 mg
Incretinomimético + Biguanida	Vildagliptina + Metformina	GALVUS MET®	Vildagliptina + metformina 500, 850 ou 1.000 mg
Incretinomimético + Biguanida	Saxigliptina + Metformina	KOMBIGLYZE XR®	Saxigliptina 5 mg + Metformina 500 mg ou 1.000 mg Saxigliptina 2,5 mg + Metformina 1.000 mg
Inibidor de DPP + Biguanida	Linagliptina + Metformina	TRAYENTA DUO®	Linagliptina 2,5 mg + Metformina 500, 850 ou 1.000 mg

Insulina (Quadro 12-7 e Figura 1-1)

Ainda é subutilizada em idosos, devido ao temor tanto por parte do médico, quanto do paciente e do familiar.

Alguns questionamentos, por parte da equipe, antes de iniciar a terapêutica com insulina:

- Encontra-se física e cognitivamente capaz de preparar a dose? Caso não, possui continência familiar?
- Pode realizar a aplicação de forma adequada? (Por exemplo: há diminuição da acuidade visual, tremores?)
- Orientado sobre o monitoramento de glicose?
- Pode reconhecer e manejar a hipoglicemia?

O objetivo da insulinização plena é manter o controle glicêmico mimetizando a fisiologia pancreática.

Normalmente iniciamos com uma insulina de ação intermediária ou análogo de ação prolongada (NPH, glargina ou detemir) ao deitar, na dose de 0,2 unidades por kg, como monoterapia ou adicionada como coadjuvante aos hipoglicemiantes orais.

Os ajustes nas doses deverão ser realizados a cada três ou quatro dias, com base nos resultados das glicemias capilares e/ou hipoglicemia.[8]

Se a hiperglicemia se mantiver, deve-se iniciar uma segunda dose de NPH (antes do café da manhã), ou introduzir insulinas de ação rápida (regular) ou de ação ultrarápida (listro ou aspart) se a hiperglicemia ocorrer nos períodos pós-prandiais, na dose inicial de 2 a 4 UI.[8]

Em alfumas situações, a terapia intesificada, com múltiplas aplicações, monitoramento e contagem de carboidratos, pode ser utilizada, mas lembrando que as hipoglicemias são mais frequentes e deletérias aos idosos e que o controle glicêmico rígido na maiorias das vezes não traz benefícios nessa fase da vida.[8]

A insuficiência renal crônica altera o metabolismo da insulina, portanto, menos insulina será necessária quando a taxa de filtração glomerular é inferior a 50 mL/min.

Em idosos frágeis e com importante descontrole metabólico, considerar insulinoterapia.

Quadro 12-7. Tipos de insulina[4]

Tipos de insulina	Início de ação	Duração	Número de injeções
Ação ultrarrápida Insulina Lispro (Humalog®) Insulina Aspart (Novorapid®)	15 min 30 min	3 a 4 horas 3 a 6 horas	3 3
Ação rápida (Humulin®, Novolin®)	30 a 60 min	5 a 8 horas	1 a 3
Ação intermediária Insulina NPH (Humulin®, Novolin®)	60 a 90 min	24 h	1 a 2
Ação longa Insulina Detemir (Levemir®) Insulina Glargina (Lantus®)	3-4 horas 2-4 horas	6 a 24 h 24 h	1 a 2 1

Diabetes Mellitus

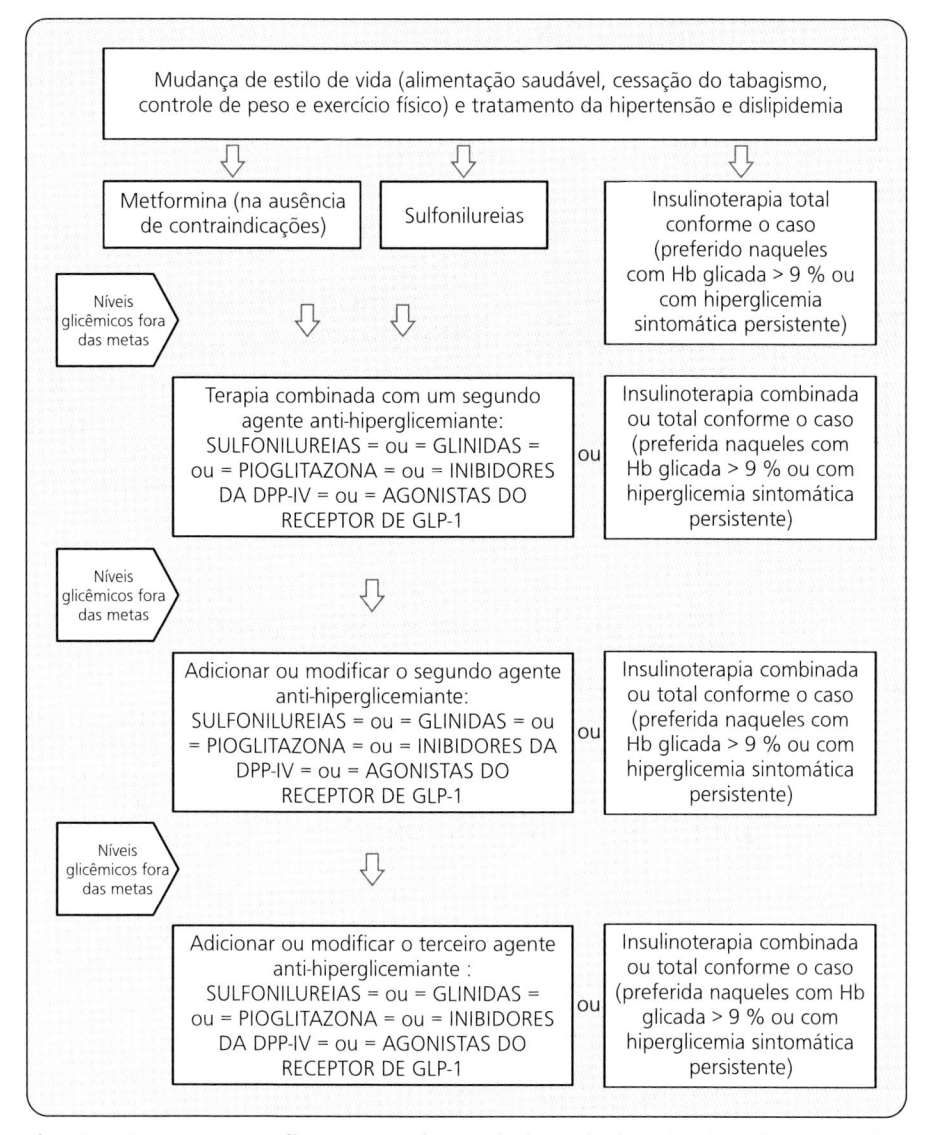

```
┌─────────────────────────────────────────────────────────────────────────┐
│   Mudança de estilo de vida (alimentação saudável, cessação do tabagismo,
│   controle de peso e exercício físico) e tratamento da hipertensão e dislipidemia
└─────────────────────────────────────────────────────────────────────────┘
         ⇩                    ⇩                        ⇩
   Metformina (na ausência    Sulfonilureias    Insulinoterapia total
   de contraindicações)                         conforme o caso
                                                (preferido naqueles
                                                com Hb glicada > 9 % ou
                                                com hiperglicemia
                                                sintomática persistente)

   Níveis glicêmicos fora das metas
         ⇩                    ⇩

   Terapia combinada com um segundo                Insulinoterapia combinada
   agente anti-hiperglicemiante:                   ou total conforme o caso
   SULFONILUREIAS = ou = GLINIDAS =        ou      (preferida naqueles com
   ou = PIOGLITAZONA = ou = INIBIDORES             Hb glicada > 9 % ou com
   DA DPP-IV = ou = AGONISTAS DO                   hiperglicemia sintomática
   RECEPTOR DE GLP-1                               persistente)

   Níveis glicêmicos fora das metas
         ⇩

   Adicionar ou modificar o segundo agente         Insulinoterapia combinada
   anti-hiperglicemiante:                          ou total conforme o caso
   SULFONILUREIAS = ou = GLINIDAS = ou     ou      (preferida naqueles com
   = PIOGLITAZONA = ou = INIBIDORES DA             Hb glicada > 9 % ou com
   DPP-IV = ou = AGONISTAS DO                      hiperglicemia sintomática
   RECEPTOR DE GLP-1                               persistente)

   Níveis glicêmicos fora das metas
         ⇩

   Adicionar ou modificar o terceiro agente        Insulinoterapia combinada
   anti-hiperglicemiante :                         ou total conforme o caso
   SULFONILUREIAS = ou = GLINIDAS =        ou      (preferida naqueles com Hb
   ou = PIOGLITAZONA = ou = INIBIDORES             glicada > 9 % ou com
   DA DPP-IV = ou = AGONISTAS DO                   hiperglicemia sintomática
   RECEPTOR DE GLP-1                               persistente)
```

Fig. 12-1. Tratamento medicamentoso da DM. (Adaptada das Diretrizes da Sociedade Brasileira de Diabetes.)[4]

◀ MONITORAMENTO DA GLICEMIA

Dosagem de hemoglobina glicada anualmente para idosos com controle glicêmico estável.

Semestral em doentes cujo tratamento foi alterado ou que estão fora das metas glicêmicas.

Monitoramento mais frequente pode ser apropriado para sintomáticos com altos níveis de Hb glicada.[8]

◀ TRIAGEM PARA COMPLICAÇÕES MICROVASCULARES

Retinopatia

Realizar exame oftalmológico completo no momento do diagnóstico de DM.

Exames oftalmológicos regulares são extremamente importantes para pacientes diabéticos idosos, pois a visão comprometida pode levar a:

- Isolamento social;
- Aumento do risco de acidentes;
- Capacidade prejudicada de medir glicose no sangue;
- Elaborar doses de insulina.[17]

Idosos com DM e com alto risco de doença ocular (sintomas de doença ocular; evidência de retinopatia, glaucoma e catarata; Hb glicada $\geq$ 8,0%; DM tipo 1 ou pressão arterial $\geq$ 140/90 mmHg): realizar exame de fundo de olho pelo menos anualmente.

Pessoas com menor risco ou após um ou mais exames normais, realizar exame oftalmológico a cada 2 anos.[8]

Neuropatia

Os testes neurólogicos básicos envolvem a avaliação de sensibilidade, pesquisa de reflexos tendinosos, medidas de pressão arterial (deitado e em pé) e de frequência cardíaca.

Nefropatia

Realização de albuminúria anualmente.

Prescrição de inibidores da enzima conversora da angiotensina ou bloqueadores dos receptores de angiotensina para prevenção de nefropatia diabética.[8]

Cuidado com os Pés

Rastreamento anual com monofilamento e exame da integridade cutânea.[17]

◀ REFERÊNCIAS BIBLIOGRÁFICAS

1. Freitas EV et al. *Tratado de geriatria e gerontologia*. 3 ed. Rio de Janeiro: Guanabara Koogan, 2013.
2. Kirkman MS, Briscoe VJ, Clark N et al. Diabetes in older adults: a consensus report. *J Am Geriatr Soc* 2012;60:2342.
3. Ligthelm RJ, Kaiser M, Vora J et al. Insulin use in elderly adults: risk of hypoglycemia and strategies for care. *J Am Geriatr Soc* 2012;60:1564.
4. Sociedade Brasileira de Diabetes. *Diretrizes da Sociedade Brasileira de Diabetes 2013-2014*. São Paulo, 2013. Acesso em: Outubro de 2015. Disponível em: <http://online.diabetes.org.br/biblioteca-zvirtual/102/view_bl/52/diretrizes-e-posicionamentos-da-sociedade-brasileira-de-diabetes/7/diretrizes-da-sociedade-brasileira-de-diabetes-2013-2014?tab=getmybooksTab&is_show_data=1>
5. Wei N, Zheng H, Nathan DM. Empirically establishing blood glucose targets to achieve HbA1c goals. *Diabetes Care* 2014;37:1048.
6. Action to Control Cardiovascular Risk in Diabetes Study Group, Gerstein HC, Miller ME, et al. Effects of intensive glucose lowering in type 2 diabetes. *N Engl J Med* 2008;358:2545.
7. Mooradian AD, Perryman K, Fitten J et al. Cortical function in elderly non-insulin dependent diabetic patients. Behavioral and electrophysiologic studies. *Arch Intern Med* 1988;148:2369.
8. American Geriatrics Society- Guidelines Abstracted from the American Geriatrics Society Guidelines for Improving the Care of Older Adults with Diabetes Mellitus, Update. *J Am Geriatr Soc* 2013;61:2020-26. Acesso em: Outubro de 2015. Disponivel em: <http://onlinelibrary.wiley.com/doi/10.1111/jgs.12514/full>
9. Geller AI, Shehab N, Lovegrove MC et al. National estimates of insulin-related hypoglycemia and errors leading to emergency department visits and hospitalizations. *JAMA Intern Med* 2014;174:678.
10. Matyka K, Evans M, Lomas J et al. Altered hierarchy of protective responses against severe hypoglycemia in normal aging in healthy men. *Diabetes Care* 1997;20:135.
11. Adler GK, Bonyhay I, Failing H et al. Antecedent hypoglycemia impairs autonomic cardiovascular function: implications for rigorous glycemic control. *Diabetes* 2009;58:360.
12. Whitmer RA, Karter AJ, Yaffe K et al. Hypoglycemic episodes and risk of dementia in older patients with type 2 diabetes mellitus. *JAMA* 2009;301:1565.
13. Bethel MA, Sloan FA, Belsky D et al. Longitudinal incidence and prevalence of adverse outcomes of diabetes mellitus in elderly patients. *Arch Intern Med* 2007;167:921.
14. American Diabetes Association, Bantle JP, Wylie-Rosett J et al. Nutrition recommendations and interventions for diabetes: a position statement of the American Diabetes Association. *Diabetes Care* 2008;31(Suppl 1):S61.
15. Colagiuri S, Cull CA, Holman RR; Ukpds Group. Are lower fasting plasma glucose levels at diagnosis of type 2 diabetes associated with improved outcomes?: U.K. prospective diabetes study 61. *Diabetes Care* 2002;25:1410.
16. Neumiller JJ, Setter SM. Pharmacologic management of the older patient with type 2 diabetes mellitus. *Am J Geriatr Pharmacother* 2009;7:324.
17. Williams BA et al. *Current geriatria: diagnóstico e tratamento*. 2. ed. Porto Alegre: Artmed, 2015.

13 Dislipidemia em Idosos

Fernanda Sperandio Cott
Luciana Louzada Farias

◀ INTRODUÇÃO

A dislipidemia afeta grande parte da população idosa. Entretanto, a decisão de tratar pacientes idosos com alteração do perfil lipídico ainda é um dilema na prática clínica. Em alguns casos, não haverá indicação de tratamento. Pacientes idosos com múltiplas comorbidades graves, com síndrome demencial avançada ou em terminalidade de vida provavelmente não apresentarão benefícios com o tratamento.[1]

A maioria dos dados disponíveis na literatura oferece informações sobre o benefício do tratamento da dislipidemia tanto como prevenção primária quanto para prevenção secundária da doença arterial coronariana.[1]

◀ CLASSIFICAÇÃO

O perfil lipídico deve ser colhido com 9 a 12 horas de jejum e é classificado da seguinte forma:[2]

- *Hipercolesterolemia isolada*: elevação isolada de colesterol ligado às lipoproteínas de densidade baixa (LDL-C) ($\geq$ 160 mg/dL);
- *Hipertrigliceridemia isolada*: elevação isolada dos triglicerídeos (TG) ($\geq$ 150 mg/dL);
- *Hiperlipidemia mista*: valores aumentados de LDL-C ($\geq$ 160 mg/dL) e TG ($\geq$ 150 mg/dL);
- *HDL-C baixo*: redução do colesterol ligado às lipoproteínas de densidade alta (HDL-C) (homens < 40 mg/dL e mulheres < 50 mg/dL), de forma isolada ou em associação a aumento de LDL ou de TG.

◀ ESTRATIFICAÇÃO DO RISCO CARDIOVASCULAR

Deve-se realizar a estratificação do risco cardiovascular (RCV) para determinar a meta terapêutica do paciente com dislipidemia. A estratificação classifica os pacientes de acordo com probabilidade de apresentarem os principais eventos cardiovasculares (doença arterial coronariana, acidente vascular encefálico, doença arterial obstrutiva periférica ou insuficiência cardíaca) em 10 anos; como pacientes de baixo risco (probabilidade < 5%), de risco intermediário e de alto risco (probabilidade > 20% para homens e > 10% para mulheres).[2]

A Diretriz Brasileira de Dislipidemia de 2013 recomenda que a estratificação RCV seja feita em três etapas, citadas a seguir:

Presença de Doença Aterosclerótica Significativa ou de Seus Equivalentes

Na primeira etapa, deve-se identificar a presença de manifestações clínicas da doença aterosclerótica ou de seus equivalentes (Quadro 13-1). Indivíduos assim identificados, homens e mulheres, são classificados como alto RCV, tendo risco de apresentar novos eventos cardiovasculares ou um primeiro evento cardiovascular superior a 20% em 10 anos.

Escore de Risco

Os pacientes que não forem classificados no Quadro 13-1 devem ser avaliados pelo escore de risco dos Quadros 13-2 a 13-5.

São considerados de baixo risco os pacientes com probabilidade < 5% de apresentarem os principais eventos cardiovasculares em 10 anos. Os pacientes classificados nessa categoria e que apresentem histórico familiar de doença cardiovascular prematura serão reclassificados para risco intermediário.

São considerados de risco intermediário homens com risco calculado ≥ 5% e ≤ 20%, e mulheres com risco calculado ≥ 5% e ≤ 10% de ocorrência de algum evento cardiovascular.

São considerados de alto risco aqueles com risco calculado > 20% para homens e > 10% para mulheres, no período de 10 anos (Quadros 13-2 a 13-5).

Quadro 13-1. Critérios de identificação de pacientes com alto risco de eventos coronarianos

- Doença aterosclerótica arterial coronária, cerebrovascular ou obstrutiva periférica, com manifestações clínicas
- Aterosclerose na forma subclínica, significativa, documentada por metodologia diagnóstica
- Procedimentos de revascularização arterial
- Diabetes *mellitus* tipos 1 e 2
- Doença renal crônica
- Hipercolesterolemia familiar (HF)

Dislipidemia em Idosos

Quadro 13-2. Atribuição de pontos de acordo com o risco cardiovascular global para mulheres

Pontos	Idade (anos)	HDL	CT	PAS (não tratada)	PAS (tratada)	Fumo	Diabetes
–3				< 120			
–2		+ 60					
–1		50-59			< 120		
0	30-34	45-49	< 160	120-129		Não	Não
1		35-44	160-199	130-139			
2	35-39	< 35		140-149	120-129		
3			200-239		130-139	Sim	
4	40-44		240-279	150-159			Sim
5	45-49		280 +	160 +	140-149		
6					150-159		
7	50-54				160 +		
8	55-59						
9	60-64						
10	65-69						
11	70-74						
12	75 +						
Total							

Quadro 13-3. Risco cardiovascular global em 10 anos: para mulheres

Pontos	Risco (%)	Pontos	Risco (%)
≤ –2	< 1	13	10,0
–1	1,0	14	11,7
0	1,2	15	13,7
1	1,5	16	15,9
2	1,7	17	18,5
3	2,0	18	21,6
4	2,4	19	24,8
5	2,8	20	28,5
6	3,3	21 +	> 30
7	3,9		
8	4,5		
9	5,3		
10	6,3		
11	7,3		
12	8,6		

Quadro 13-4. Atribuição de pontos de acordo com o risco cardiovascular global: para homens

Pontos	Idade (anos)	HDL	CT	PAS (não tratada)	PAS (tratada)	Fumo	Diabetes
-2		+ 60		< 120			
-1		50-59					
0	30-34	45-49	< 160	120-129	< 120	Não	Não
1		35-44	160-199	130-139			
2	35-39	< 35	200-239	140-159	120-129		
3			240-279	160 +	130-139		Sim
4			280 +		140-159	Sim	
5	40-44				160 +		
6	45-49						
7							
8	50-54						
9							
10	55-59						
11	60-64						
12	65-69						
13							
14	70-74						
15 +	75 +						
Pontos							

Quadro 13-5. Risco cardiovascular global em 10 anos: para homens

Pontos	Risco (%)	Pontos	Risco (%)
≤ -3 ou menos	< 1		
≤ -2	1,1	13	15,6
-1	1,4	14	18,4
0	1,6	15	21,6
1	1,9	16	25,3
2	2,3	17	29,4
3	2,8	18	> 30
4	3,3		
5	3,9		
6	4,7		
7	5,6		
8	6,7		
9	7,9		
10	9,4		
11	11,2		
12	13,2		

Fatores Agravantes

Por último, nos indivíduos de risco intermediário, deve-se analisar a presença de fatores agravantes (Quadro 13-6). Quando presentes, pelo menos um desses fatores reclassificam o indivíduo para a condição de alto risco cardiovascular (Quadro 13-7).

Quadro 13-6. Fatores agravantes de risco

- História familiar de doença arterial coronariana prematura (parente de primeiro grau masculino < 55 anos ou feminino < 65 anos)
- Critérios de síndrome metabólica (Quadro 13-7)
- Microalbuminúria (30-300 mg/min) ou macroalbuminúria (> 300 mg/min)
- Hipertrofia ventricular esquerda
- Proteína C reativa de alta sensibilidade > 2 mg//dL
- Espessura íntima-média de carotidas > 1,00
- Escore de cálcio coronário > 100 ou > percentil 75 para idade ou sexo
- Tornozelo-braquial (ITB) < 0,9

Quadro 13-7. Critérios para diagnóstico de síndrome metabólica

Critérios	Definição	
Obesidade abdominal (cm)		
	Homens	Mulheres
Brancos de origem europeia e negros	≥ 94	≥ 80
Sul-asiáticos, ameríndios e chineses	≥ 90	≥ 80
Japoneses	≥ 85	≥ 90
HDL – colesterol	< 40 mg/dL	< 50 mg/dL
Pressão arterial		
Sistólica	≥ 130 mmHg ou tratamento para hipertensão arterial	
Diastólica	≥ 85 mmHg ou tratamento para hipertensão arterial	
Triglicerídeos	≥ 150 mg/dL	
Glicemia	Jejum ≥ 100 mg/dL	

◀ METAS TERAPÊUTICAS

Os pacientes classificados com alto risco têm como meta primária o LDL colesterol < 70 mg/dL e meta secundária o colesterol não HDL < 100 mg/dL. Os de risco intermediário têm como meta primária o LDL colesterol < 100 mg/dL e como meta secundária o colesterol não HDL < 130 mg/dL. Já os pacientes com risco baixo devem receber orientação individualizada.

◀ TRATAMENTO

Tratamento não Medicamentoso

O tratamento não medicamentoso sempre deve ser estimulado e envolve medidas tais como perda de peso, atividade física e cessação do tabagismo.

Tratamento Medicamentoso

Estatinas

As estatinas são as medicações mais validadas para redução de risco cardiovascular. As estatinas reduzem tanto o LDL, quanto os triglicerídeos. No entanto, em indivíduos idosos com elevado risco de doenças cardiovasculares, sem doença estabelecida, as estatinas reduzem a incidência de infarto do miocárdio e acidente vascular cerebral, mas não prolongam significativamente a sobrevivência a curto prazo.[2,3]

Poucos estudos clínicos randomizados incluíram pessoas com mais de 75 anos de idade para avaliação do uso de estatinas. Grande parte destes orientam continuação das estatinas para os idoso com idade maior que 75 anos que já estiverem tomando e tolerando essas drogas (Quadro 13-8).[4]

Efeitos colaterais: são raros no tratamento com estatinas. Entre eles, a miopatia é o mais comum e pode surgir em semanas ou anos após o início do tratamento.[2] O aumento de enzimas hepáticas também pode ocorrer.[1]

Quadro 13-8. Principais estatinas e doses usuais diárias[1]

Medicamento	Principais nomes comerciais	Dose usual diária (mg)	Efeitos sobre lipídeo/lipoproteína
Pravastatina	Pravacol®	20-40	LDL: redução 20 a 33%
Sinvastatina	Liptrat®/Sinvascor® Vaslip®/Zocor®	20-80	LDL: redução 27 a 42%
Fluvastatina	Fluvastat®/Lescol®	20-80	LDL: redução 15 a 37%
Atorvastatina	Citalor®/Lipistat®	10-80	LDL: redução 37 a 55%
Rosuvastatina	Crestor®/Plenance® Rosucor®/Rosustatin® Rusovas®/Trezor®	10-40	LDL: 43 a 55% HDL aumenta 5 a 15% TG: redução 7 a 30%
Pitavastatina	Livalo, Lester®	1-4	LDL: redução 15 a 60% HDL: aumenta 14%

Resinas

No Brasil, somente a colestiramina está disponível. A associação de colestiramina ao tratamento com estatinas é recomendada quando a meta de LDL-C não é obtida apesar do uso de estatinas potentes em doses efetivas. A redução do LDL-C é dose-dependente e pode variar de 5% a 30% nas doses de 4-24 g/dia.[2]

Efeitos colaterais: constipação intestinal e aumento dos TGs em indivíduos com hipertrigliceridemia acentuada (TG > 400 mg/dl).[2]

Ezetimiba

A adição da ezetimiba tem sido recomendada quando a meta de LDL-C não é atingida com o tratamento com estatinas.[2]

Efeitos colaterais: são raros, geralmente relacionados com alteração do trânsito intestinal.[2]

Niacina

Estudos clínicos recentes, a adição de niacina ao tratamento com estatinas, com ou sem ezetimiba, não adicionou benefício algum para meta de LDL-C < 70 mg/dl.[2]

Fibratos

Os estudos clínicos disponíveis demonstraram resultados inconsistentes com relação ao benefício da monoterapia com fibrato na redução dos eventos cardiovasculares (Quadro 13-9).[2]

Efeitos colaterais: são bastante raros com fibratos. Em geral, o risco de miopatia aumenta com a associação com estatina, mas esse aumento não contraindica o uso clínico, requerendo somente monitorização mais cuidadosa da CPK. Os fibratos podem potencializar os efeitos de dicumarínicos. O uso dos fibratos deve ser cuidadoso em pacientes renais crônicos.[2]

Ácidos graxos ômega 3

Sua indicação na terapia de prevenção cardiovascular não está recomendada.[2] O seu uso está indicado como tratamento de segunda ou terceira linha em casos de hipertrigliceridemia combinado com outra medicação.[5]

Quadro 13-9. Principais fibratos e doses usuais diárias[2]

Medicamento	Dose mg/dia	Aumento de HDL-C	Redução de TG
Bezafibrato	400 a 600	+ 5% a 30%	– 15% a 55%
Ciprofibrato	100	+ 5% a 30%	– 15% a 45%
Etofibrato	500	+ 5% a 20%	– 10% a 30%
Fenofibrato	160 e 200 (micronizado) ou 250	+ 5% a 30%	– 10% a 30%
Genfibrozila	600 a 1.200	+ 5% a 30%	– 20% a 60%

◀ REFERÊNCIAS BIBLIOGRÁFICAS

1. Freitas EV. *Tratado de geriatria e gerontologia*. 3. ed. Rio de Janeiro: 2013. cap. 35. p. 428-35.
2. V Diretriz Brasileira de Dislipidemias e Prevenção da Aterosclerose. 2013.
3. Bennefits of Statins in Elderly Subjects Without CV Disease. Savarese *et al. JACC* 2013 Dec. 3;62(22):2090-99.
4. Guideline on the treatment of blood cholesterol to reduce atherosclerotic cardiovascular risk in adults. ACC/AHA A Report of the American College of Cardiology/American Heart Association Task Force on Practice Guidelines. *Circulation* 2013 Nov. 12.
5. Reuben DB *et al*. Geriatrics at your Fingertips. *Am Geriatr Soc* 2015.

14 Osteoartrite

Nafice Costa Araújo

◀ INTRODUÇÃO

A osteoartrite (OA), mais conhecida como "artrose", é a mais prevalente doença articular e afeta significativamente a população idosa.[1] Pode ser definida como um grupo heterogêneo de condições que levam à sinais e sintomas articulares resultantes de alterações osteocondrais das articulações sinoviais. É a principal causa de morbidade, incapacidade física, utilização excessiva de sistema de saúde e reduza qualidade de vida, especialmente nas pessoas com idade igual ou acima a 45 anos. Estudos evidenciaram que a OA reduz tanto a qualidade quanto a quantidade de vida. Demonstrou-se que o efeito na qualidade de vida da OA de joelhos é similar ao apresentado pelos pacientes com metástase de câncer de mama, e pacientes com OA têm maior risco de morte comparado com a população geral.[2]

A degradação articular na OA compromete toda a articulação sinovial, ocasionando falência de todos os elementos que a compõe, preferencialmente a cartilagem, o osso subcondral e a sinóvia. O processo degradativo da cartilagem articular pode ser primário ou secundário a diferentes causas. A OA primária é o tipo mais comum, sem etiologia identificável. A OA secundária, embora tenha um fator que predisponha ao seu surgimento, é patologicamente indistinguível da OA primária.[2,3]

◀ EPIDEMIOLOGIA E FATORES DE RISCO

A OA representa cerca de 30% a 40% das consultas em ambulatórios especializados e é responsável por 7,5% dos afastamentos ao trabalho no Brasil.[4] Aproximadamente 27 milhões de adultos nos Estados Unidos apresentam OA clínica. Sua prevalência aumenta com a idade: é pouco observada antes dos 40 anos, frequente após os 60; e, a partir dos 75 anos, 85% dos indivíduos têm evidência radiológica e/ou clínica da enfermidade.[5]

Vários fatores tem sido associados ao desenvolvimento de OA, incluindo idade, gênero, obesidade, trauma, etnia, genética e fatores biomecânicos.

Idade

A OA não é uma consequência natural do envelhecimento, mas, sem dúvida, a idade é fator importante na gênese da doença, já que é mais prevalente em pacientes acima de 60 anos. Alterações do envelhecimento articular podem atuar como facilitadores do surgimento da insuficiência de reparação, já bastante lento na cartilagem, predispondo ao aparecimento da doença osteoartrítica quando outros fatores de risco se fazem presentes, como, por exemplo, a obesidade.[6,7]

Gênero

A OA é ligeiramente mais prevalente no gênero feminino. Após a menopausa, a diminuição dos níveis estrogênicos parece implicar na maior incidência de OA de mãos e joelhos. O homem, por sua vez, pode manifestar OA mais precoce do que a mulher, dependendo da sua atividade profissional e/ou recreativa, exercendo sobre a articulação maior sobrecarga biomecânica.[8,9]

Obesidade

A participação da obesidade, como fator de risco para OA, parece ir além do seu papel na sobrecarga articular. Nos últimos anos, tem ocorrido um crescente interesse no conhecimento de como o tecido adiposo pode contribuir para a OA, por meio da produção local ou sistêmica de adipocitocinas, e outros mediadores inflamatórios produzidos no tecido adiposo que podem atuar negativamente sobre a cartilagem articular. A gordura infrapatelar dos joelhos pode ser a origem da produção local destes mediadores.[10]

Trauma e Estresse Repetitivo Articular

Tanto os traumas ocasionados por impacto como aqueles relacionados aos estresses repetitivos por ocupações diversas parecem contribuir para o aparecimento de OA na articulação afetada. Revisão sistemática de estudos observacionais epidemiológicos mostrou que lesão de joelho (fratura de superfície articular, lesão de ligamentos e meniscos) foi o principal fator de risco para o desenvolvimento de OA nesta articulação.[11]

Etnia

Estudos sugerem que OA de joelhos parece ser mais frequente entre os afrodescendentes americanos quando comparados aos indivíduos caucasoides, porém sem clareza se essa associação é mais relevante em homens ou mulheres. Outros estudos apontam que a OA dos joelhos é mais comum entre indivíduos chineses do que em caucasoides americanos. Além disso, existem evidências de que as limitações funcionais e a intensidade da dor são mais importantes entre os afrodescendentes do que em caucasoides.[12]

Genética

Existem vários genes possivelmente implicados na OA, porém a magnitude dessas associações é fraca. As mutações no COL2A1 são reconhecidas em algumas formas familiais da doença. Doenças hereditárias que apresentam defeito do colágeno (condrodisplasias) levam ao aparecimento precoce da OA. Vários estudos estão sendo realizados para identificar inúmeras variedades de alterações dos cromossomos no corpo humano que estejam associados, de fato, à OA.[13]

Alterações na Biomecânica

Frouxidão ligamentar, displasia articular, instabilidade, distúrbios na inervação articular ou de músculos, assim como força e condicionamento inadequados, favorecem o aparecimento da OA.[14]

◀ PATOLOGIA E PATOGÊNESE

A OA é uma doença usualmente progressiva das articulações sinoviais e representa a insuficiência na reparação de lesões na articulação, sendo a cartilagem o tecido mais atingido. Como a cartilagem não é inervada, o mecanismo de dor na OA explica-se por várias maneiras. Existe a participação da própria cartilagem por danos indiretos pela perda da integridade da cartilagem/osso subcondral com liberação de mediadores inflamatórios, bem como, dos diversos constituintes do órgão articular (meniscos, sinóvia, osteófitos, cápsula articular, ligamentos, bursas e músculos).[3]

Fisiologicamente, a cartilagem hialina consiste de um tecido viscoelástico, com propriedades de resistência à compressão, composto por condrócitos e abundante material extracelular chamado de Matriz Cartilaginosa Extracelular (MEC). Os condrócitos são células cartilaginosas adultas, secretoras da MEC, originadas dos condroblastos embrionários. A MEC é uma gelatina aquosa (70% de água), estruturada por fibras colágenas enoveladas entre si, com predomínio de colágeno tipo II (90%) e, em menor presença, dos colágenos tipo IX e XI e dos proteoglicanos (PGs). A gelatina e as fibras colágenas são produzidas pelos condrócitos, que também secretam os PGs, que farão parte da molécula do agrecano. O agrecano é uma supermacromolécula glicoproteica. É formado por uma longa cadeia de ácido hialurônico que se liga aos PGs. Os PGs possuem uma grande proteína central onde se acoplam, em todas as direções, cadeias de sulfato de queratano e de sulfato de condroitina. Prendem-se à cadeia de ácido hialurônico por um terminal aminado e têm na outra extremidade um terminal carboxila.

Em condições normais, esta matriz está sujeita a um processo de remodelação constante, em que os níveis de enzimas degradativas, a saber, as metaloproteases – MMPs (colagenases, estromelisinas, gelatinases), catepsina B, ativador do plasminogênio e agrecanase vivem em equilíbrio com inibidores da degradação da cartilagem, como as TIMP-1 e TIMP-2, inibidores tecidual das MMPs, $\alpha 2$ macroglobulinas, citocinas anti-inflamatórias (IL-4, IL-10, IL-13) e inibidor do ativador de plasminogênio (PAI-1), mantendo a homeostase do tecido. Na OA existe um aumento das enzimas degradativas, levando a um desequilíbrio resultando em perda e desarranjo do colágeno e dos proteoglicanos da matriz. Neste processo ocorre ainda a participação de citocinas e mediadores da inflamação, como IL-1, TNFα, IL-6, IL-8, prostaglandinas e óxido nítrico sintetizados pelo condrócito e responsáveis pelo aumento na produção das MMPs e de seus ativadores e pelo controle dos inibidores das MMPs (particularmente as TIMPs).[15]

No início do processo da doença osteoartrítica, há uma tentativa de reparação, com aumento na síntese de colágeno e de PGs e maior hidratação da matriz, porém esta expansão se dá à custa de PGs e fibras colágenas defeituosas. A cartilagem evolui com fissuras e ulcerações e diminuição de sua espessura. Há modificações no osso subcondral com neovascularização epifisária, intensa atividade osteoclástica/osteoblástica, fissura óssea com formação de cistos (geodes) e reação osteofitária do osso subcondral adjacente. Os condrócitos alterados secretam citocinas pró-inflamatórias (IL-1, TNFα), radicais livres, óxido nítrico em maior quantidade, levando à inflamação sinovial e à manutenção do processo inflamatório, além de maior degradação cartilaginosa.[16]

Dentro da discussão da fisiopatogenia da OA, existe uma grande controvérsia se as alterações no osso subcondral são a causa ou consequência da degradação cartilaginosa. Em modelo experimental de OA, a alteração óssea subcondral ocorreu precocemente após indução da doença, revelando uma remodelação óssea anterior à lesão condral.[17,18]

São elementos patológicos da OA: amolecimento, fibrilação, adelgaçamento da cartilagem, eburnificação do osso exposto, remodelação óssea, formação de osteófitos, cistos subcondrais, sinovite, espessamento da cápsula articular, degeneração meniscal e atrofia da musculatura periarticular.

A OA durante muito tempo foi considerada uma doença degenerativa, consequência do envelhecimento, porém as alterações cartilaginosas associadas à idade podem ser diferenciadas daquelas descritas na OA. (Quadro 14-1).[19]

Quadro 14-1. Alterações da cartilagem na OA *versus* alterações relacionadas com a idade

Osteoartrite	Idade
Aumento da hidratação da cartilagem	Redução da hidratação da cartilagem
Redução da concentração dos PGs	Manutenção da concentração dos PGs
Redução da concentração de colágeno	Manutenção da concentração de colágeno
Aumento da proliferação de condrócitos	Manutenção ou redução da proliferação de condrócitos
Aumento da atividade metabólica	Manutenção da atividade metabólica
Aumento do espessamento ósseo subcondral	Osso subcondral normal

◀ ASPECTOS CLÍNICOS

A OA é uma doença progressiva das articulações sinoviais por falência da reparação do dano articular, resultando em destruição, levando a sintomas de dor, rigidez e incapacidade funcional. Pode ser localizada ou generalizada, sendo esta última quando compromete três ou mais articulações. Também pode ser classificada como primária (idiopática) ou secundária a alguma condição existente, como doenças metabólicas, hemoglobinopatias, anormalidades anatômicas, síndrome de hipermobilidade, doenças causadas por deposição de cristais de cálcio, doenças inflamatórias, doenças infecciosas, endocrinopatias, artropatia neuropática e associadas a trauma.

Nem todos os pacientes são sintomáticos; aproximadamente 50% das pessoas com evidência radiográfica de OA apresentam sintomas. Os sintomas são frequentemente variáveis e intermitentes. Embora o comprometimento na OA seja frequentemente bilateral, existe uma tendência de um lado ser mais sintomático que o outro. A presença de doença unilateral pode sugerir OA secundária à trauma. Diferente das artrites inflamatórias sistêmicas, a OA não evolui com sintomas constitucionais, como febre e perda de peso.

A principal queixa do paciente com OA é a dor. O início é geralmente insidioso. Os primeiros sintomas podem ser uma rigidez fugaz e transitória, dor incipiente, crepitação articular discreta e/ou ligeira limitação da mobilidade. A sintomatologia articular é mais evidente de manhã, quando o paciente se levanta, ou após períodos de inatividade, e melhora com o movimento da articulação, caracterizando a chamada rigidez e/ou dor protocinética. Com o avanço do processo, a dor pode tornar-se crônica, com períodos de piora, evoluindo muitas vezes com um processo inflamatório caracterizado por calor discreto sobre a articulação e derrame articular. Crepitações são observadas durante a movimentação da articulação acometida. A incapacidade funcional está geralmente associada à dor, à redução da amplitude de movimento e ao comprometimento da força muscular. O Quadro 14-2 mostra os sintomas e sinais encontrados na OA.[18]

Quadro 14-2. Sintomas e sinais de OA

Sintomas de OA	Sinais de OA
Dor	Alteração da marcha
Desconforto	Sensibilidade
Depressão	Aumento do tecido ósseo
Rigidez	Edema com ou sem derrame articular
Redução da função	Crepitação
Fraqueza	Limitação do movimento
Rangido	Deformidade
Encurvamento	Instabilidade ligamentar

A OA pode comprometer qualquer articulação diartrodial, porém mais frequentemente afeta mãos, joelhos, quadril, coluna e pés.

Nas mãos, o exame demonstra aumento ósseo e deformidades nas articulações interfalangianas (IFs). As IFs proximais e distais são tipicamente envolvidas com aumento ósseo característico, os nódulos de Bouchard e Heberden, respectivamente. Os nódulos de Heberden são mais comuns nas mulheres que nos homens e aparecem no período da menopausa. São mais pronunciados na mão dominante. O envolvimento de articulações metacarpofalangianas é muito raro e geralmente associado à forma secundária da OA. OA da primeira articulação carpometacárpica (articulações trapeziometacarpal e trapézio-escafoide) é comum (rizartrose) e geralmente é mais dolorosa e incapacitante do que a OA das IFs. A dor é referida na região do punho e, muitas vezes, pode-se evidenciar presença de crepitação. A gravidade da OA de mãos é associada com redução da força de preensão e de pinça. Embora o curso da OA de mãos seja geralmente insidioso, em um subtipo de pacientes a doença pode ter um curso agressivo e destrutivo, caracterizando a forma inflamatória ou erosiva.

Pacientes com OA de joelhos (gonartrose) frequentemente se queixam de um início insidioso de dor, principalmente associada à sobrecarga, surgindo no início da marcha, melhorando com o decorrer da deambulação e com o repouso e piora no fim do dia (dor mecânica). Muitos se queixam de aumento de volume e deformidades em varo/valgo. Quando presente o derrame articular, a articulação é discretamente quente à palpação e sem o eritema habitual das artrites inflamatórias. A crepitação articular é mais bem identificada no movimento ativo da junta. O estreitamento do compartimento medial leva à deformidade em varo e o estreitamento lateral à deformidade em valgo do joelho. Frequentemente, estes pacientes apresentam fraqueza e atrofia dos quadríceps, limitacão dolorosa à extensão completa dos joelhos e instabilidade ligamentar. A OA de joelhos também pode estar, ocasionalmente, associada à distensão da bursa semitendínea poplítea (cisto de Baker ou poplíteo), que, quando rompe, evolui com um quadro sugestivo de tromboflebite (pseudotromboflebite). Muitos pacientes com deformidade em varo do joelho apresentam dor na margem medial, em topografia da bursa anserina, na inserção comum dos tendões dos músculos grácil, semitendíneo e sartório na tíbia (bursite anserina).

A OA de quadril (coxartrose) é frequentemente de caráter insidioso, com dor referida na região inguinal ou quadril anterior, com irradiação para a coxa, associada à deambulação e melhora com o repouso. Ao exame, há redução da mobilidade articular, principalmente à rotação interna. Nos casos graves de OA de quadril, os pacientes evoluem com marcha antálgica, deslocando o peso para reduzir a dor. Com a evolução, o quadril tende a ficar fletido, em rotação externa e aduzido.

Pacientes com OA de pés frequentemente se queixam de dor na primeira articulação metatarsofalangiana (MTF), principalmente à deambulação. O exame mostra aumento articular, subluxação medial e desvio lateral do grande dedo (*hallux valgus*). Algumas vezes há sinais inflamatórios, com limitação à dorsoflexão. Frequentemente os outros dedos são comprometidos. Pacientes com pés planos têm sintomas agravados.[3]

◀ DIAGNÓSTICO

O diagnóstico de OA baseia-se, essencialmente, nos aspectos clínicos e de imagem. Até o momento, não existe teste laboratorial específico para o diagnóstico de OA. As provas de atividade inflamatórias geralmente são pouco alteradas nestes pacientes. A análise do líquido sinovial apresenta viscosidade normal e celularidade inferior a 2.000/mm^3. Marcadores séricos estão sendo investigados como ferramenta para detecção precoce de OA e preditor de doença progressiva.[20]

Em 1986, 1990 e 1991, o Colégio Americano de Reumatologia (ACR) estabeleceu critérios de classificação para OA de joelho, mão e quadril, respectivamente, considerando os vários aspectos clínicos, laboratoriais e de imagem.[21-23]

A radiografia simples e convencional é o exame de imagem de escolha no diagnóstico da OA; é facilmente acessível e pouco onerosa.

Nos estágios iniciais da doença, os raios X podem ser normais. Porém, assim que vai existindo perda da estrutura normal da cartilagem, identifica-se alterações radiográficas características: osteófitos marginais, esclerose e cistos subcondrais e diminuição do espaço entre as interlinhas articulares. Nos joelhos, uma das características precoces da OA é a hipertrofia com afilamento das iminências intercondilianas da tíbia.

Existe uma disparidade entre a severidade dos achados radiográficos e a severidade dos sintomas ou da disfunção da articulação acometida. Este fato é mais comumente observado nas espondiloartroses, onde se observa, muitas vezes, exuberantes osteófitos, sem repercussão clínica. Os critérios radiológicos mais comumente utilizados para graduação dos achados na OA são os de Kellgren e Lawrence, de 1957 (Quadro 14-3).[24]

Quadro 14-3. Classificação radiográfica de Kellgren-Lawrence para OA

Grau	Classificação	Descrição
0	Normal	Sem alterações de OA
1	Duvidoso	Discretos osteófitos
2	Mínimo	Osteófito definido, espaço articular mantido
3	Moderado	Moderada diminuição do espaço articular
4	Grave	Espaço articular acentuadamente diminuído com esclerose subcondral

A utilização de métodos diagnósticos, como a tomografia computadorizada e/ou ressonância magnética, é considerada conduta de exploração diagnóstica nos casos em que há suspeita clínica de outras lesões, como, meniscais e ligamentares, sinovites persistentes, e em alguns protocolos clínicos para medida de perda da cartilagem articular e espaço articular.

◀ TRATAMENTO

A OA é uma doença crônica, incurável, multifatorial, com etiologia ainda não totalmente esclarecida. As medidas terapêuticas, portanto, devem ser individualizadas e a introdução precoce de uma terapêutica adequada ao diagnosticar a OA pode levar a uma melhor qualidade de vida para o paciente, bem como retardar a evolução para uma incapacidade funcional articular definitiva.

Do ponto de vista epidemiológico e de aconselhamento preventivo, aqueles com OA assintomática podem permanecer sem tratamento.

Os principais objetivos no tratamento da OA são: controle da dor, otimização da função e redução da incapacidade.

Para atingir estes objetivos, propõe-se medidas não farmacológicas, farmacológicas e cirúrgicas.

Medidas não Farmacológicas

Nas últimas décadas, tem sido dada muita ênfase à necessidade de medidas não farmacológicas no tratamento da OA, especialmente no que refere à educação dos pacientes, a importância da fisioterapia e o uso de órteses.

De junho de 2011 a maio de 2012, a Liga Europeia Contra o Reumatismo (EULAR) reuniu 21 profissionais especialistas em OA e estabeleceu 11 recomendações baseadas em evidência para o tratamento não farmacológico da OA de quadril e joelhos, descritas a seguir: [25]

1. Abordagem inicial deve ser biopsicossocial: avaliação física da OA, atividades da vida diária, participação social, comportamento, educação em saúde e motivação.
2. Tratamento: deve ser individualizado de acordo com os desejos e expectativas do paciente, localização da OA, fatores de risco, presença de inflamação, gravidade das alterações estruturais, nível de dor, restrições na vida diária e qualidade de vida.
3. Todos os pacientes devem receber um plano de cuidados individualizado, incluindo: informação e educação em relação à OA, manutenção e ritmo de atividade, regime de exercícios personalizados, perda de peso, redução de fatores mecânicos adversos e considerar uso de muletas e órteses.
4. Objetivos definidos a curto e longo prazo, com avaliação regular e possibilidade de ajustes.

5. Para ser efetiva: a educação aos pacientes e as informações relacionadas ao tratamento devem ser reforçadas em consultas clínicas e incluir parceiros ou cuidadores.
6. Modo de aplicação de exercícios e o uso de piscinas: devem ser selecionados de acordo com a preferência do paciente e a disponibilidade do local.
7. Aos pacientes deve ser ensinado um regime regular de exercícios que inclua: exercícios de fortalecimento para os membros inferiores, incluindo o quadríceps e músculos da cintura pélvica; exercício e atividade aeróbica e exercícios de alongamento.
8. Estratégias individualizadas na educação em relação à perda de peso: automonitoração regular, registrando o peso mensalmente; encontros de apoio regular para revisar/discutir progressos; progressão na atividade física; seguir uma planificação alimentar estruturada, começando pelo café da manhã; reduzir gordura (especialmente a saturada), reduzir açúcar, limitar uso de sal, aumentar ingesta de frutas e vegetais (pelo menos 5 porções/dia); limitar tamanho das porções; enfocar atenção aos fatores gatilhos para o aumento de apetite (p. ex., estresse); educação nutricional; prever e gerenciar recaídas.
9. Recomenda-se o uso de sapatos confortáveis e apropriados: evitar salto alto, sapatos rígidos; usar sapatos com solado que absorvam choques; usar sapatos que apoie os arcos dos pés e sapatos com tamanho maior que permitam espaço confortável para os dedos dos pés. Recomendação rejeitada: palmilhas em cunha lateral para reduzir dor de joelhos em pacientes com OA, de compartimento medial.
10. Bengalas, andadores, órteses e adaptações em casa e/ou trabalho devem ser consideradas: para reduzir dor e aumentar participação; uso contralateral de bengalas; elevação da altura de cadeiras, camas e assentos sanitários; corrimão para escadas; banho de ducha; carro com assento elevado, fácil acesso e câmbio automático.
11. Pacientes com risco de incapacidade ao trabalho ou que queiram começar/retornar ao trabalho: deveriam ter rápido acesso a reabilitação vocacional, incluindo aconselhamento sobre fatores modificáveis relacionados com o trabalho (como, mudança de tarefas, de horário, uso de órteses, apoio da chefia, dos colegas e da família).

Medidas Farmacológicas

Fármacos sintomáticos de ação rápida

Fármacos de ação rápida sobre a dor, o edema, o calor e o derrame articular de pequena monta quando presentes, melhorando, em consequência, a função articular.[26]

Analgésicos não narcóticos

Fármacos de primeira escolha no controle da dor. A escolha do paracetamol como a medicação mais estudada em OA está relacionada com a sua boa tolerância e aceitação pelo paciente, boa relação custo-efetividade e um mínimo de efeitos colaterais. Em altas doses (acima de 4 g/dia continuadamente) pode levar à hepatotoxicidade e/ou à nefrite intersticial crônica. A via de metabolização é a do citocromo P-450, que pode, em associação com outros medicamentos ou o uso de bebida alcoólica, contribuir para estes efeitos.

Analgésicos narcóticos

Indicados na dor moderada à intensa e no controle de dor crônica. Os mais utilizados são o tramadol (dose de 50 a 100 mg/dia), a oxicodona (doses de 10 a 20 mg/dia) e a codeína (doses até 60 mg/dia). Lembrar que a maioria dos pacientes com OA é de idosos e estes podem apresentar efeitos indesejáveis com tais medicações, incluindo náuseas e vômitos, tontura, sonolência, constipação intestinal, depressão respiratória e risco de dependência.

Anti-inflamatórios não esteroidais (AINEs)

São os fármacos mais prescritos no controle da dor e dos fenômenos inflamatórios da OA. São utilizados em larga escala pelo paciente com OA e, quase sempre, sem prescrição ou seguimento médico. Os diversos AINEs existentes no mercado possuem eficácia relativamente equivalente e mostram, em estudos controlados, que são superiores ao placebo. Hoje, na condução terapêutica da OA, os AINEs devem ser utilizados por períodos de tempo mais curtos, enquanto persistirem dor e/ou sinais inflamatórios, isto é, por um período não maior que três meses. Lembrar que o uso a longo prazo incorre em um aumento significativo dos eventos adversos gastrintestinais, renais e cardiovasculares, especialmente na população idosa. Os AINEs tópicos podem ser utilizados nos pacientes com contraindicação ao uso oral ou injetável destes produtos.

Antidepressivos

Utilizados na modulação da dor crônica ou no controle dos quadros depressivos associados ao processo da OA, especialmente a duloxetina.

Corticosteroide (CE)

Infiltrações intra-articulares com CE promovem rápido alívio. Entretanto, muitas vezes, seu efeito dura apenas algumas semanas, e repetições do procedimento muitas vezes são necessárias, o que pode ser realizado até três vezes ao ano na mesma articulação.

Ácido hialurônico

A utilização do uso intra-articular de ácido hialurônico (AH) em pacientes com OA tem como finalidade melhorar a concentração intra-articular de AH e consequentemente restaurar a viscoelasticidade do líquido sinovial (viscossuplementação). Além disso, o AH apresenta também propriedades analgésicas e anti-inflamatórias quando injetado por essa via. As infiltrações com AH são realizadas semanalmente, com frequência de 3 a 5 aplicações consecutivas. O tratamento pode ser repetido após um período de 6 meses. Existem formulações de alto e baixo peso molecular. Os derivados de maior peso molecular parecem ser mais efetivos, porém com maior incidência de sinovite reativa pós-infiltração.

Colchicina

Indicada nos casos de OA associada à presença de depósito de cristais, melhorando a dor e a reação inflamatória, na dosagem de 0,5 a 1,0 mg/dia.

Antimaláricos

Sulfato de hidroxicloroquina 200 mg/dia e difosfato de cloroquina 125 mg/dia. Indicados aos pacientes com a forma erosiva de OA de mãos, refratários aos analgésicos e AINEs. O paciente deve fazer avaliação oftalmógica antes do uso e a cada 6 meses, para minimizar efeitos adversos, especialmente, a maculopatia.

Fármacos sintomáticos de ação lenta e talvez modificadores da OA

São fármacos que apresentam ação mais lenta sobre a dor, porém mais prolongada, e que, em estudos *in vitro* e *in vivo*, foram responsáveis por efeitos "condroprotetores" sobre condrócitos e componentes da matriz cartilaginosa, exercendo um papel preventivo na evolução da OA. Há estudos que mostram evidências quanto a esta ação modificadora, e outros, porém, que questionam a eficácia destes agentes, não recomendando o seu uso. São licenciados para o tratamento de OA na Europa, mas não nos Estados Unidos, a saber, o sulfato de glicosamina (dose de 1,5 g/dia), o sulfato de condroitina (dose de 1,2 g/dia), a diacereína (dose de 100 mg/dia), e os extratos insaponificáveis da soja e do abacate (dose de 300 mg/dia). Estes fármacos devem ser utilizados por, pelo menos, 6 meses para uma adequada avaliação quanto à sua eficácia e são, geralmente, bem tolerados.[26]

Medidas Cirúrgicas

As indicações cirúrgicas na OA têm papel importante e são reconhecidas em diversas etapas do tratamento.[26]

As osteotomias corretivas, quando indicadas na fase inicial de OA de joelhos, que apresente deformidade em valgo ou varo, têm caráter preventivo na evolução para um quadro de OA avançada.

As artroplastias, principalmente do quadril e de joelhos, proporcionam um grande benefício, nos casos em que as medidas terapêuticas clínicas instituídas não beneficiam mais o paciente.

As principais indicações de intervenção cirúrgica, em pacientes com OA de quadril e joelhos, são:

- Dor persistente;
- Perda da função articular e da qualidade de vida;
- Vontade do paciente em fazer a cirurgia;
- Alterações biomecânicas compensatórias na articulação com OA e nas adjacentes.

As contraindicações para esta cirurgia são: suporte ósseo e muscular inadequado, fatores de risco clínicos que aumentem o risco anestésico e infecção disseminada. A idade avançada não é obstáculo, porém os riscos podem aumentar com a idade.

◀ REFERÊNCIAS BIBLIOGRÁFICAS

1. Dunlop DD, Manheim LM, Song J et al. Arthritis prevalence and activity limitations in older adults. *Arthritis Rheum* 2001;44:212-21.
2. Hunter DJ. Osteoarthritis. *Best Pract Res Clin Rheumatol* 2011;25:801-14.
3. Altman RD. Clinical features of osteoarthritis. In: Hochberg MC, Silman AJ, Smolen JS et al. (Eds.). *Rheumatology*. 6th ed. Philadelphia: Elsevier, 2015. p. 1447-53.
4. www.brasil.gov.br/saude/2012/04/osteoartrose
5. Lawrence RC, Felson DT, Helmick CG et al. Estimates of the prevalence of arthritis and other rheumatic conditions in the United States. Part II. *Arthritis Rheum* 2008;58(1):26-35.
6. Loeser RF. Aging and osteoarthritis. *Curr Opin Rheumatol* 2011;23(5):492-96.
7. Shane Anderson A, Loeser RF. Why is osteoarthritis an age-related disease? *Best Pract Res Clin Rheumatol* 2010;24(1):15-26.
8. Haugen IK, Englund M, Aliabadi P et al. Prevalence, incidence and progression of hand osteoarthritis en the general population: the Framingham Osteoarthritis Study. *Ann Rheum Dis* 2011;70:1581-86.
9. Oliveiria SA, Felson DT, Reed JI et al. Incidence of symptomatic hand, hip, and knee osteoarthritis among patients in a health maintenance organization. *Arthritis Rheum* 1995;38:1134-41.
10. Distel E, Cadoudal T, Durant S et al. The infrapatellar fat pad in knee osteoarthritis: na important source of interleukin-6 and its soluble receptor. *Arthitis Rheum* 2009;60:3374-77.
11. Muthuri SG, Mcwilliams DF, Doherty M et al. History of knee injuries and knee osteoarthritis: a meta-analysis of observational studies. *Osteoarthritis Cartilage* 2011;19:1286-93.
12. Dominick KL, Baker TA. Racial and ethnic differences in osteoarthritis: prevalence, outcomes, and medical care. *Ehnicity Dis* 2004;14:558-566.

13. Hochberg MC, Yerges-Armstrong L, Yau M *et al.* Genetic epidemiology of osteoarthritis: recent developments and future directions. *Curr Opin Rheumatol* 2013;25:192-97.
14. Garstang SV, Stitik TP. Osteoarthritis: epidemiology, risk factors, and pathophysiology. *Am J Phys Med Rehabil* 2006;85(Suppl):S2-S11.
15. Abramson SB, Attur M. Developments in the scientific understanding of osteoarthritis. *Arthritis Res Ther* 2009;11(3):227.
16. Lorenz H, Richter W. Osteoarthritis: celular and molecular changes in degenerative cartilage. *Prog Histochem Cytochem* 2006;40(3):135-63.
17. Radin EL, Paul IL, Rose RM. Role of mechanical factors in pathogenesis of primary osteoarthritis. *Lancet* 1972;1:519-22.
18. Hayami T, Pickarski M, Zhuo Y *et al.* Characterization of articular cartilage and subchondral bone changes in the rat ant cruciate ligaments transection and meniscectomized models of osteoarthritis. *Bone* 2006;38:234-43.
19. Loeser Jr Rf. Aging and the etiopathogenesis and treatment of osteoarthritis. *Rheum Dis Clin North Am* 2000;26:547-67.
20. Dieppe P. Clinical features of osteoarthritis. In: Klippel JH, Stone JH, Crofford LJ *et al.* (Eds.). *Primer on the rheumatic diseases.* 13th ed. New York: Springer Science, 2008. p. 224-28.
21. Altman R, Asch E, Bloch D *et al.* Developing of criteria for classification and reporting of osteoarthritis: classification of osteoarthritis of the knee. *Arthritis Rheum* 1986;29:1039-49.
22. Altman R, Alarcón G, Appelrouth D *et al.* The American College of Rheumatology criteria for classification and reporting of osteoarthritis of the hand. *Arthritis Rheum* 1990;33:1601-10.
23. Altman R, Alarcón G, Appelrouth D *et al.* The Americam College of Rheumatology criteria for classification and reporting of osteoarthritis of the hip. *Arthritis Rheum* 1991;34:505-14.
24. Kellgren Jh, Lawrence JS. Radiological assessment of osteoarthritis. *Ann Rheum Dis* 1957;16:494-501.
25. Fernandes L, Hagen KB, Bijlsma WJ *et al.* EULAR recomendations for the non-pharmacological core management of hip and knee osteoarthritis. *Ann Rheum Dis* 2013;72:1125-35.
26. Altman RD, Hochberg MC. Management of osteoarthritis. In: Hochberg MC, Silman AJ, Smolen JS *et al.* (Eds.). *Rheumatology.* 6th ed. Philadelphia: Elsevier, 2015. p. 1508-14.

15 Osteoporose em Idosos

Gabriella Stefenoni Krüger
Elaine de Azevedo

◀ CONCEITO

Osteoporose (OP) é caracterizada por baixa massa óssea, deterioração do tecido ósseo e modificação na arquitetura óssea, comprometendo sua força e aumentando risco de fraturas.[1] Além disso, predispõe a morbidades como traumatismo cranioencefálico, hospitalização, institucionalização e morte.[2]

◀ EPIDEMIOLOGIA

A OP tem prevalência em 70% dos idosos.[3] Acomete ambos sexos, todas as etnias e, com o envelhecimento, existe aumento na prevalência.[1]

No Brasil o estudo BRAZOS (*The Brazilian Osteoporosis Study*)[4] encontrou prevalência de 6% de OP, dados esses que possivelmente subestimam a real prevalência devido ao desenho do estudo.

Fraturas osteoporóticas por fragilidade, também chamadas de fraturas por trauma baixo ou mínimo, geralmente ocorrem como resultado de uma simples queda da própria altura.[5] Os sítios mais acometidos são: esqueleto axial (vértebras e costelas) e apendicular (úmero, antebraço e fêmur).[4,5] Nestes locais o estudo BRAZOS demonstrou prevalência de 12,8% em homens e 15,1% em mulheres,[4] sendo o antebraço distal (30%) e fêmur (12%) os mais acometidos, e, o menos acometido, a vértebra (4%).[4] Estimativas americanas relatam que uma a cada duas caucasianas terão fratura relacionada com a osteoporose em algum momento de suas vidas.[1]

◀ FISIOPATOLOGIA

O ser humano alcança o pico de massa óssea ao redor dos 25 anos de idade que é basicamente determinada por fatores genéticos, porém sofre inúmeras influências endócrinas, nutricionais, de atividade física e saúde durante o desenvolvimento.[1]

O tecido ósseo é dinâmico e realiza o processo de remodelamento ósseo[1] (contínua reabsorção de osso antigo e deposição de tecido ósseo novo) para correção de pequenas fraturas e manutenção da boa qualidade óssea. Com a menopausa e o envelhecimento existe o desequilíbrio nesse processo, com aumento na reabsorção óssea e progressiva perda de tecido ósseo.[1]

◀ FATORES DE RISCO

Durante o envelhecimento não ocorre somente a perda do equilíbrio no remodelamento ósseo, mas outros fatores contribuem para a perda de massa óssea, como os relacionados no Quadro 15-1.[3]

O risco para fratura dobra após uma fratura por fragilidade prévia em qualquer sítio.[5]

◀ MARCADORES BIOQUÍMICOS DO REMODELAMENTO ÓSSEO

A homeostase óssea é mantida pelo equilíbrio dinâmico existente entre dano (microfaturas, dano por fadiga) e reparo ósseo.[1]

A avaliação clínica do remodelamento ósseo pode ser realizada por meio de marcadores bioquímicos, derivados da quebra de moléculas presentes no osso ou nas células que participam do remodelamento:

- *Reabsorção óssea:* telopeptídeo sérico C (CTX) e telopeptídeo urinário N (NTX);
- *Formação óssea:* fosfatase alcalina específica para osso, osteocalcina e P1NP (*aminoterminal propeptide of type I procollagen*).

O uso desses marcadores pode sugerir rápida perda de massa óssea em pacientes não tratados, predizer o risco de fraturas de forma independente à densidade mineral óssea e sua redução no risco após tratamento adequado, orientar quanto à eficácia do tratamento realizado, duração do tempo de "férias" do tratamento medicamentoso e quando o mesmo deve ser reiniciado.[1]

Quadro 15-1. Fatores de risco associados a osteoporose e fraturas por baixo impacto (modificado)[3]

Não modificáveis	Modificáveis
Idade avançada	Baixo peso
Caucasianos	Corticoterapia prolongada (dose maior a 5 mg/dia de prednisona ou equivalentes por mais de 3 meses)
Orientais	Tabagismo atual
Fratura prévia	Sedentarismo
História familiar de fratura	Consumo excessivo de álcool ou café
História familiar de osteoporose	Baixa ingestão de cálcio
Menor tempo de menacme ou hipoestrogenismo crônico	Fatores relacionados com quedas

◀ FRAX

O FRAX (*Fracture Risk Assessment Model*) é um modelo de risco absoluto de fratura,[1] computadorizado, que estima a probabilidade individual de fratura em 10 anos a partir dos fatores de risco clínicos.[6]

Esses fatores podem ser utilizados com ou sem a medida da densidade mineral óssea.[1] O FRAX considera as variações étnicas regionais devendo-se, assim, utilizar o mais apropriado para seu país.[6]

Deve ser utilizado em mulheres na pós-menopausa e em homens acima dos 50 anos, em pacientes que nunca foram tratados para osteoporose ou que, no máximo, foram tratados por 1 a 2 anos.[1] Consideram-se somente as densidades minerais ósseas de sítios do quadril (fêmur total e colo do fêmur).[1]

Os fatores considerados são: idade, gênero, fratura osteoporótica prévia (fratura vertebral clínica ou assintomática), história familiar de fratura de quadril, altura e peso para o cálculo do índice de massa corpórea, uso de prednisona 5 mg/dia por mais de 3 meses, artrite reumatoide, causas secundárias de osteoporose (diabetes *mellitus* tipo 1, osteogênese imperfeita em adultos, hipertireoidismo não tratado, hipogonadismo ou menopausa precoce (< 40 anos), desnutrição crônica ou malabsorção e doença hepática crônica), tabagismo atual, etilismo (3 ou mais doses ao dia) e densidade mineral óssea do colo do fêmur.

A *National Osteoporosis Foundation* e a *International Society for Clinical Densitometry* alertam sobre o fato de que o FRAX pode subestimar o risco de fraturas.[6]

Quedas recorrentes aumentam o risco para fratura; no entanto, este risco não consegue ser quantificado.

Existe relação entre o número de fraturas prévias, a severidade da fratura vertebral prévia e fraturas por fragilidade em parentes de primeiro grau, além do quadril com o risco para fraturas subsequentes, todos não medidos via FRAX.

Doses de corticoide oral (prednisona) maior que 7,5 mg/dia e corticoides inalatórios em altas doses conferem maior risco para fratura.

◀ INDICAÇÕES PARA TRATAMENTO

Mulheres na pós-menopausa e homens > 50 anos:

- *Osteoporose estabelecida*: fratura de quadril ou vertebral clínica ou assintomática naqueles com baixa densidade mineral óssea (osteopenia) ou osteoporose à densitometria óssea;
- *Osteoporose*: T-escore ≤ -2,5 em colo do fêmur, fêmur total ou coluna lombar;
- *Osteopenia*: T-escore entre -1,0 e -2,5 no colo do fêmur ou coluna lombar e uma probabilidade em 10 anos de fratura quadril ≥ 3% OU fratura maior por osteoporose > 20% ao FRAX.

Outras indicações específicas para tratamento em mulheres na menacme, homens com menos de 50 anos e em uso de corticoterapia fogem do escopo desta revisão, devendo ser cuidadosamente avaliadas.

◀ TRATAMENTO NÃO FARMACOLÓGICO

Recomendações universais a todos os pacientes:

A) Orientar paciente sobre a osteoporose e o risco de quedas e fraturas;
B) Ingestão adequada de cálcio e vitamina D: estimular ingestão de cálcio adequada na dieta por meio de leite e seus derivados (queijo e iogurte), com preferência àqueles com baixo teor de gordura (desnatado) e enriquecidos com cálcio.

A média de necessidade de cálcio ao dia é de 1.000 mg para adultos e de 1.200 mg para adolescentes, gestantes/lactentes e pós-menopausa.[1]

O cálculo de estimativa de ingesta de cálcio diário deve ser realizado (Quadro 15-2) e os indivíduos que não conseguem atingir a dose adequada devem ser inicialmente estimulados ao enriquecimento na dieta. A suplementação de cálcio deve ser realizada naqueles que não conseguem atingir o nível desejável com a alimentação (Quadro 15-3).[1]

A absorção intestinal de cálcio ocorre principalmente no intestino delgado de forma ativa no duodeno e jejuno proximal e passivamente no jejuno distal e íleo.[7]

A difusão ativa (mediada pelo calcitriol) é mais intensa durante períodos de baixa ingesta de cálcio (< 500 mg/dia) e a passiva em períodos de ingesta adequada.[7]

Facilitadores desse mecanismo são: pH ácido, proteínas do leite e lactose.

Fatores como fitatos (cereais e sementes), oxalatos (soja, espinafre, morango), taninos (chá) e fosfatos tendem a tornar o pH mais neutro alterando a solubilidade do cálcio e, assim, reduzindo sua absorção.[7]

Quadro 15-2. Estimativa de ingestão diária de cálcio dietética (adaptado)[1]

Produto	Nº porções	Estimativa cálcio por porção (mg)	Cálcio (mg)
Leite (240 mL)		× 300	
Iogurte (180 mL)		× 300	
Queijo (1 fatia grossa)		× 200	
Alimentos ou sucos enriquecidos		× 80 a 1.000	
		Subtotal (mg):	
	Adicionar 250 mg para outras fontes de cálcio		+ 250
		Total (mg):	

Quadro 15-3. Suplementos de cálcio

Nome do medicamento	Posologia	Indicações	Observações
Carbonato de cálcio (Caldê®, Oscal®, Caltrate®)	500 mg a 600 mg/cp após as refeições	–	Acidez favorece a absorção
Citrato de cálcio (Miocalven®, Citracal®, Prosso®, Osseoprot®)	200 mg-250 mg/cp após as refeições	Acloridria, litíase renal	Sal mais solúvel
Fosfato tribásico (OsteoNutri®, Calcitran®)	600 mg durante as refeições	Intolerância a lactose > 70 anos com baixa ingestão fósforo	–

A biodisponibilidade do cálcio também sofre influência durante a excreção renal, com o estímulo à excreção de cálcio na urina por excesso de sódio, fósforo e excesso de proteínas na dieta (Quadro 15-4).[1,7]

A provitamina D3 é convertida em colecalciferol inicialmente pela pele e com posterior metabolização conversões hepática e renal para tornar-se ativa, a 1,25 di-hidroxivitamina D (calcitriol).

Suas principais ações são a absorção intestinal do cálcio (difusão ativa), manutenção de equilíbrio do *turnover* ósseo, melhora na *performance* muscular, equilíbrio e redução no risco de quedas.[1] A necessidade diária de vitamina D para maiores de 50 anos é de 800 a 1.000 UI/dia.[1]

Fontes alimentares principais dessa vitamina são o salmão, sardinha e atum em conserva, óleo de fígado de bacalhau, gema de ovo, cogumelos e alimentos fortificados.[8]

A dosagem laboratorial é realizada por meio da 25-OH-vitamina D[1] e são considerados níveis adequados entre 30-40 ng/mL, deficiência abaixo de 20 ng/mL e insuficiência entre 29 e 21 ng/mL.[1,8]

Níveis de deficiência e insuficiência podem dificultar a absorção intestinal de cálcio, predispondo a osteomalácia e hiperparatireoidismo secundário.[1]

Causas de deficiência de vitamina D são variadas, a depender da exposição solar, uso de roupas ou protetor solar (FPS 30 ou maior), pigmentação da pele, idade, camada de poluição local, estado nutricional, uso de medicações, doença hepática ou renal crônica.[1,8]

Para a suplementação de vitamina D, indicada para os pacientes com deficiência ou insuficiência, inicialmente se realiza a reposição com doses elevadas de colecalciferol 50.000 UI/semana ou 7.000 UI/dia por 7 a 12 semanas.[1] Após este período reduzir para a dose de manutenção adequada ao

Quadro 15-4. Antirreabsortiva: inibe a atividade osteoclástica

Medicamento Nome comercial	Posologia	Tempo de tratamento	Indicações	Eventos adversos
Bisfosfonatos				
Alendronato (Fosamax® – Merck)	70 mg VO 1 comp 1x/semana jejum	Uso contínuo por 3 a 5 anos – realizar "férias" da medicação por pelo menos 1 ano devido ao risco de fratura atípica do fêmur	Prevenção e tratamento de osteoporose senil, pós-menopausa, homens e induzida por CCE	Não deitar após uso – risco de úlcera esofágica ■ Dispepsia ■ Dor abdominal Raro: osteonecrose de mandíbula – mais comumente encontrada em pacientes oncológicos em uso de bisfosfotatos endovenosos Fratura atípica do fêmur por uso prolongado (> 5 anos) – dor inguinal uni ou bilateral Evitar uso na doença renal crônica (ClCr < 35 mL/min)
Risedronato (Actonel® – Aventis)	35 mg VO 1x/semana		Prevenção e tratamento de OP pós-menopausa, senil, homens, prevenção e tratamento de OP induzida por CCE em mulheres e homens	
Ibandronato (Bonviva® – Roche)	150 mg VO 1x/mês 3 mg/mL EV 3-3 meses		Tratamento de OP pós-menopausa	
Zoledronato (Aclasta® – Novartis)	5 mg EV 1x/ano (tratamento) OU a cada 2 anos (prevenção)		Indicações semelhantes ao alendronato	

Osteoporose em Idosos

Anticorpo monoclonal humano (IgG2) que tem como alvo o RANKL			
Denosumab (Prolia® – GlaxoSmithKline)	60 mg (1 seringa – 1 mL) SC 6-6 meses	–	<ul><li>OP pós-menopausa com alto risco de fratura</li><li>Aumento de DMO em homens</li><li>Tratamento de perda óssea em mulheres com câncer de mama em tratamento com inibidores da aromatase e homens em tratamento para câncer de próstata recebendo terapia hormonal (gonadotrofina)</li></ul>	<ul><li>Hipocalcemia – corrigir hipocalcemia ANTES de iniciar tratamento</li><li>Aumento no risco de infecção cutânea e *rash*</li><li>Associação rara com osteonecrose de mandíbula e fraturas de fêmur atípicas quando em doses elevadas</li></ul>
Agonista parcial de estrogênio (SERMs): Raloxifeno			
Raloxifeno (Evista® – Lilly)	60 mg 1cp VO 1x/dia (independe de refeições)	–	Prevenção e tratamento de osteoporose em mulheres pós-menopausa	Aumenta o risco de TVP semelhante ao estrógeno, além de causar fogachos e cãibras Evitar em pacientes com insuficiência renal grave (ClCr < 30 mL/min).
Anabólicos: estimulam ação do osteoblasto			
Análogo de PTH: Teriparatida			
Teriparatida (Forteo® – Lilly)	20 mg SC 1 x/dia	Janela anabólica: 18 a 24 meses	Indicada para o tratamento de OP em mulheres na pós-menopausa, homens e tratamento de OP secundária a corticosteroides Atenção: perda de DMO rápida após sua suspensão – iniciar outra terapia imediatamente!	Cãibras, náuseas e vertigem Aumento no risco de osteossarcoma – evitar em Doença de Paget, radiação óssea prévia, metástases ósseas, hipercalcemia ou história de malignidade óssea Evitar em pacientes com insuficiência renal grave (ClCr < 30 mL/min).

(Continua)

Quadro 15-4. Antirreabsortiva: inibe a atividade osteoclástica *(Cont.)*

Medicamento Nome comercial	Posologia	Tempo de tratamento	Indicações	Eventos adversos
Ação mista: ação desconhecida				
Ranelato de estrôncio				
Ranelato de estrôncio (Protos® – Les Laboratoires Servier Industrie – Gidy)	2 g/dia – diluir 1 sachê em água (30 mL) e tomar 1x/dia ao deitar (2 horas após jantar)	–	Indicado para o tratamento de osteoporose grave: ■ Mulheres pós-menopáusicas ■ Homens adultos com elevado risco de fratura Quando o tratamento com outros medicamentos aprovados na osteoporose não seja possível devido a, por exemplo, contraindicações ou intolerância	Contém açúcar – usar com cautela em diabéticos Evitar uso em fenilcetonúria: contém fenilalanina Comuns: embolia venosa (evitar em TVP prévio ou quando em imobilização), angina de peito (evitar em hipertensos não controlados), intolerância gastrintestinal (flatulência), aumento de colesterol, hepatite e reações cutâneas Evitar em pacientes com insuficiência renal grave (*clearance* de creatinina abaixo de 30 mL/min)

paciente, objetivando a dosagem sérica de 25-OH-vitamina D ao redor de 30 ng/mL.[1]

Em pacientes com doença renal crônica a metabolização final está reduzida, acarretando a osteodistrofia renal; então, mesmo com a reposição de colecalciferol, esta não consegue ser convertida em calcitriol, sua forma metabolicamente ativa.[1] Nesse caso a droga para realizar a manutenção deve ser o calcitriol (Rocaltrol® 0,25 mcg/cápsula), iniciada com a menor dosagem (0,25 mcg/dia) e aumentada conforme a calcemia. O colecalciferol não realiza reposição nos casos de insuficiência ou deficiência;[1]

C) Prática de atividades físicas regularmente (tração muscular, musculação) que melhorem agilidade, força muscular, postura e equilíbrio. Com isso, existe aumento na densidade mineral óssea que favorece o remodelamento ósseo, reduz risco de quedas e consequentemente de fraturas;

D) Cessação tabagismo e etilismo;

E) Prevenção de quedas e seus fatores de risco: avaliar domicílio do paciente em busca de possíveis locais que propiciem quedas (tapetes escorregadios, escadas, altura de cama) e instalar mecanismos segurança (barras no box de banheiro ou ao lado do vaso sanitário, rampas), evitar medicações depressoras de sistema nervoso central, manter pressão arterial controlada, corrigir marcha e distúrbios visuais;[1]

F) Medir anualmente a altura.

◀ TRATAMENTO FARMACOLÓGICO

As medicações indicadas para prevenção e tratamento da osteoporose são divididas em três classes principais, conforme seu mecanismo de ação (Quadro 15-4):

1. **Antirreabsortiva:** inibe a atividade osteoclástica:
   - *Bisfosfonatos:* acumulam na matriz óssea e são internalizados pelo osteoclasto durante a lise da matriz óssea, desestruturando o citoesqueleto e induzindo a apoptose;[1]
   - *Denosumabe:* anticorpo monoclonal humano (IgG2) que tem como alvo o RANKL, ao qual se liga com grande afinidade e especificidade, impedindo que o ligante ative seu único receptor, o RANK, na superfície dos osteoclastos e seus precursores, independentemente da superfície óssea[1]. A prevenção da interação RANKL/RANK inibe a formação, a função e a sobrevivência de osteoclastos.[1] O denosumabe, portanto, reduz a reabsorção óssea e aumenta a massa e a resistência dos ossos corticais e trabeculares;
   - *Raloxifeno:* modulador seletivo do receptor de estrogênio;
   - *Estrogênio:* ou terapia de reposição hormonal.

2. **Anabólicos:** estimulam ação do osteoblasto
   - *Teriparatida:* fragmento de PTH que tem afinidade para o receptor-1 de PTH. Quando administrado em baixas doses e de maneira intermitente, o PTH mostrou ter efeitos predominantemente anabolizantes nos osteoblastos.[1]

     Após aproximadamente 24 meses de uso, o PTH apresenta predominante efeito catabólico ao estimular osteoclastos.[1]

     Existe, então, o momento da janela metabólica, durante o qual a medicação tem predominante efeito anabólico, que tem duração de 18 a 24 meses. Após este prazo a Teriparatida deve ser substituída por outra medicação imediatamente para que se possa manter o ganho de massa óssea.
3. **Ação mista:** estimulando a formação e reduzindo a reabsorção óssea:
   - Ranelato de estrôncio: ação no núcleo com mecanismo indeterminado. Com possível incorporação do estrôncio na estrutura cristalina do osso substituindo o cálcio.
   - Ação dual:
     - Efeito antirreabsortivo: estimula osteoprotegerina e inibe RANKL;
     - Efeito anabólico: aumenta a atividade osteoblástica, inclusive aumentando a síntese de colágeno e modulando o sistema OPG/RANKL a favor de OPG.

ACOMPANHAMENTO

Reavaliação mínima anual ambulatorial de todos os pacientes,[1] verificando aderência a medidas não farmacológicas, exame físico incluindo medição de peso e altura.

Nos pacientes em tratamento farmacológico, avaliar laboratorialmente a bioquímica óssea ao diagnóstico e sempre que necessário. Repetir densitometria após 2 anos da instituição terapêutica para avaliar resposta terapêutica.

Radiografia de coluna vertebral (lombossacra) deve ser realizada antes de iniciar tratamento medicamentoso, caso seja documentada a perda de altura (maior que 4 cm da altura aos 20 anos de idade ou 2 cm da última altura documentada em prontuário), nova dor lombar, alteração postural ou alteração suspeita à radiografia tórax ou em pacientes nos quais se considera cessação temporária do tratamento medicamentoso.

REFERÊNCIAS BIBLIOGRÁFICAS

1. National Osteoporosis Foundation. *Clinician's guide to prevention and treatment of osteoporosis.* Washington, DC: National Osteoporosis Foundation, 2014. Disponível em: <http://nof.org/files/nof/public/content/file/2791/upload/919.pdf>
2. Pinheiro MM, Ciconelli RM, Martini LA *et al.* Risk factors for recurrent falls among Brazilian women and men: the Brazilian Osteoporosis Study (Brazos). *Cad Saúde Pública*

2010;26(1):89-96. ISSN 0102-311X. Disponível em: <http://dx.doi.org/10.1590/S0102-311X2010000100010>
3. Pinheiro MM, Szejnfeld VL. Epidemiologia da osteoporose no Brasil. *Revista Paulista de Reumatologia* 2011;10(Supl 1). ISSN 1809-4635.
4. Pinheiro MM, Ciconelli RM, Jacques NO *et al*. O impacto da osteoporose no Brasil: dados regionais das fraturas em homens e mulheres adultos. *The Brazilian Osteoporosis Study* (Brazos). *Rev Bras Reumatol* 2010;50(2):113-27.
5. Prof Kristina Åkesson Universidade de Lund, Suécia Paul Mitchell University College London, Reino Unido. Capture a fratura www.iofbonehealth.org uma campanha global para quebrar o ciclo de fraturas por fragilidade ©2012 International Osteoporosis Foundation. Disponível em: <http://share.iofbonehealth.org/WOD/2012/report/PT/WOD12-report-PT.pdf>
6. International Society for Clinical Densitometry (ISCD) and the International Osteoporosis Foundation (IOF). 2010 Official Positions of the ISCD/IOF on the Interpretation and Use of FRAX in Clinical Practice. Bucharest, Romania, November 14, 2010. Disponível em: <http://www.iscd.org/official-positions/official-positions/#sthash.DimB3cyW.dpuf>
7. Pereira GAP, Genaro PS, Pinheiro MM *et al*. Cálcio dietético: estratégias para otimizar o consumo. *Rev Bras Reumatol* 2009 Apr.;49(2):164-71. Citado em: 9 Dec. 2015. Disponível em: <http://www.scielo.br/scielo.php?script=sci_arttext&pid=S0482-50042009000200008&lng=en. http://dx.doi.org/10.1590/S0482-50042009000200008>
8. Lichtenstein A, Ferreira-Júnior M, Sales MM *et al*. Vitamina D: ações extraósseas e uso racional. *Rev Assoc Med Bras* 2013 Oct.;59(5):495-506. Citado em: 9 Dec. 2015. Disponível em: <http://www.scielo.br/scielo.php?script=sci_arttext&pid=S0104-42302013000500015&lng=en. http://dx.doi.org/10.1016/j.ramb.2013.05.002>

16 Doença de Parkinson

Sonia Maria Cesar de Azevedo Silva
Gil Rosa Oliveira Silva
Laura Cristina de Souza

◀ INTRODUÇÃO

Entre as moléstias que afetam o sistema nervoso central a doença de Parkinson (DP) apresenta importância especial, pois se inclui entre as mais frequentes enfermidades neurológicas, com prevalência na população ao redor de 100 a 150 casos por 100.000 habitantes.[1]

Descrita por James Parkinson em 1817, somente em 1959 Hornykiewicz descreveu como causa a deficiência de dopamina na homeostase do cérebro daqueles que portavam a doença, porém a etiologia ainda permanece obscura.[2]

◀ QUADRO CLÍNICO E DIAGNÓSTICO

O diagnóstico de Doença de Parkinson é eminentemente clínico. Os critérios diagnósticos do banco de cérebro do Reino Unido sugerem que, para o diagnóstico de doença de Parkinson, o paciente deverá cumprir duas etapas.

A primeira etapa está focada na definição de parkinsonismo e requer a presença de bradicinesia associada a pelo menos um dos sintomas cardinais: tremor em repouso, rigidez plástica ou instabilidade postural. Todavia, instabilidade postural é um sinal tardio, e seu surgimento precoce alerta para a possibilidade de parkinsonismo atípico.[3]

A segunda etapa trata da evolução típica do parkinsonismo da doença de Parkinson, que surge unilateral, excelente resposta a Levodopa, persistência da assimetria no decorrer da evolução e o desenvolvimento de discinesias.

Ainda são descritos os sintomas não motores, os quais podem surgir anos antes do início da sintomatologia motora. Dentre estes os mais comuns são: hiposmia, constipação intestinal, distúrbio comportamental do sono REM e depressão.[4]

◀ DIAGNÓSTICOS DIFERENCIAIS

As diversas formas de parkinsonismo podem ser classificadas em 3 tipos básicos:

1. Parkinsonismo primário (doença de Parkinson idiopática e as formas genéticas);
2. Parkinsonismo secundário;
3. Parkinsonismo-*plus* ou atípico.

O diagnóstico de parkinsonismo primário pressupõe a exclusão das outras duas formas.

A identificação das principais causas de parkinsonismo secundário, relacionadas no Quadro 16-1, pode ser feita por meio de dados da anmnese, exames de neuroimagem e eventualmente investigação metabólica para hipoparatireoidismo. Dado importante a ser considerado é que o parkinsonismo induzido por drogas pode persistir por semanas ou meses após a retirada do agente causador.

O parkinsonismo-*plus* ou atípico ou é a denominação empregada para caracterizar quadros neurológicos em que uma síndrome parkinsoniana associa-se a outros sinais e sintomas neurológicos (Quadro 16-2). O Quadro 16-3 apresenta sinais e sintomas que devem servir como alerta da possibilidade de parkinsonismo atípico. As síndromes parkinsonianas atípicas geralmente instalam-se de forma simétrica, respondem mal à levodopa e apresentam pior prognóstico que a doença de Parkinson.

Quadro 16-1. Causas de parkinsonismo secundário[3]

- Drogas: neurolépticos (fenotiazínicos, butirofenonas, tioxantenos, reserpina, tetrabenazina), antieméticos (benzamidas), bloqueadores de canais de cálcio (cinarizina, flunarizina), amiodarona, lítio, ciclosporina, antidepressivos inibidores de recaptação de serotonina e duais, meperidina
- Intoxicações exógenas: manganês, monóxido de carbono, dissulfeto de carbono, metilfeniltetra-hidroperidina (MPTP), metanol, organofosforados, herbicidas (paraquat, glifosato)
- Infecções: encefalites virais, neurocisticercose e síndrome da imunodeficiência adquirida
- Doença vascular cerebral
- Traumatismo cranioencefálico
- Processos expansivos do SNC
- Hidrocefalia
- Distúrbios metabólicos: hipoparatireoidismo

Quadro 16-2. *Red Flags* de parkinsonismo atípico (modificado)[7]

Sinais e sintomas sugestivos de outras patologias e não doença de Parkinson	
Instalação bilateral e simétrica	Sintomas bulbares – disfagia, disartria
Alterações cognitivas precoces	Resposta precária a levodopa
Ausência de tremor de repouso	Apraxias
Alteração precoce da marcha	Estridor inspiratório
Presença de déficit do olhar vertical	Início precoce
Sintomas disautonômicos	História familiar positiva

Doença de Parkinson

Quadro 16-3. Parkinsonismo atípico, etiologias e sinais e sintomas

Etiologia	Sinais e sintomas
Paralisia supranuclear progressiva (PSP)	Parkinsonismo simétrico Instabilidade postural e quedas precoces Postura do tronco em extensão Expressão facial de "espanto" Oftalmoparesia supranuclear vertical Síndrome do lobo frontal (bradifrenia, apatia, perserveração, *grasping*) Disfagia ou disartria precoce IRM: sinal do beija-flor (redução do diâmetro do mesencéfalo) Resposta precária a levodopa
Atrofia de múltiplos sistemas (AMS)	Sinais e sintomas: • Parkinsonianos (bradicinesia, rigidez, instabilidade postural, tremor) • Autonômicos (hipotensão ortostática, incontinência ou retenção urinária, disfunção erétil em homens, obstipação intestinal, alterações da sudorese) • Cerebelares (ataxia de marcha e membros, presença de nistagmo) • Piramidais (sinais de liberação piramidal) "Síndrome de Pisa" – distonia axial com flexão tônica e lateral do corpo IRM: sinal da cruz (hipersinal em T2 tanto longitudinal quanto vertical na ponte) Resposta precária a levodopa
Degeneração corticobasal (DCB)	Parkinsonismo de início assimétrico Disfunção cortical (apraxia ideomotora, "mão alienígena", perda sensorial cortical, heminegligência) Disfunção dos núcleos da base (rigidez, distonia, mioclonia) Disfunção cognitiva com relativa preservação do aprendizado e memória IRM: atrofia cerebral assimétrica Resposta precária a levodopa
Demência com corpos de Lewy (DCL)	Sinais de parkinsonismo espontâneo Síndrome demencial precoce Flutuação da cognição Alucinações visuais complexas Quedas frequentes Sensibilidade à neurolépticos Transtorno comportamental do sono REM

IRM, imagens de ressonância magnética.

Quadro 16-4. Diagnóstico diferencial entre tremor parkinsoniano e tremor essencial[1]

Tremor parkinsoniano	Tremor essencial
Repouso	Cinético-postural
Assimétrico	Bilateral
História familiar 5-10% dos casos	História familiar 30-40% dos casos
Responde a drogas dopaminérgicas e anticolinérgicas	Responde a betabloqueadores e primidona
	Melhora com álcool

Essa forma de parkinsonismo relaciona-se com uma série de moléstias neurológicas degenerativas ou dismetabólicas, sendo as relacionadas no Quadro 16-4 as que oferecem maiores dificuldades para serem distinguidas da DP, porque, do mesmo modo que a forma clássica da doença de Parkinson, instalam-se na meia-idade (acima dos 40 anos) e geralmente são esporádicas. As demais etiologias são mais facilmente distinguíveis da DP por apresentarem instalação precoce e frequente positividade de história familiar (p. ex.: Doença de Wilson, Doença de Machado-Joseph).

Diante de um enfermo que apresente tremores como queixa, tremor essencial deve entrar no rol de diagnósticos a serem afastados. O Quadro 16-4 mostra as principais diferenças nas manifestações clínicas destas duas entidades.[7]

◀ TRATAMENTO

O tempo para iniciar a terapia dopaminérgica depende do grau de acometimento, dos potenciais efeitos adversos e da preferência do paciente. Em geral, o tratamento precoce com drogas dopaminérgicas é recomendado, e a escolha, dependente da idade do paciente e da cognição global, é entre levodopa, agonistas dopaminérgicos e inibidores da monoamina oxidase. Agonistas dopaminérgicos e inibidores da monoamina oxidase têm longa ação e requerem menos doses. Já a levodopa é mais eficaz, porém necessita de pelo menos 3 doses diárias.

Com a progressão da doença, flutuações motoras como o *wearing-off* (o efeito da medicação torna-se mais curto) e as discinesias do pico de dose são inevitáveis. Tais flutuações inicialmente podem ser aliviadas com pequenas modificações na posologia dos fármacos.

Wearing-off melhora com acréscimo de inibidores da *cathecol-O-methyltransferase* (COMT), que age aumentando o tempo de ação da levodopa, por isso tal substância não pode ser administrada isoladamente. Outra estratégia seria o fracionamento das doses de levodopa, com aumento nas doses diárias.

As discinesias surgem em mais de 50% dos pacientes com doença de Parkinson,[9] inclusos aqueles que fazem uso de agonistas dopaminérgicos, levodopa e inibidores da MAO. Geralmente são secundárias a altas doses de levodopa, mais comuns em homens e jovens. Se leves não necessitam de tratamento específico. Se possível for, diminuir doses das medicações dopaminérgicas com introdução de amantadina no intuito de reduzir as discinesias.

O uso do biperideno para pacientes idosos deve ser desencorajado em virtude destes serem mais susceptíveis às drogas anticolinérgicas.

O Quadro 16-5 resume as principais drogas disponíveis no Brasil, assim como dose inicial e de manutenção, e seus efeitos adversos.

Quadro 16-5. Principais medicações utilizadas na fase inicial da DP[2]

	Medicação	Dose inicial	Dose de manutenção	Efeitos adversos
Drogas com ação dopaminergica	Levodopa 100 + Benserazida 25 Prolopa®	½ comprimido 3 × dia, VO	1 comprimido 3 ou 4 × dia, VO	Náuseas, discinesias, hipotensão ortostática, alucinações e confusão
	Levodopa 200 + Carbidopa 25 Sinemet®	½ comprimido 2 × dia, VO	½ comprimido a 3 a 4 × dia, VO	
	Pramipexol Sifrol®	0,125 mg/dia, aumento semanal até 3 × dia, VO	0,5 a 1 mg 3 × dia, VO	Hipotensão ortostática, sonolência, confusão, alucinação e jogo patológico
Inibidores da COMT	Entacapone 200 mg Contan®		1 comprimido VO junto com levodopa quando houver *wearing-off*	Diarreia, alterações na coloração da urina e discinesias
Anticolinérgico	Amantadina 100 mg Mantidan® Biperideno 2 mg Akineton® Triexifenidil 2 mg Artane®	1 comprimido 2 × dia, VO	1 comprimido 2 a 3 × dia, VO	Edema de membros inferiores (Amantadina), congestão cardíaca, confusão, retenção urinária, alucinação e insônia
Inibidores da MAO	Selegilina 5 mg Jumexil® Rasagilina 1 mg Azilect®	½ comprimido 2 × dia, VO	1 comprimido 2 × dia, VO	Crise hipertensiva com alimentos ricos em tiramina e simpaticomiméticos

◀ REFERÊNCIAS BIBLIOGRÁFICAS

1. Horstink MWIM, Morrish PK. Preclinical diagnosis of Parkinson's disease. *Adv Neurol* 1999;80:327-34.
2. Barbosa ER, Ferraz HB. Doença de Parkinson. In: Brasil Neto JP, Takayanagui OM. *Tratado de neurologia da Academia Brasileira de Neurologia.* Rio de Janeiro: Elsevier, 2013. p. 315-25.
3. William DR, Litvan I. Parkinsonian syndromes. *Continuum Journal, Minneap Minn* 2013;19(5):1189-212.
4. Edwards MJ, Deuschl G. Tremor syndromes. *Continuum Journal, Minneap Minn* 2013;19(6):1213-24.
5. Barbosa ER. Doença de Parkinson: diagnóstico. Barbosa ER, Ferraz HB, Tumas V. *Transtornos do movimento: diagnóstico e tratamento.* São Paulo: Eventos Omnifarma, 2013. vol. 1. p. 47-62.
6. Tumas V. Doença de Parkinson: tratamento clínico. In: Barbosa ER, Ferraz HB, Tumas V. Transtornos do movimento: diagnóstico e tratamento. São Paulo: Eventos Omnifarma, 2013. vol. 1. p. 107-20.
7. Jankovic J. Movement disorders. In: Daroff RB, Fenichel GM, Jankovic J et al. *Bradley´s neurology in clinical practice. Neurological diseases.* 6th ed. Philadelphia: Elsevier, parte III. 2012. p. 1762-801.
8. Golbe LI, Mark MH, Sage JI. *Parkinson´s disease handbook.* 2nd ed. New Jersey: American Parkinson Disease, 2010.
9. Ropper AH, Samuels MA, Klein JP. *Adam´s and Victor´s principles of neurology.* 10th ed. Boston: Mc Graw Hill Education, 2014. p. 1082-95.
10. Barbosa ER, Sallem FAS. Parkinson´s disease – Diagnosis. *Rev Neurociencias* 2005;13(3):158-65.

17 Distúrbios da Tireoide no Idoso

Ana Lucia Rosa Gomes

O diagnóstico de alterações tireoidianas no idoso muitas vezes é um desafio, pois a sintomatologia das alterações tireoidianas podem ser confundidas com senescência (Quadro 17-1).[1]

Para rastreio das alterações tireoidianas recomenda-se dosagem de TSH anual em mulheres acima de 50 anos.[1]

◀ HIPOTIREIDISMO

É um processo incidioso de falência tireoidiana e um estado de menor disponibilidade do hormônio tireoidiano para os tecidos periféricos.[1]

Pode ser dividido em:

A) Hipotireoidismo primário, é responsável pela maior parte dos casos de hipotireoidismo, sendo a tireoidite de Hashimoto a alteração mais frequente na população idosa.[2]
B) Hipotireoidismo secundário (p. ex., hipopituitarismo, síndrome de Sheehan)
C) Hipotireoidismo terciário (p. ex., tumores, traumas, alterações inflamatórias).[3,4]

Os principais sinais e sintomas são:

Pele seca, reflexos profundos lentificados, ginecomastia, bradicardia, hipertensão, fadiga muscular, perda de cabelos, apetite diminuído, constipação intestinal, intolerância ao frio, depressão, síndrome do túnel do carpo e diminuição da libido, sendo os mais frequentes nos idosos a fadiga e a fraqueza.[1,2]

Quadro 17-1. Medicamentos que interferem na função tireoidiana[1]

Medicamentos	Efeitos na tireoide
Dopamina e glicocorticoide	Diminuem secreção de TSH
Iodo, amiodarona e interferona alfa	Aumentam a secreção de hormônio tireoidiano
Lítio, iodo e amiodarona	Diminuem secreção do hormônio tireoidiano
Cálcio, colestiramina, hidróxido de alumínio, sucrafalte e sulfato ferroso	Diminuem absorção de T4
Fenobarbital, fenitoína, carbamazepina e sertralina	Aumentam o metabolismo hepático de T4 e T3

Quadro 17-2. Valores normais de TSH para idade

Idade	Valores normais de TSH
60 a 69 anos	0,45 a 4,7 mU/l
70 a 79 anos	0,45 a 5,6 mU/l
mais de 80 anos	0,45 a 6,3 mU/l

O diagnóstico laboratorial é dado por aumento de TSH e diminuição de T4 livre (Quadro 17-2).[1]

O ultrassom de tireoide não deve ser solicitado de rotina, apenas se houver presença de anticorpos antitireoidianos (antitireoglobulina e antiperoxidase), nódulo tireoidiano palpável ou no hipotireoidismo subclínico.[1]

São frequentes nos idosos hipotireoideos: aumento do colesterol total, LDL e triglicérides; diminuição da frequência cardíaca, cardiomegalia e derrame pericárdico.[5-10]

O tratamento deve ser iniciado com doses menores de levotiroxina, em geral 25 mcg/dia, e posteriormente aumentar a dose gradualmente. O aumento da dose deve ser de 25 mcg/mês; para os portadores de doença coronariana, o aumento deverá ser de 12,5 mcg/mês, pois o aumento do hormônio tireoidiano aumenta frequência cardíaca e o consumo de oxigênio pelo miocárdio, podendo causar sintomas cardíacos. Monitorizar TSH/T4L a cada 6 a 8 semanas após início do tratamento ou ajuste de dose. Após ajuste ideal da dose, solicitar TSH e T4L anualmente.[2]

◀ HIPOTIREOIDISMO SUBCLÍNICO (Figs. 17-1 e 17-2)

Caracterizado por níveis normais ou normais-baixos de hormônio tireoidiano, com TSH aumentado sem manifestações clínicas.

É recomendada a dosagem de anticorpos antitireoidianos (antitireoglobulina e anti-TPO), pois a presença destes em titulações elevadas pode determinar maior velocidade de progressão para hipotireoidismo sintomático.[1]

No hipotireoidismo subclínico devemos iniciar tratamento precoce para os pacientes com depressão, risco de doenças coronarianas, piora da dislipidemia, disfunção de ventrículo esquerdo e osteoporose. Para os pacientes assintomáticos não devemos iniciar tratamento; repetir TSH e T4L a cada 3 a 6 meses.[11,12]

Distúrbios da Tireoide no Idoso

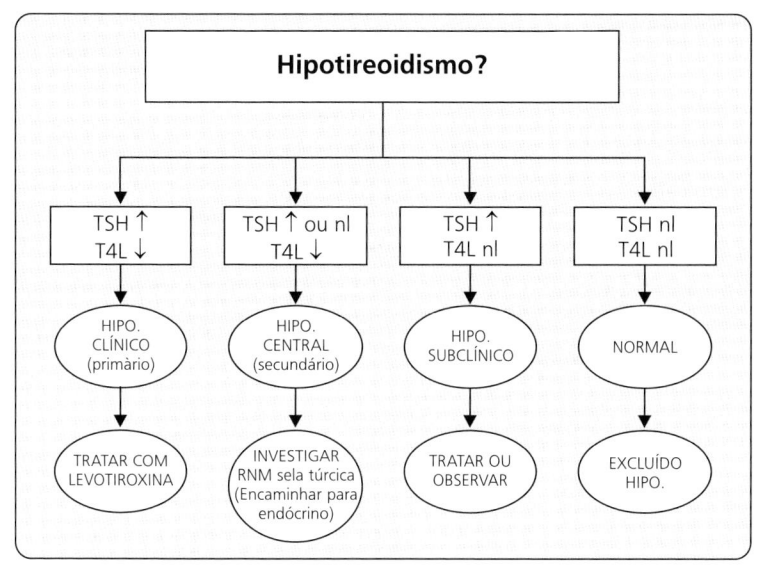

```
                        Hipotireoidismo?
    ┌──────────────┬──────────────┬──────────────┐
 TSH ↑          TSH ↑ ou nl    TSH ↑          TSH nl
 T4L ↓          T4L ↓          T4L nl         T4L nl
    ↓              ↓              ↓              ↓
  HIPO.         HIPO.          HIPO.          NORMAL
 CLÍNICO       CENTRAL       SUBCLÍNICO
(primário)   (secundário)
    ↓              ↓              ↓              ↓
 TRATAR COM   INVESTIGAR    TRATAR OU       EXCLUÍDO
LEVOTIROXINA  RNM sela túrcica OBSERVAR        HIPO.
              (Encaminhar para
               endócrino)
```

Fig. 17-1. Investigação do hipotireoidismo.

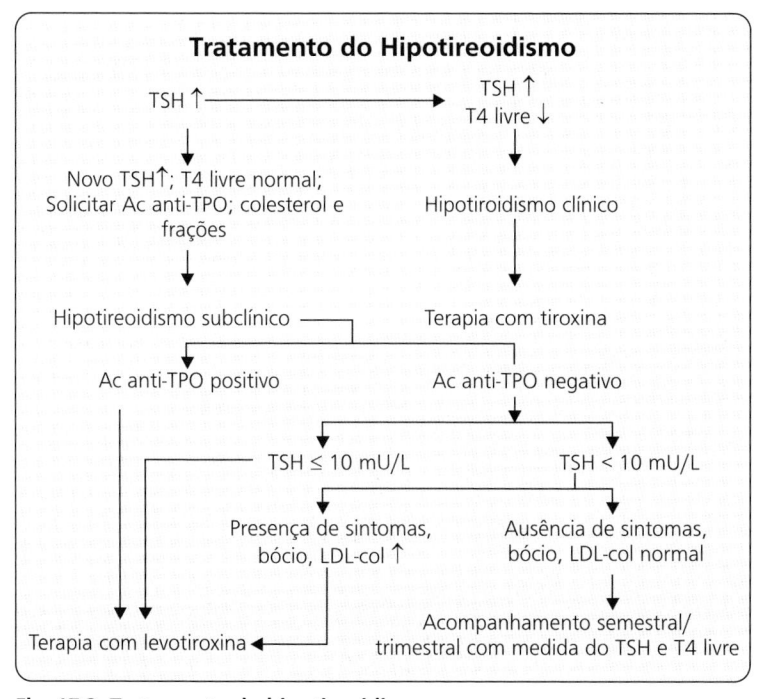

```
              Tratamento do Hipotireoidismo

       TSH ↑ ─────────────────→    TSH ↑
         ↓                         T4 livre ↓
  Novo TSH↑; T4 livre normal;          ↓
  Solicitar Ac anti-TPO; colesterol   Hipotireoidismo clínico
        e frações                         ↓
         ↓                           Terapia com tiroxina
  Hipotireoidismo subclínico ──┐
         ↓                     │
  Ac anti-TPO positivo      Ac anti-TPO negativo
         ↓                     ↓
    TSH ≤ 10 mU/L          TSH < 10 mU/L
         ↓                     ↓
  Presença de sintomas,   Ausência de sintomas,
  bócio, LDL-col ↑        bócio, LDL-col normal
         ↓                     ↓
                          Acompanhamento semestral/
 Terapia com levotiroxina ← trimestral com medida do TSH e T4 livre
```

Fig. 17-2. Tratamento do hipotireoidismo.

◀ HIPERTIREOIDISMO

É o distúrbio que resulta na superprodução sustentada de hormônio pela própria tireoide.

Tireotoxicoses são manifestações fisiológicas clássicas da quantidade excessiva de hormônios tireoidianos no organismo.[2]

Os sinais e sintomas do hipertireoidismo são: tremor, anorexia, nervosismo, reflexos hiperativos, aumento da sudorese, polidipsia, poliúria, intolerância ao calor, aumento de apetite e fibrilação atrial. Alguns sinais e sintomas clássicos do hipertireoidismo estão ausentes no idoso, por isso seu diagnóstico também é difícil. Nos idosos são observados menor prevalências de reflexos hiperativos, sudorese, excesso de sede, intolerância ao calor, tremor, nervosismo e aumento do apetite.

Anorexia, edema e fibrilação atrial são os principais achados.[1]

As principais causas do hipertireoidismo são:

Doença de Graves, bócio multinodular tóxico e bócio uninodular tóxico, sendo, no idoso, a doença de Graves a mais comum e o bócio multinodular tóxico a principal causa de tireotoxicose.[1]

O diagnóstico de Graves pode ser evidente pela presença de bócio difuso e oftalmopatia. A presença de autoanticorpos contra os receptores de TSH (TRAB) são os mais específicos para o diagnóstico. A cintilografia da tireoide com iodo radioativo mostra tipicamente um padrão difuso de captação na doença de Graves.[1]

No bócio multinodular tóxico, os autoanticorpos geralmente são negativos e a cintilografia com iodo radioativo mostra nódulos "quentes" múltiplos entremeados com tecido tireoidiano não captante.[1]

O hipertireoidismo secundário pode ocorrer pela tireoidite aguda, onde ocorre uma destruição da tireoide com liberação dos hormônios da tireoide pré-formados. A suspeita deve ocorrer quando paciente queixa-se de aumento da temperatura e dor em região cervical, associados a sintomas de uma doença viral.[1]

A amiodarona é grande causadora de hipertireoidismo, pois sua composição é rica em iodo, além de diminuir a conversão de T4 a T3, resultando na redução modesta dos valores de T3 e na elevação dos valores de T4.[1]

Diagnóstico laboratorial: consiste em valores de TSH < 0,01 mU/L. Os pacientes com hipertireoidismo podem ter dosagens menores de LDL, HDL e colesterol total, com aumento após tratamento.[2]

O tratamento da tireotoxicose é: metimazol 20 a 30 mg 1× ao dia ou propiltiouracil 100 mg 2× ao dia podem ser usados até remissão da doença ou até o tratamento definitivo com iodo radioativo, onde devem ser suspensos 2 semanas antes do tratamento. A dosagem de T4 livre deve ser monitorizada a cada 4 a 6 semanas.[1]

O tratamento definitivo é feito com iodo radioativo (Iodo-131) por via oral. O controle laboratorial deve ser realizado a 4 a 6 semanas.[1]

◀ HIPERTIREOIDISMO SUBCLÍNICO (Fig. 17-3)

É caracterizado por valores baixos de TSH, com T4 livre normal. Devem receber tratamento os pacientes com TSH < 0,1 mU/l por seus efeitos adversos no sistema ósseo e cardíaco.[1]

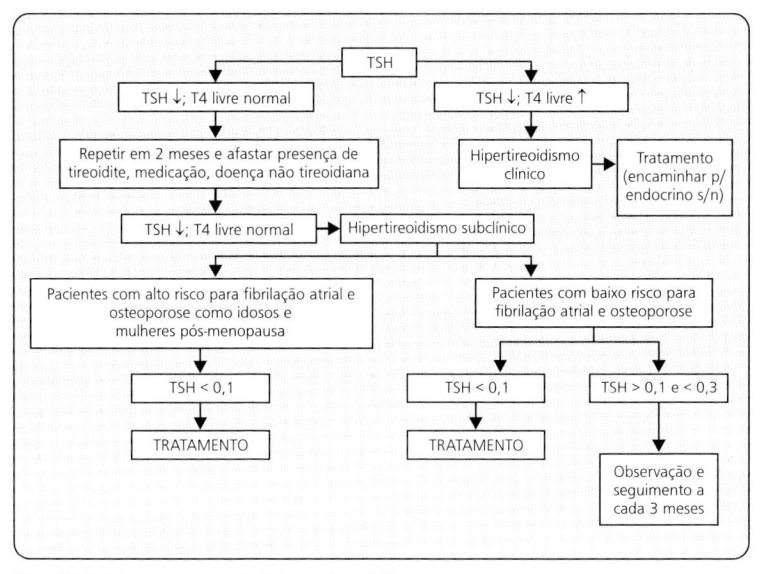

Fig. 17-3. Tratamento do hipertireoidismo.

◀ NÓDULOS E NEOPLASIAS DE TIREOIDE (Fig. 17-4)

O envelhecimento está associado a maior incidência de nódulos de tireoide. Em áreas de deficiência de iodo, a prevalência de nódulos de tireoide é ainda maior. Os nódulos de tireoide podem ser considerados adenomas benignos, neoplasias, cistos ou secundários a inflamação. Dez por cento dos nódulos encontrados são neoplasicos.[1]

O diagnóstico do nódulo tireoidiano pode ser realizado por meio da palpação da tireoide ou por ultrassonografia.[1]

Os diagnósticos diferenciais dos nódulos benignos de tireoide são: bócio multinodular, tireoidite de Hashimoto, cistos, adenoma folicular e adenoma de células de Hurthle. Já os nódulos malignos são: carcinoma papilar, carcinoma folicular, carcinoma medular, carcinoma anaplásico, linfoma primário de tireoide e carcinoma metastático.[13]

A investigação de um nódulo solitário deve ser feita inicialmente com dosagem de TSH; se suprimido, realizar avaliação funcional, por cintilografia. Caso ocorra aumento da captação do iodo radioativo não há necessidade de prosseguir a investigação para neoplasia. Realizar punção do nódulo por aspiração por agulha fina (PAAF) preferencialmente guiada por ultrassonografia, quando não encontrarmos a presença de hiperfunção tireoidiana quando o nódulo for maior que 1 cm e tiver uma ou mais características que podem sugerir malignidade ao ultrasson como: aumento de vascularidade central, microcalcificações, ausência de halo e margens irregulares. Se o nódulo for menor de 1 cm, só deve ser puncionado se houver linfonodos alterados nas cadeias lateral e central.[2,14]

Os fatores de risco para neoplasia de tireoide incluem: idade (abaixo de 20 e acima de 60 anos), sexo masculino, história de irradiação no pescoço, crescimento rápido do nódulo, linfonodo cervical e disfagia.[1]

Nos pacientes idosos a extensão da doença neoplásica para fora da glândula piora dramaticamente o prognóstico. A presença de hipertireoidismo concomitante a neoplasia de tireoide piora prognóstico, pois os autoanticorpos responsáveis pela estimulação da glândula podem também estimular o crescimento da lesão neoplásica.[1]

O tratamento ocorre por tireoidectomia total e ablação com iodo radioativo.

A ablação com iodo radioativo e dosagem de tireoglobulina no pós-operatório são indicadas para todos os pacientes portadores de neoplasia papilar ou folicular.

A supressão do nódulo com hormônio tireoidiano não deve ser realizada em idosos pelos riscos cardiovasculares.[1]

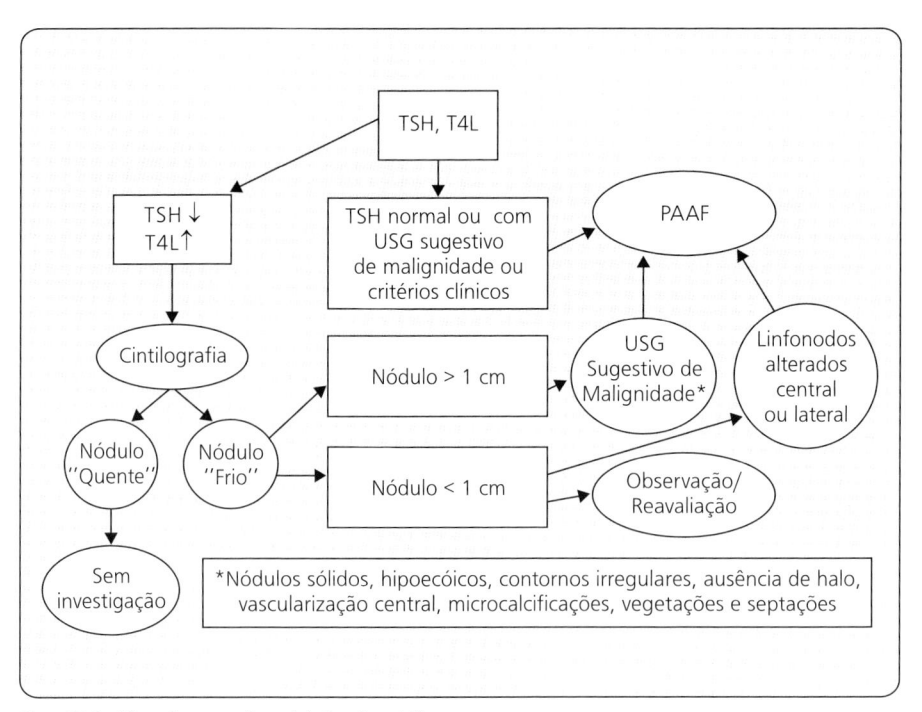

Fig. 17-4. Abordagem do nódulo tireoidiano.

◀ REFERÊNCIAS BIBLIOGRÁFICAS

1. Freitas EV, Py L et al. *Tratado de geriatria e gerontologia*. 3. ed. Rio de Janeiro: Guanabara, 2011, 1741p.
2. Freitas EV et al. *Manual pratico de geriatria*. Rio de Janeiro: AC Farmaceutica, 2012, 412p.
3. Samuels MH, Ridgway EC. Central hypothyroidism. *Endocrinol Metab Clin North Am* 1992;21:903.
4. Lania A, Persani L, Beck-Peccoz P. Central hypothyroidism. *Pituitary* 2008;11:181.
5. Monzani F, Caraccio N, Kozàkowà M et al. Effect of levothyroxine replacement on lipid profile and intima-media thickness in subclinical hypothyroidism: a double-blind, placebo-controlled study. *J Clin Endocrinol Metab* 2004;89:2099.
6. Nagasaki T, Inaba M, Kumeda Y et al. Increased pulse wave velocity in subclinical hypothyroidism. *J Clin Endocrinol Metab* 2006;91:154.
7. Kvetny J, Heldgaard PE, Bladbjerg EM et al. Subclinical hypothyroidism is associated with a low-grade inflammation, increased triglyceride levels and predicts cardiovascular disease in males below 50 years. *Clin Endocrinol* (Oxf) 2004;61:232.
8. Cikim AS, Oflaz H, Ozbey N et al. Evaluation of endothelial function in subclinical hypothyroidism and subclinical hyperthyroidism. *Thyroid* 2004;14:605.
9. Owen PJ, Rajiv C, Vinereanu D et al. Subclinical hypothyroidism, arterial stiffness, and myocardial reserve. *J Clin Endocrinol Metab* 2006;91:2126.
10. Choi SH, Lee YJ, Park YJ et al. Retinol binding protein-4 elevation is associated with serum thyroid-stimulating hormone level independently of obesity in elderly subjects with normal glucose tolerance. *J Clin Endocrinol Metab* 2008;93:2313.
11. Biondi B, Cooper DS. The clinical significance of subclinical thyroid dysfunction. *Endocr Rev* 2008;29:76.
12. Garber JR, Cobin RH, Gharib H et al. Clinical practice guidelines for hypothyroidism in adults: cosponsored by the American Association of Clinical Endocrinologists and the American Thyroid Association. *Thyroid* 2012;22:1200.
13. Baloch ZW, LiVolsi VA, Asa SL et al. Diagnostic terminology and morphologic criteria for cytologic diagnosis of thyroid lesions: a synopsis of the National Cancer Institute Thyroid Fine-Needle Aspiration State of the Science Conference. *Diagn Cytopathol* 2008;36:425.
14. McCartney CR, Stukenborg GJ. Decision analysis of discordant thyroid nodule biopsy guideline criteria. *J Clin Endocrinol Metab* 2008;93:3037.

18 Pneumonia no Idoso

Durval Alex Gomes e Costa
Marli Sasaki

A pneumonia constitui a terceira causa mais importante de internações hospitalares entre os idosos acima de 65 anos.[1]

No Brasil, a pneumonia representa a quinta causa de mortalidade em idosos,[2] sendo a principal causa de mortalidade em algumas séries.[3] Os idosos representam 70% de todos os casos de pneumonia no Brasil.[4] Fatores como idade e doenças crônicas (DPOC, diabetes *mellitus* e insuficiência cardíaca) têm sido associados à gravidade da pneumonia e mortalidade.[5]

A apresentação clínica da pneumonia em idosos (sobretudo acima dos 80 anos) pode ser atípica em relação à apresentada pelas populações mais jovens, com ausência dos sinais e sintomas clássicos ou sintomas mais severos e mortalidade maior a longo prazo.[6,7] A febre e leucocitose podem estar ausentes.[6,8] Tosse e dispneia podem estar ausentes em mais de 50% dos casos.[9] Taquipneia é um achado frequente (69% dos idosos). A ausculta pulmonar anormal é comum em 78-84% dos idosos embora a consolidação radiológica seja encontrada em apenas 29% dos casos. Os sintomas não respiratórios podem ser a principal característica apresentada no início da pneumonia (Quadro 18-1).

Importante ainda é o risco de aspiração nesta população. A Figura 18-1 ilustra os principais motivos de aspiração na população de idosos.[10]

Grande parte da prevalência de *delirium* nesta população se deve à apresentação inespecífica da pneumonia nos idosos.[11] Bacteremia, focos metastáticos de infecção e morte são mais frequentes na população de idosos.[12]

O reconhecimento precoce da sepse pode ser desafiador.

Os critérios clássicos para definir síndrome da resposta inflamatória sistêmica (febre, hipotermia, taquicardia, taquipneia ou contagem anormal de leucóci-

Quadro 18-1. Sintomas da pneumonia no idoso[10]

Mais comuns	Menos comuns
Quedas	Dor pleurítica torácica
Mudança aguda do estado funcional	Tosse
Diminuição do apetite	Respiração mais curta
Incontinência urinária	Febre
Delirium/Estado confusional agudo	Leucocitose

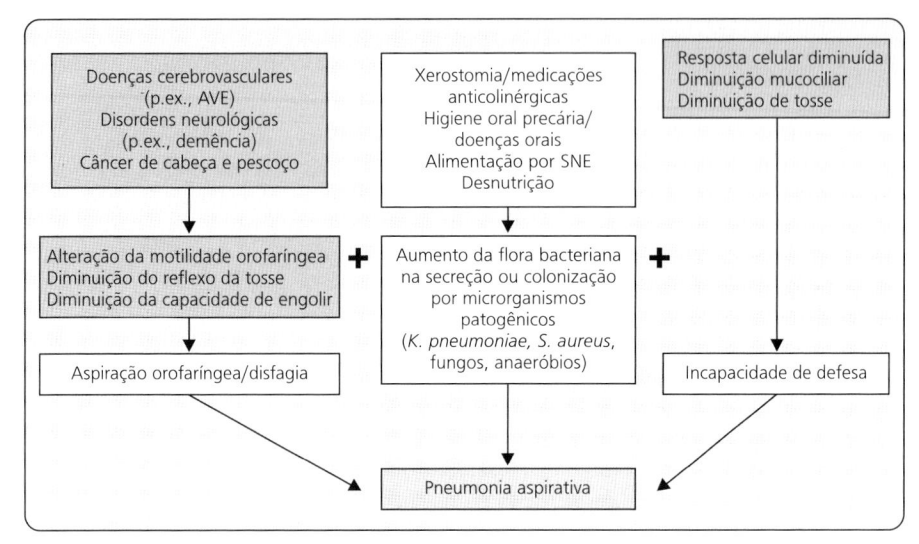

```
┌─────────────────────────────────────────────────────────────────────────────┐
│  ┌──────────────────────────┐   ┌──────────────────────────┐   ┌──────────────────────────┐  │
│  │ Doenças cerebrovasculares│   │ Xerostomia/medicações    │   │ Resposta celular diminuída│  │
│  │      (p.ex., AVE)        │   │    anticolinérgicas      │   │ Diminuição mucociliar    │  │
│  │  Disordens neurológicas  │   │ Higiene oral precária/   │   │ Diminuição de tosse      │  │
│  │     (p.ex., demência)    │   │     doenças orais        │   └──────────────────────────┘  │
│  │ Câncer de cabeça e pescoço│  │  Alimentação por SNE     │                                  │
│  └──────────────────────────┘   │      Desnutrição         │                                  │
│              │                   └──────────────────────────┘                                  │
│              ▼                               │                                                 │
│  ┌──────────────────────────┐               ▼                                                 │
│  │Alteração da motilidade orofaríngea│ ┌──────────────────────────┐                           │
│  │Diminuição do reflexo da tosse│ + │ Aumento da flora bacteriana│ +                         │
│  │Diminuição da capacidade de engolir│ │ na secreção ou colonização│                          │
│  └──────────────────────────┘    │   por microrganismos     │                                 │
│              │                    │      patogênicos         │                                 │
│              ▼                    │ (K. pneumoniae, S. aureus,│    ┌──────────────────────────┐│
│  ┌──────────────────────────┐    │   fungos, anaeróbios)    │    │  Incapacidade de defesa  ││
│  │Aspiração orofaríngea/disfagia│ └──────────────────────────┘    └──────────────────────────┘│
│  └──────────────────────────┘                                                                  │
│              │                               │                               │                 │
│              └───────────────────┬───────────┴───────────────────────────────┘                │
│                                  ▼                                                             │
│                      ┌──────────────────────────┐                                             │
│                      │   Pneumonia aspirativa   │                                             │
│                      └──────────────────────────┘                                             │
└─────────────────────────────────────────────────────────────────────────────┘
```

Fig. 18-1. Principais motivos de aspiração no idoso.

tos) podem estar ausentes. Dessa forma o diagnóstico clínico da sepse pode ser atrasado até o estabelecimento de choque séptico e falência de múltiplos órgãos.

Nesse cenário, o uso de biomarcadores como lactato sérico ou a procalcitonina podem ser úteis para o diagnóstico mais precoce.[10]

Diagnósticos etiológicos específicos definidos são mais difíceis nos idosos (20-50%), o que pode ser explicado pela ausência de tosse produtiva e uso prévio de antibióticos.

As etiologias variam conforme as diversas séries, dependendo dos meios de diagnósticos, da população estudada (institucionalizados *versus* ambulatoriais) e localização geográfica.[9]

Em geral, a etiologia da pneumonia adquirida na comunidade (PAC) em idosos segue a mesma tendência geral das populações mais jovens.

S. pneumoniae continua sendo o principal agente etiológico, com 20% a 60% dos casos,[7] seguido pelas bactérias gram-negativas (*Haemophylus influenza* com 7% a 11% dos casos,[13] *Moraxella catarrhalis*, *Legionela spp*, *Klebsiella spp* principalmente em portadores de DPOC e residentes em instituições de longa permanência) e *Staphylococcus aureus*, embora a incidência global do *S. aureus* nessa população seja relativamente baixa.[8,14]

Apesar das limitações metodológicas para seu diagnóstico, acredita-se que a *Chlamydia pneumoniae* seja responsável por 10-21% dos casos de pneumonia nos idosos, sobretudo entre 65-79 anos.[15,16]

Os agentes virais também constituem importantes agentes etiológicos de pneumonia em idosos: vírus sincicial respiratório, *influenza*, adenovírus, rinovírus.[17]

Como o agente etiológico é identificado em menos de 50% dos casos, a despeito de todos os recursos diagnósticos atualmente disponíveis, o tratamento inicial das pneumonias comunitárias é empírico conforme guias das diversas comunidades científicas, com base nos estudos de identificação dos agentes etiológicos e nas características clínicas dos pacientes.[18]

Os pacientes com diagnóstico de PAC devem ser avaliados quanto à gravidade da doença, o que orientará a decisão do local de tratamento, a intensidade da investigação etiológica e a escolha do antibiótico.

Nos idosos, entretanto, essa avaliação não deve se basear apenas nos escores de avaliação de gravidade. Fatores sociais e econômicos (disponibilidade de suporte e cuidadores, possibilidade de ingestão de medicação via oral) devem ser levados em consideração nesta decisão.[2,19,20]

Escores de gravidade da doença[19] ou modelos prognósticos[20] avaliam o prognóstico quanto à mortalidade em 30 dias e podem ser usados para identificar pacientes de baixo risco que são candidatos ao tratamento ambulatorial.

Um deles é o Índice de gravidade de pneumonia (PSI). Este escore abrange 20 variáveis que incluem características demográficas, doenças associadas, alterações laboratoriais, alterações radiológicas e achados do exame físico. A pontuação das variáveis permite estratificar a gravidade em cinco classes, baseadas no risco de morte (Quadros 18-2 e 18-3). O PSI pode subestimar a gravidade em pacientes jovens sem doenças associadas. Além disso, como é complexo (muitas variáveis),

Quadro 18-2. Avaliação de pontos para o PSI[20]

Fatores demográficos		Achados laboratoriais e radiológicos	
Idade		pH < 7,35	+30
Homens	1 ponto/ ano de idade	Ureia > 65 mg/dL	+20
Mulheres	idade − 10	Sódio < 130 mEq/L	+20
Procedentes de asilos	idade − 10	Glicose > 250 mg/dL	+10
		Hematócrito < 30%	+10
		PO_2 < 60 mmHg	+10
		Derrame pleural	+10
Comorbidades		Exame físico	
Neoplasia	+30	Alteração do estado mental	+20
Doença hepatica	+10	F. respiratória > 30 ciclos/min	+20
ICC	+10	PA sistólica < 90 mmHg	+20
Doença cerebrovascular	+10	Temperatura < 35°C ou > 40°C	+15
Doença renal	+10	Pulso ≥ 125 bpm	+10

Quadro 18-3. Estratificação dos pontos para classificação do risco[20]

Classe	Pontos	Mortalidade, %	Local sugerido de tratamento
I	–	0,1	Ambulatório
II	≤ 70	0,6	Ambulatório
III	71-90	2,8	Ambulatório ou internação breve
IV	91-130	8,2	Internação
V	> 130	29,2	Internação

com necessidade de uma extensa avaliação laboratorial, não parece ideal para o uso rotineiro na prática clínica.[2]

Outro modelo de escore de estratificação de risco foi sugerido pela *Sociedade Britânica do Tórax* e validado para idosos.[21] Baseia-se em quatro variáveis representativas da PAC aguda que formam a base do sistema **CURB** (C = confusão mental – escore ≤ 8 no minimental; U = ureia > 50 mg/dL; R ="Respiratory rate" - frequência respiratória ≥ 30 ciclos/min; B = Blood pressure – pressão arterial sistólica< 90 mmHg ou pressão arterial diastólica ≤ 60 mmHg; idade ≥ 65 anos).

O nome desse escore é um acrônimo de cada fator de risco medido (CURB-65), e pode ser apresentado de forma mais simplificada (CRB-65), sem a dosagem de ureia.[2] Nesse escore, cada variável representa 1 ponto, e o escore total tem 4 ou 5 pontos, respectivamente[19,22] (Figs. 18-2 e 18-3).

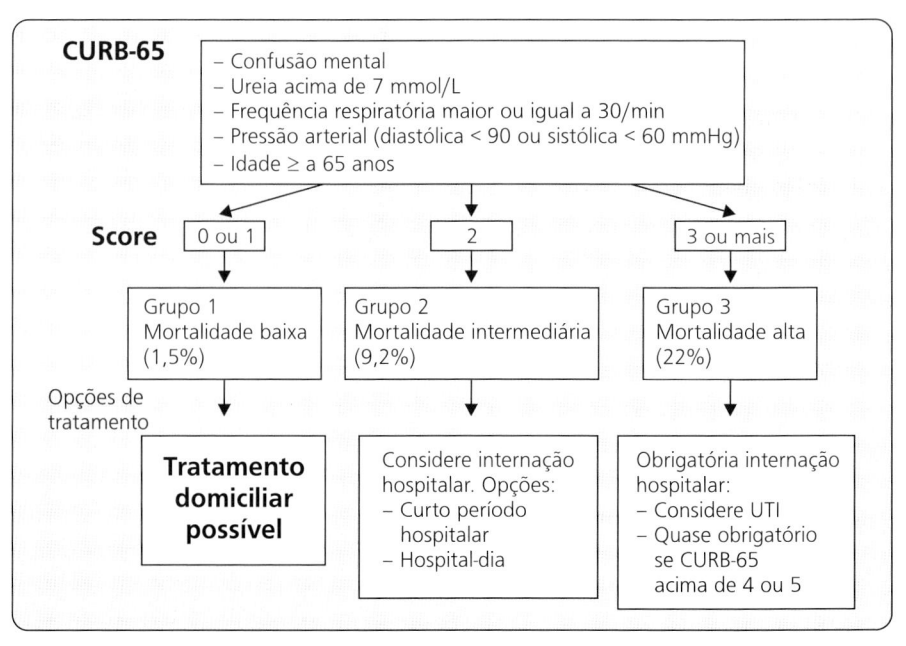

CURB-65
– Confusão mental
– Ureia acima de 7 mmol/L
– Frequência respiratória maior ou igual a 30/min
– Pressão arterial (diastólica < 90 ou sistólica < 60 mmHg)
– Idade ≥ a 65 anos

Score: 0 ou 1 | 2 | 3 ou mais

- Grupo 1 – Mortalidade baixa (1,5%)
- Grupo 2 – Mortalidade intermediária (9,2%)
- Grupo 3 – Mortalidade alta (22%)

Opções de tratamento:
- **Tratamento domiciliar possível**
- Considere internação hospitalar. Opções:
  – Curto período hospitalar
  – Hospital-dia
- Obrigatória internação hospitalar:
  – Considere UTI
  – Quase obrigatório se CURB-65 acima de 4 ou 5

Fig. 18-2. Avaliação do CURB-65.

```
                    ┌─────────────────┐
                    │  Escore CRB-65  │
                    └─────────────────┘
              ┌────────────┼────────────┐
           ┌─────┐      ┌─────┐      ┌──────┐
           │ 0-1 │      │  2  │      │3 ou 4│
           └─────┘      └─────┘      └──────┘
```

Mortalidade baixa, 1,2%	Mortalidade intermediária, 8,15%	Mortalidade alta, 31%
Provável tratamento ambulatorial	Avaliar tratamento hospitalar	Hospitalização urgente

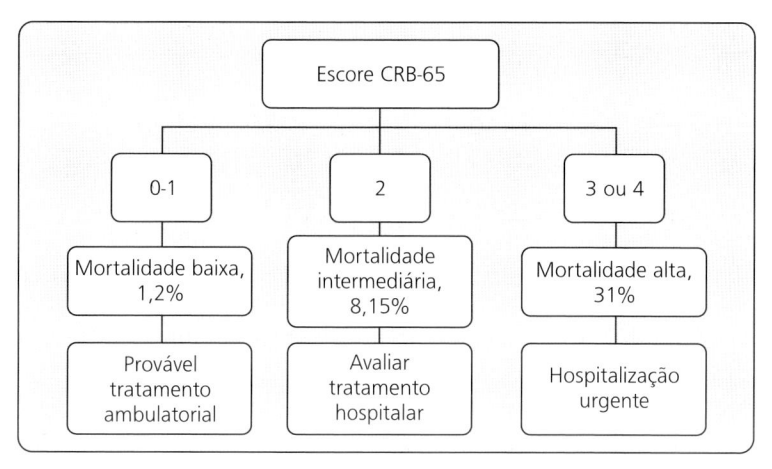

Fig. 18-3. Avaliação do CRB-65 (SEM "Ureia").

Sua maior limitação é a não inclusão das doenças associadas que podem acrescentar maior risco, como alcoolismo, insuficiência cardíaca/hepática ou neoplasias.

Importante ressaltar a necessidade da avaliação das doenças associadas, da extensão radiológica, do grau de oxigenação, dos fatores psicossociais e socioeconômicos e da viabilidade do uso de medicação por via oral como fatores que influenciam a decisão do local de tratamento.

Por sua simplicidade, aplicabilidade imediata e facilidade de uso sugerem-se a aplicação do escore CURB-65, ou a sua versão simplificada CRB-65, como critérios apropriados para a estratificação de gravidade no nível de atenção primária e na escolha do antimicrobiano a ser usado.[2]

◀ TRATAMENTO

Para a maioria dos pacientes com PAC, não é possível definir o agente etiológico no momento da decisão terapêutica. O uso de antimicrobianos é habitualmente dirigido aos microrganismos mais prevalentes. Não raramente, mais de um patógeno pode estar presente, incluindo os atípicos, o que exige uma cobertura empírica mais ampla, sobretudo nos casos de maior gravidade.

A terapia dirigida tem o potencial de minimizar os efeitos adversos, diminuir a indução de resistência a antimicrobianos e reduzir custos.[19] Pode substituir o tratamento empírico nos pacientes hospitalizados quando o patógeno específico é identificado nas primeiras 48-72 horas do início do tratamento, estreitando assim o esquema empírico inicial ou influenciando na escolha do antimicrobiano a ser usado na terapia sequencial oral.[8]

Embora não haja evidências definitivas quanto à superioridade de esquemas terapêuticos com cobertura para os patógenos atípicos, esta conduta pode levar à menor taxa de mortalidade em pacientes hospitalizados, reduzindo tempo e custo de internação hospitalar.[2]

Tratamentos com antibióticos combinados em pacientes com PAC visam ampliar a cobertura para os patógenos atípicos e para as bactérias potencialmente resistentes, assim como reduzir a mortalidade nos casos de bacteremia por *Streptococcus pneumoniae*.

A terapia combinada deve ser recomendada o mais precocemente possível para pacientes com PAC grave, sobretudo na presença de bacteremia, insuficiência respiratória ou choque, pois reduz a mortalidade em comparação à monoterapia, possivelmente por causa de coinfecção inaparente por patógenos atípicos (18-38% em algumas séries) e/ou efeitos imunomoduladores dos macrolídeos.[1]

Os preditores de risco para patógenos específicos devem ser considerados na escolha do esquema empírico de pacientes com PAC.[2] A escolha do antimicrobiano para o tratamento de infecções por *S. pneumoniae* está baseada em fatores diversos, tais como o local da infecção, a resistência à penicilina e outros agentes, nível de gravidade, farmacocinética e a farmacodinâmica da droga, além da idade do paciente. Nas infecções comunitárias, os tratamentos empíricos podem ser orientados por estudos de vigilância epidemiológica local. Nas infecções graves, é importante que a cultura e o antibiograma sejam realizados para uma eventual adequação da terapia. Em pacientes internados, o uso empírico da azitromicina como monoterapia fica restrito aos pacientes portadores de PAC não grave.[23]

O uso de antimicrobianos iniciais para PAC sugerido para pacientes ambulatoriais leva em consideração três aspectos importantes: a alta proporção de agentes da PAC sensíveis a betalactâmicos no Brasil; a falta de dados definitivos quanto à cobertura sistemática de bactérias atípicas em PAC não grave; e que a maior parte dos estudos envolveu pacientes hospitalizados e não ambulatoriais. Em qualquer situação, todos os pacientes devem ser reavaliados em até 48-72 h do início do tratamento. Essa avaliação baseia-se eminentemente em dados clínicos, não se justificando, nesse período, a repetição de exames radiológicos em pacientes estáveis e com evolução clínica satisfatória.[2]

O esquema de tratamento para idosos deve ser adaptado de acordo com o perfil de origem (institucionalizado ou não), internações prévias, função renal, entre outros fatores. A Figura 18-4 define os principais antimicrobianos para tratamento de pneumonia em idosos.[10]

A diminuição do tempo de tratamento reduz a exposição de pacientes com PAC a antibióticos, limita o risco de indução de resistência, reduz os custos e melhora a adesão e tolerabilidade. Indivíduos adultos com PAC de leve a moderada gravidade podem ser efetivamente tratados com antibióticos ministrados por um período igual ou inferior a sete dias.[24]

Pneumonia no Idoso

FATORES DE RISCO PARA P. aeruginosa?

- Doença pulmonar e estrutural, avançada (bronquiectasia ou DPOC classe C -D GOLD)
- Moradores de instituições de longa permanência
- Colonização prévia de P. aeruginosa

↓

Betalactâmico antipseudomonas (piperacilina+tazobactam) ou carbapenêmico
MAIS
Fluorquinolona antipseudomonas (levofloxacina ou moxifloxacina) ou aminoglicosídeo
SE suspeita de *P. aeruginosa* mutiR – considerar uso de Polixina

FATORES DE RISCO PARA ASPIRAÇÃO

- Doença neurológica ou cerebrovascular (p. ex.: convulsões)
- Disfagia ou vômitos confirmados
- Tumores de cabeça e pescoço

↓

Cobertura de anaeróbios: clindamicina OU betalactâmico/inibidor de betalactamase (p.ex., amoxicilina clavulanato) OU metronidazol bacilos gram-negativos e/ou anaeróbios: moxifloxacira ci piperacilina tazobactam ou carbapenêmico

AVALIAÇÃO DOS FATORES DE RISCO

Risco de MRSA

- IRC em estágio final/usuários de drogas endovenosas
- Pneumonia cavitária/necrotizante
- Colonização prévia MRSA ou infecção pele/partes mcles prévia
- Contactuante de MRSA /Pacientes institucionalizados
- Usuários de cateteres (qualquer invasivo)

↓

Linezolida ou vancomicina

Risco de Bactérias Multidroga resistentes?

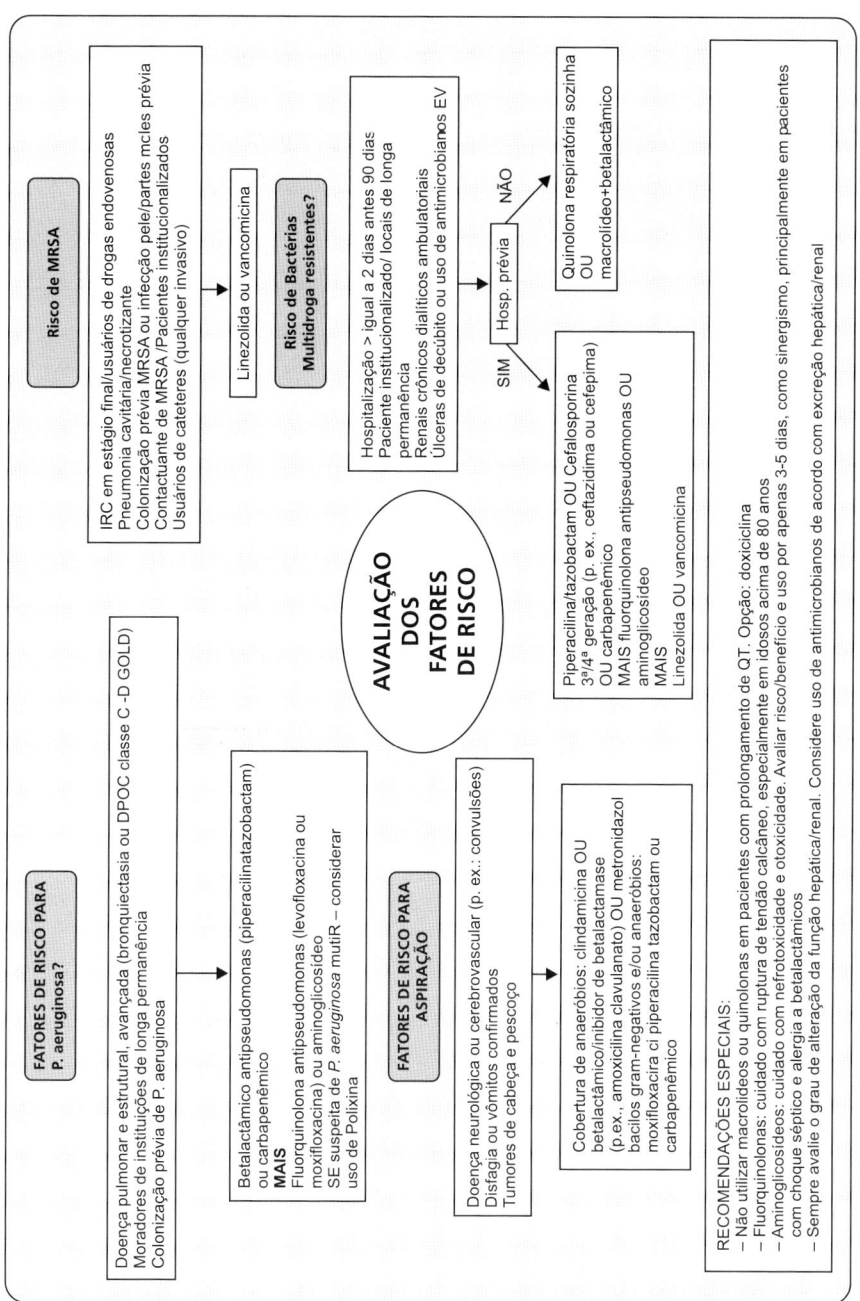

- Hospitalização > igual a 2 dias antes 90 dias
- Paciente institucionalizado/ locais de longa permanência
- Renais crônicos dialíticos ambulatoriais
- Úlceras de decúbito ou uso de antimicrobianos EV

↓ Hosp. prévia

SIM →
Piperacilina/tazobactam OU Cefalosporina 3ª/4ª geração (p. ex., ceftazidima ou cefepima) OU carbapenêmico
MAIS fluorquinolona antipseudomonas OU aminoglicosídeo
MAIS
Linezolida OU vancomicina

NÃO →
Quinolona respiratória sozinha OU macrolideo+betalactâmico

RECOMENDAÇÕES ESPECIAIS:
- Não utilizar macrolídeos ou quinolonas em pacientes com prolongamento de QT. Opção: doxiciclina
- Fluorquinolonas: cuidado com ruptura de tendão calcâneo, especialmente em idosos acima de 80 anos
- Aminoglicosídeos: cuidado com nefrotoxicidade e otoxicidade. Avaliar risco/benefício e uso por apenas 3-5 dias, como sinergismo, principalmente em pacientes com choque séptico e alergia a betalactâmicos
- Sempre avalie o grau de alteração da função hepática/renal. Considere uso de antimicrobianos de acordo com excreção hepática/renal

Fig. 18-4. Principais antimicrobianos para tratamento de pneumonia em idosos.

A maioria dos pacientes com diagnóstico de PAC responde adequadamente ao tratamento, porém, 10-24% dos pacientes hospitalizados[25] e 7% dos pacientes ambulatoriais podem apresentar uma resposta clínica inadequada.[24]

A falha terapêutica é um importante fator prognóstico na PAC, com taxa de mortalidade em torno de 40%.[26] Sua relevância pode também ser mensurada por meio da morbidade associada à falha terapêutica, traduzida pelo aumento do tempo de internação hospitalar, pela necessidade de admissão em UTI, pelo número de complicações e, de forma indireta, pelo aumento dos custos de tratamento.[27]

Não existe uniformidade na definição de falha terapêutica nos diferentes estudos. Em pacientes ambulatoriais, a falha é definida pela necessidade de internação hospitalar ou modificação do antimicrobiano inicial.[24] Nos hospitalizados, a falha é definida como precoce ou tardia.[25,27] A falha precoce é caracterizada por insuficiência respiratória com necessidade de ventilação mecânica e/ou presença de choque séptico nas primeiras 72 h de internação. A falha tardia é definida como a persistência ou o reaparecimento de febre associada a sintomas respiratórios ou à necessidade de ventilação mecânica e/ou à evolução para o choque séptico após 72 h de tratamento.

Os idosos têm múltiplos fatores para infecções por patógenos multidroga resistentes (MDR). O frequente contato com sistema de saúde é fator de risco (internações prévias, hemodiálises, antibióticos prévios nos últimos 90 dias). Para aperfeiçoar o tratamento de paciente com fatores de risco prévios, os termos pneumonias associadas à assistência à saúde (HCAP) e pneumonia adquirida em cuidados domiciliares por enfermagem (NHCAP) foram criados para diferenciar da pneumonia comunitária, já que seus agentes etiológicos assemelham-se aos agentes das pneumonias hospitalares (*P. aeruginosa* e *Enterobacteriacea*). Entretanto, a real necessidade de cobertura antibiótica de amplo espectro para os pacientes acima (HCAP e NHCAP) ainda é controversa.[7,10] A prevenção da pneumonia por meio da vacinação é um importante aspecto. O uso da vacina contra pneumococos é discutível quanto ao melhor tipo (polissacarídica a cada cinco anos, 10 valente ou 13 valente uma vez na vida), enquanto a vacinação anti-influenza é universalmente e anualmente recomendada.[27]

◀ REFERÊNCIA BIBLIOGRÁFICAS

1. Amsden GW. Anti-inflammatory effects of macrolides—an underappreciated benefit in the treatment of community-acquired respiratory tract infections and chronic inflammatory pulmonary conditions? *J Antimicrobial Chemotherapy* 2005;55(1):10-21.
2. Corrêa R, Lundgren F, Pereira-Silva J. Diretrizes brasileiras para pneumonia adquirida na comunidade em adultos imunocompetentes. *J Bras Pneumol* 2009;35(6):8.
3. Gross JS, Neufeld RR, Libow LS et al. Autopsy study of the elderly institutionalized patient. Review of 234 autopsies. *Arch Intern Med* 1988;148(1):173-76.

4. Brasil. Ministério da Saúde. *Mortalidade associada a pneumonias.* In: Saúde Md. (Ed.). Brasília: Ministério da Saúde, 2003.
5. Niederman MS, Bass Jr JB, Campbell GD et al. Guidelines for the initial management of adults with community-acquired pneumonia: diagnosis, assessment of severity, and initial antimicrobial therapy. American Thoracic Society. Medical Section of the American Lung Association. *Am Rev Respirat Dis* 1993;148(5):1418-26.
6. Metlay JP, Schulz R, Li YH et al. Influence of age on symptoms at presentation in patients with community-acquired pneumonia. *Arch Intern Med* 1997;157(13):1453-59.
7. Klapdor B, Ewig S, Pletz MW et al. Community-acquired pneumonia in younger patients is an entity on its own. *Eur Respir J* 2012;39(5):1156-61.
8. Bennett J, Dolin R, Blaser M. *Mandell, Douglas, and Bennett's principles and practice of infectious diseases.* 8th ed. Elsevier, 2015.
9. Granton JT, Grossman RF. Community-acquired pneumonia in the elderly patient. Clinical features, epidemiology, and treatment. *Clin Chest Med* 1993;14(3):537-53.
10. Faverio P, Aliberti S, Bellelli G et al. The management of community-acquired pneumonia in the elderly. *Eur J Intern Med* 2014;25(4):312-19.
11. Johnson JC, Jayadevappa R, Baccash PD et al. Nonspecific presentation of pneumonia in hospitalized older people: age effect or dementia? *J Am Geriatr Soc* 2000;48(10):1316-20.
12. Musher DM, Alexandraki I, Graviss EA et al. Bacteremic and nonbacteremic pneumococcal pneumonia. A prospective study. *Medicine* 2000;79(4):210-21.
13. Berk SL, Holtsclaw SA, Wiener SL et al. Nontypeable Haemophilus influenzae in the elderly. *Arch Intern Med* 1982;142(3):537-39.
14. Nicotra B, Rivera M, Luman JI et al. Branhamella catarrhalis as a lower respiratory tract pathogen in patients with chronic lung disease. *Arch Intern Med* 1986;146(5):890-93.
15. Marrie TJ. Community-acquired pneumonia in the elderly. *Clin Infect Dis* 2000;31(4):1066-78.
16. Ewig S, Torres A. Is Chlamydia pneumoniae an important pathogen in patients with community-acquired pneumonia? *Eur Respir J* 2003;21(5):741-42.
17. Falsey AR, Cunningham CK, Barker WH et al. Respiratory syncytial virus and influenza A infections in the hospitalized elderly. *J Infect Dis* 1995;172(2):389-94.
18. Marrie TJ, Durant H, Yates L. Community-acquired pneumonia requiring hospitalization: 5-year prospective study. *Rev Infect Dis* 1989;11(4):586-99.
19. Lim WS, van der Eerden MM, Laing R et al. Defining community acquired pneumonia severity on presentation to hospital: an international derivation and validation study. *Thorax* 2003;58(5):377-82.
20. Fine MJ, Auble TE, Yealy DM et al. A prediction rule to identify low-risk patients with community-acquired pneumonia. *N Engl J Med* 1997;336(4):243-50.
21. Man SY, Lee N, Ip M et al. Prospective comparison of three predictive rules for assessing severity of community-acquired pneumonia in Hong Kong. *Thorax* 2007;62(4):348-53.
22. Capelastegui A, Espana PP, Quintana JM et al. Validation of a predictive rule for the management of community-acquired pneumonia. *Eur Respir J* 2006;27(1):151-57.
23. Vergis EN, Indorf A, File Jr TM et al. Azithromycin vs cefuroxime plus erythromycin for empirical treatment of community-acquired pneumonia in hospitalized patients: a prospective, randomized, multicenter trial. *Arch Internal Med* 2000;160(9):1294-300.
24. Minogue MF, Coley CM, Fine MJ et al. Patients hospitalized after initial outpatient treatment for community-acquired pneumonia. *Ann Emerg Med* 1998;31(3):376-80.
25. Roson B, Carratala J, Fernandez-Sabe N et al. Causes and factors associated with early failure in hospitalized patients with community-acquired pneumonia. *Arch Internal Med* 2004;164(5):502-8.
26. Arancibia F, Ewig S, Martinez JA et al. Antimicrobial treatment failures in patients with community-acquired pneumonia: causes and prognostic implications. *Am J Respir Crit Care Med* 2000;162(1):154-60.
27. Menendez R, Torres A, Zalacain R et al. Risk factors of treatment failure in community acquired pneumonia: implications for disease outcome. *Thorax* 2004;59(11):960-65.

19 Peculiaridades da Psiquiatria no Idoso

Fernanda Terribili Novaes Santos
Sergio Augusto Cunha Ramos

◀ INTRODUÇÃO

A Organização Mundial de Saúde considera a depressão um grave problema de saúde pública e estima que 154 milhões de pessoas sejam afetadas em todo mundo.[1] Estima-se que 15% dos idosos apresentam algum sintoma depressivo, e que a depressão seja frequente em idosos hospitalizados (5 a 13%) e institucionalizados (12 a 16%).[2]

O transtorno depressivo é frequentemente subdiagnosticado na população idosa e, consequentemente, não é adequadamente tratado, constituindo-se um importante problema de saúde pública mundial, dado seu potencial incapacitante (Quadro 19-1).

Quadro 19-1. Fatores de risco e fatores protetores

Fatores de risco	Fatores protetores
• Idade	• Recursos de saúde
• Baixa escolaridade	• Religiosidade
• Sexo feminino	• Trabalho voluntário
• Baixo nível socioeconômico	• Função cognitiva
• Baixo suporte social	• Suporte social adequado
• Institucionalização	• Bom *status* socioeconômico
• Perda dos laços afetivos (cônjuge, irmãos e amigos)	• Interação significativa com atividades sociais
• Abuso/dependência de álcool	• Atividade física
• Perda da capacidade produtiva	
• Características da personalidade	
• Histórico/comorbidades psiquiátricas	
• Dor	
• Doença crônica incapacitante	
• Doença cerebrovascular	
• Uso de fármacos	
• História de depressão prévia	

◀ QUADRO CLÍNICO

Sintomas que podem compor um episódio de depressão: transtorno do sono, fadiga, retardo psicomotor, diminuição do interesse pela vida, desesperança, redução da concentração, alteração da memória, sensação de menos-valia e culpa.

Os idosos tendem a se queixar mais de sintomas somáticos e cognitivos do que de humor deprimido, sintomas afetivos ou culpa.[3]

Em algumas situações, o quadro de depressão pode mimetizar uma síndrome demencial, o que chamamos de pseudodemência. Na maioria dos casos o tratamento com antidepressivos costuma reverter o quadro, mas diversos estudos mostram que é possível manter déficits cognitivos mesmo após a melhora da depressão.[4]

Pode evoluir para demência em 3 anos, em 40% dos casos, podendo a depressão ser apenas uma manifestação precoce da demência.[5]

Depressão Vascular

Aproximadamente um terço dos pacientes com acidente vascular cerebral (AVC) agudo não diagnosticados como depressivos desenvolverá uma depressão no período entre 3 e 24 meses após o AVC.[4]

É caracterizada por redução do interesse, retardo psicomotor, prejuízo na percepção e pouca agitação ou sentimento de culpa, além de possível piora na incapacidade funcional.[5]

Fatores de risco como diabetes *mellitus*, hipertensão arterial sistêmica e dislipidemia associados ao desenvolvimento da arterioesclerose levam a um processo de isquemia cortical frontal ou lesões de gânglios da base determinando limitações nas atividades de vida diária e prejuízo na função social.

O controle das diversas comorbidades clínicas associado ao tratamento farmacológico da depressão e assistência multidisciplinar são as principais estratégias de tratamento.

Critérios diagnósticos

O diagnóstico da depressão é essencialmente clínico; porém, deve-se investigar a presença de doenças que possam estar colaborando para o quadro (doenças neurológicas, endócrinas, metabólicas, neoplasias).

Avalia-se a história clínica atual e pregressa, incluindo antecedentes psiquiátricos do próprio paciente e de seus familiares, uso de medicamentos, funcionalidade, avaliação psicológica (eventos estressores), cognitiva e social.

O diagnóstico pode basear-se nos critérios do DSM V, que classifica os transtornos depressivos em depressão maior, distimia e transtorno depressivo não especificado (Quadro 19-2).

Quadro 19-2. DSM-5 critérios diagnósticos para episódio de depressão maior[6]

A) Cinco ou mais dos seguintes sintomas estarem presentes durante um intervalo de duas semanas e significarem modificação do estado funcional prévio: pelo menos um dos sintomas deverá ser (1) humor depressivo ou (2) perda de interesse ou prazer

NOTA: Não estão inclusos sintomas que são claramente atribuídos a uma outra condição clínica

1. Humor depressivo na maior parte do dia, quase todos os dias, indicado tanto por relato subjetivo (p. ex: pensamento ruim, sensação de vazio e desesperança) quanto por informações de terceiros
2. Notável desinteresse ou desprazer em tudo, ou quase tudo, na maioria das atividades diárias, praticamente todos os dias (indicado por relato subjetivo ou observado por terceiros)
3. Significativa perda de peso sem dieta ou ganho de peso (p. ex.: mudança de 5% do peso corporal em um mês) ou aumento/diminuição do apetite praticamente todos os dias
4. Insônia ou hipersonia quase todos os dias
5. Agitação psicomotora ou lentidão de pensamento quase todos os dias (observado por terceiros e não somente por meio de sentimentos subjetivos de inquietação ou abandono)
6. Fadiga ou perda de energia quase todos os dias
7. Sentimento de menos-valia ou excessivo e inapropriado sentimento de culpa (que pode ser delirante) quase todos os dias (não meramente culpa por estar doente)
8. Diminuição da habilidade de raciocinar e concentrar-se, ou decidir, quase todos os dias (tanto por relato subjetivo quanto por observação de terceiros)
9. Pensamentos recorrentes de morte (não apenas medo de morrer), ideação suicida sem plano definido de forma recorrente, ou tentativa de suicídio, ou planejamento específico para cometer suicídio

B) Os sintomas causam sofrimento clinicamente significativo ou comprometimento social, ocupacional ou de outras importantes áreas de funcionalidade

C) O episódio não é atribuído diretamente ao efeito fisiológico de uma substância ou outra condição clínica

D) A ocorrência do episódio de depressão não é justificada por um transtorno esquizoafetivo ou esquizofreniforme, esquizofrenia, transtorno delirante, ou outro espectro específico da esquizofrenia ou outros trasntornos psicóticos

E) Nunca ter apresentado episódio de mania ou hipomania

A Escala de Depressão Geriátrica *(Geriatric Depression Scale- GDS)* é o intrumento mais utilizado para avaliação de sintomas depressivos em idosos (única desenvolvida para essa faixa etária), tendo como limitação seu uso em pacientes com déficit cognitivo (Quadro 19-3).[7]

Quadro 19-3. Escala de depressão geriátrica (Abreviada de Yesavage)[7]

Escala de depressão geriátrica (GDS)

- Satisfeito com a vida? **Sim**/Não
- Interrompeu muito de suas atividades? **Sim**/Não
- Sente que sua vida está vazia? **Sim**/Não
- Aborrece-se com frequência? **Sim**/Não
- Sente-se de bem com a vida a maior parte do tempo? Sim/**Não**
- Tem medo de que algo ruim lhe aconteça? **Sim**/Não
- Sente-se alegre a maior parte do tempo? Sim/**Não**
- Sente-se desamparado com frequência? **Sim**/Não
- Prefere ficar em casa a sair e fazer coisas novas? **Sim**/Não
- Acha que tem mais problema de memória que a maioria das pessoas? **Sim**/Não
- Acha que é maravilhoso estar vivo? Sim/**Não**
- Vale a pena viver, como vive agora? Sim/**Não**
- Sente-se cheio de energia? Sim/**Não**
- Acha que a sua situação tem solução? Sim/**Não**
- Acha que a maioria das pessoas está em situação melhor que a sua? **Sim**/Não

(Escore > 5 pontos: suspeita de depressão)

Curso da depressão[5]

- *Resposta:* melhora de 50% dos sintomas inicialmente presentes;
- *Remissão:* desaparecimento dos sintomas;
- *Recuperação:* manutenção da remissão dos sintomas por pelo menos 6 a 12 meses;
- *Recaída:* piora dos sintomas antes da sua remissão completa ou quando já houve remissão, porém ainda não a recuperação da doença;
- *Recorrência:* refere-se a um novo episódio de depressão, pois ocorre após a recuperação da doença.

Tratamento

A associação entre psicoterapia e tratamento medicamentoso eleva o potencial de resposta do paciente.[8]

Para que a escolha do antidepressivo seja adequada, deve-se atentar para alguns fatores: sintomas clínicos associados à redução da disponibilidade de cada um dos neurotransmissores, perfil de inibição destes pelos antidepressivos, mecanismo de desenvolvimento dos efeitos colaterais[8] além de presença de episódio depressivo prévio, uso anterior de antidepressivos, comorbidades e a renda familiar.

O início da terapêutica deve ser realizado com baixa dosagem, metade da dose usual para o adulto e aumento gradativo até a ideal para controle dos sintomas; existe uma latência de 4-8 semanas para o início da ação medicamentosa.

O tratamento farmacológico deve ser mantido por 6 a 12 meses após remissão dos sintomas para aqueles que enfrentam o primeiro episódio depressivo (Quadro 19-4).

Quadro 19-4. Medicações usadas na depressão

Antidepressivos	Posologia (mg/dia)	Uso	Efeitos colaterais
Inibidores seletivos da recaptação de serotonina	Sertralina (Zoloft®): 25-200 mg Paroxetina (Pondera®): 10-60 mg Citalopram (Cipramil®): 10-60 mg Escitalopram (Lexapro®): 10-30 mg Fluoxetina (Prozac®): 10-60 mg	Considerados drogas de primeira linha para tratamento da depressão em idosos Apresentam melhor tolerabilidade e fácil uso	Ansiedade, agitação, distúrbios do sono, acatisia, tremor, disfunção sexual, cefaleia, bradicardia, hiponatremia por SIADH
Inibidores seletivos da recaptação de serotonina e noradrenalina (duais)	Venlafaxina (Efexor XR®): 37,5-225 mg Desvenlafaxina (Pristiq®): 50-100 mg Duloxetina (Cymbalta®): 30-120 mg	Primeira linha em pacientes com dor neuropática associada ao quadro depressivo	Náusea, tontura, boca seca, insônia, sonolência, obstipação, sudorese, hipertensão arterial, disfunção sexual Cautela em pacientes hipertensos
Antidepressivos tricíclicos	Nortriptilina (Pamelor®): 10-150 mg Amitriptilina (Amytril®, Tryptanol®): 10-300 mg Imipramina (Tofranil®): 10-300 mg	Considerados agentes de terceira classe ou quarta linha para tratamento da depressão Efeito terapêutico ocorre por bloqueio da bomba de recaptação da serotonina, norepinefrina e dopamina	Hipotensão, obstipação, xerostomia, retenção urinária, déficit cognitivo, *delirium*, cardiotoxicidade, ganho de peso Contra indicado em pacientes com BAV e glaucoma agudo

(Continua)

Quadro 19-4. Medicações usadas na depressão *(Cont.)*

Antidepressivos	Posologia (mg/dia)	Uso	Efeitos colaterais
Antagonistas de dupla ação sobre receptores de serotonina 2A e inibição da recaptação de serotonina	Trazodona (Donaren®): 50-400 mg Trazodona de liberação lenta (Donaren Retard®): 100-300 mg	Efeito limitado como antidepressivo, mas potente efeito sedativo	Priapismo Hipotensão ortostática
Inibidores seletivos da recaptação de noradrenalina e dopamina	Bupropiona (Ziban®): 75-300 mg	Pode ser útil em pacientes com letargia, fadiga e para cessação do tabagismo Não interfere no desempenho sexual	Agitação, insônia, boca seca, náusea
Dupla ação serotoninérgica e noradrenérgica por meio de antagonismo alfa 2	Mitazarpina (Remeron®): 15-45 mg	Útil em idosos com insônia e história de emagrecimento	Sonolência, sedação, aumento de apetite/ganho de peso. Evitar em pacientes com risco de queda e obesos

Ansiedade

Fazem parte dos transtornos de ansiedade: agorafobia, pânico, fobias, transtorno de ansiedade generalizada (TAG), transtorno obsessivo compulsivo (TOC), transtorno de estresse pós traumático (TEPT), transtorno de estresse agudo, entre outros.[5]

Transtorno de ansiedade generalizada (TAG) é caracterizado por uma preocupação excessiva, irreal e generalizada acerca de diversos eventos ou atividades, ocorrendo na maioria dos dias por pelo menos 6 meses.

As classes de medicamentos mais comumente utilizados no tratamento do TAG são os antidepressivos, benzodiazepínicos e buspirona.

A primeira escolha para o tratamento são os antidepressivos, especialmente a classe do ISRS; destacam-se o citalopram, o escitalopram, a paroxetina e a sertralina. No início da terapêutica os sintomas de ansiedade podem exacerbar.

Os benzodiazepínicos devem ser reservados para casos especiais, como necessidade de associação com antidepressivos para melhoria dos sintomas ansiosos no período de latência dos antidepressivos. Devem ser retirados a curto prazo (Quadro 19-5).

Peculiaridades da Psiquiatria no Idoso

Quadro 19-5. Demonstrativo de prazos de alguns dos principais benzodiazepínicos

Droga	Meia-vida	Dose
Meia-vida curta		
Alprazolam (Frontal®)	12 a 15 horas	0,25 a 3 mg
Lorazepam (Lorax®)	10 a 20 horas	0,5 a 3 mg
Meia-vida longa		
Clonazepam (Rivotril®)	18 a 56 horas	0,5 a 4 mg
Diazepam (Valium®)	20 a 60 horas	2 a 15 mg

Depressão Bipolar

A maioria dos idosos com transtorno bipolar apresentou os primeiros episódios da doença em idades mais precoces; menos de 10% iniciaram os sintomas após os 65 anos.

Assim como nos jovens, o lítio é a medicação de escolha para tratamento. No idoso há alterção na distribuição, eliminação e aumento na interação com outras classes de medicamentos, aumentando, assim, a chance de toxicidade por essa droga.

A dose máxima para esta população raramente deve exceder 600 mg/dia, e o nível sérico terapêutico deve ser de 0,4 a 0,7 mEq/L, com medidas em intervalos de 3 a 18 semanas.[5]

A dose de 150 mg, 2 vezes ao dia, é segura para maioria dos idosos.[5]

Suicídio

A principal causa de suicídio entre idosos é a presença de depressão, em geral, associada às perdas acumuladas ao longo da vida (Quadro 19-6).[5]

Os casos suspeitos devem ser hospitalizados ou acompanhados ambulatorialmente, com retornos a curto prazo e contato telefônico, caso o paciente não compareça à consulta.

Quadro 19-6. Fatores de risco e fatores protetores no suicídio

Fatores de risco	Fatores protetores
• História prévia de tentativa de suicídio • Dor • Ansiedade • Medo da dependência e de "dar trabalho" aos familiares • Redução de nível do ácido 5-hidroxi-indolacético (metabólito da serotonina) no liquor • Abuso de álcool	• Religiosidade • Apoio social e familiar • Atividade social

◀ REFERÊNCIAS BIBLIOGRÁFICAS

1. World Health Organization (WHO); World Organization of Family Doctors. Integrating mental health into primary care: a global perspective. Geneva; 2008 [cited 2011 Dec. 14]. Available from: http://whqlibdoc.who.int/publications/2008/9789241563680_eng.pdf
2. Coutinho MPL, Gontiés B, Araújo LF, Sá RCN. Depressão um sofrimento sem fronteira: representações sociais entre crianças e idosos. *Psicol USF*. 2003;8(2):182-91.
3. Fabbri RMA, Gorzoni ML. *Livro de Bolso de Geriatria*. São Paulo: Atheneu, 2013.
4. Tavares A. *Compêndio de Neuropsiquiatria Geriátrica*. Rio de Janeiro: Guanabara-Koogan, 2005.
5. Freitas EV *et al. Tratado de geriatria e gerontologia*. 3. ed. Rio de Janeiro: Guanabara-Koogan, 2011.
6. Diagnostic and Statistical Manual of Mental Disorders, Fifth Edition, *American Psychiatric Association*. 2013.
7. Yesavage JA *et al.* Development and validation of a geriatric depression screening scale: a preliminary report. *J. Psychiatric. Res.*, 1982-83. n. 17, v. 1, p. 37-40.
8. Falcão LFR, Costa LHD *et al. Manual de Geriatria*. Manual do residente da Universidade Federal e São Paulo, Associação dos Médicos Residentes da Escola Paulista de Medicina. São Paulo. Roca, 2012.

20 | Constipação Intestinal

Ana Beatriz Coser Nemer
Renata Schikanowski Scilla

◀ INTRODUÇÃO

Constipação intestinal é uma queixa frequente nas consultas ambulatoriais geriátricas.

Os idosos são especialmente suscetíveis a alterações patológicas e fisiológicas que podem predispor à constipação.

Tal predisposição associada à tomada de múltiplos medicamentos aumentam as complicações nessa população e podem dificultar o tratamento.

As causas subjacentes devem ser identificadas brevemente para iniciar de forma precoce o manejo terapêutico, visando minimizar ou evitar complicações.

◀ DEFINIÇÃO

De forma simplificada e prática, considera-se constipação intestinal a presença de evacuação inferior a três vezes por semana.

Outras definições baseadas em consensos internacionais estabelecem critérios diagnósticos bem definidos, como os critérios de Roma III (Quadro 20-1).[1,2]

O Colégio Americano de Gastroenterologia recomenda a adoção de definições mais amplas para serem utilizadas na prática, já que a definição padronizada tem seu uso mais restrito e útil para a pesquisa clínica (Quadro 20-2).[2]

Quadro 20-1. Critérios diagnósticos para constipação funcional Roma III

Dois ou mais dos itens e subitens abaixo por 12 ou mais semanas nos últimos 12 meses
1. Em mais de 25% das evacuações: • Esforço intenso • Coprólitos ou fezes endurecidas • Sensação de evacuação incompleta • Sensação de obstrução ou bloqueio anorretal • Manobras digitais para auxiliar a defecação 2. Menos de três evacuações/semana 3. Perda de fezes são raramente presentes sem o uso de laxantes[1-3]

Quadro 20-2. Critérios Diagnósticos pelo Colégio Americano de Gastroenterologia

1. Distúrbio com base nos sintomas: definido como defecação insatisfatória caracterizada por evacuações infrequentes, dificuldade de passagem das fezes ou ambos
2. A dificuldade de passagem das fezes inclui esforço, sensação de evacuação incompleta, fezes endurecidas ou fragmentadas, tempo prolongado para evacuar ou necessidade de manobras digitais[1-3]

◀ EPIDEMIOLOGIA

A prevalência de constipação é maior em idosos, acometendo cerca de 50% da população, como mostra a maioria dos estudos epidemiológicos. Em idosos institucionalizados, a prevalência é ainda mais alta, com até 74% deles usando laxantes diariamente.[2,3]

Os fatores de risco para constipação crônica, além da idade avançada, incluem o sexo feminino (três vezes mais que o masculino), etnia não branca, sedentarismo, baixo nível educacional, medicações, dieta e depressão.[2]

◀ ETIOLOGIA

A constipação é comum em idosos por causa de mudanças fisiológicas relacionadas com idade, polifarmácia, presença de comorbidades, imobilismo, ingestão inadequada de líquidos e alterações da sensibilidade anorretal.[2,4]

◀ CONSTIPAÇÃO INTESTINAL PRIMÁRIA

Este tipo de constipação está descrito no Quadro 20-3.

Quadro 20-3. Tipos de constipação intestinal primária

	Características	Quadro clínico
Trânsito normal	▪ Tipo mais comum ▪ Tempo de trânsito e frequência evacuatória normais ▪ Muitos atribuem este distúrbio como um componente da síndrome do intestino irritável	▪ Dor ▪ Distensão abdominal ▪ Dificuldade de passagem das fezes ou fezes endurecidas
Trânsito lento	▪ Tempo prolongado de passagem do bolo fecal pelo intestino grosso ▪ Causas: dismotilidade colônica, diminuição da atividade do reflexo gastrocólico, alteração da regulação do sistema nervoso entérico e alterações da concentração de neuropeptídeos intestinais	▪ Distensão abdominal ▪ Perda de borborigmo

Quadro 20-3. Tipos de constipação intestinal primária (*Cont.*)

	Características	Quadro clínico
Obstrução na saída anorretal	- Dificuldade de expelir as fezes através do ânus - Coordenação ineficaz da musculatura pélvica durante a defecação - A presença de fissuras anais, hemorroidas, prolapso retal, hérnia retal posterior e retocele podem contribuir para dificultar a evacuação	- Sensação de evacuação incompleta ou de obstrução à defecação - Esforço para evacuar - Necessidade de manipulação digital do orifício retal[1,2]

◀ CONSTIPAÇÃO INTESTINAL SECUNDÁRIA

Os principais fatores desencadeantes durante a investigação inicial da queixa de constipação intestinal incluem os 4 "Ds": Deambulação, Dieta, Doenças e Drogas.

Nos idosos, geralmente a etiologia é multifatorial, como mostra o Quadro 20-4.[1,2]

Quadro 20-4. Causas secundárias de constipação em idosos[3]

Drogas (efeitos colaterais)	Condições neurológicas	Distúrbios gastrintestinais
- Analgésicos opioides - Antagonistas do canal de cálcio - Antiácidos (alumínio e cálcio) - Anticolinérgicos - Anticonvulsivantes - Antidepressivos tricíclicos - Anti-histamínicos - Anti-inflamatórios não hormonais - Antiparkinsonianos (agentes dopaminérgicos) - Clonidina - Colestiramina - Diuréticos (hidroclorotiazida, furosemida) - Inibidores da enzima conversora de angiotensina - Neurolépticos - Suplementos de cálcio - Suplementos de ferro	- Doença de Parkinson - Acidente vascular encefálico - Neuropatia autonômica - Demência - Depressão - Lesão medular - Esclerose múltipla **Distúrbios metabólicos** - Hipercalcemia - Hipocalemia - Hipermagnesemia - Diabetes *mellitus* - Hipotireoidismo - Hiperparatireoidismo - Uremia	- Neoplasia colorretal - Compressão extrínseca - Doença diverticular dos cólons - Megacólon - Estenose do cólon (inflamatória, pós-diverticulite, pós-radioterapia) - Prolapso retal - Retocele - Volvo - Hemorroidas - Fissura anal **Dependência dos outros para ajuda** - Diminuição da privacidade - Redução da mobilidade/sedentarismo - Baixa ingestão de fibras e líquidos

◀ DIAGNÓSTICO

Anamnese e Exame Clínico

Na história clinica é importante abordar:
- Frequência e consistência das fezes, grau de esforço durante a evacuação, uso de manobras digitais para evacuar, duração da constipação e os sinais de alerta;
- História alimentar quanto à ingestão de fibras e água, o número de refeições e quando são consumidas;
- A quantidade, o tipo e frequência do uso de laxantes;
- A cognição, o humor e a funcionalidade, antecedentes pessoais e medicamentos.[2]

No idoso, a incontinência fecal ou diarreia podem estar relacionadas com sintomas de impactação fecal (Quadro 20-5).[2]

Ao exame clínico:

- Durante a inspeção podemos observar erosões, fissuras anais ou hemorroidas;
- Deve-se realizar o toque retal para todos os pacientes que relatam constipação intestinal, podendo-se identificar a presença de fecaloma, hemorroidas, doença anorretal, e avaliar o tônus do esfíncter anal. A ausência de fezes no reto não exclui o diagnóstico de constipação;
- Quando ocorre a presença de fecaloma, fezes líquidas do colón proximal podem passar por essa massa impactada causando incontinência por transbordamento, muitas vezes confundida com diarreia (diarreia paradoxal).[2]

Quadro 20-5. Sinais de alerta para avaliação de constipação[2]
- Inicio agudo
- Perda de peso
- Sangramento retal
- Anemia por deficiência de ferro
- História familiar de câncer de cólon

Exames Complementares

A American Gastroenterological Association (AGA) recomenda a realização de exames complementares para identificar causas de constipação causadas por alterações metabólicas diversas e outros exames direcionados para uma comorbidade específica (Quadro 20-6).[1,2]

Na presença de sinais de alerta, doença sistêmica, alterações nos exames laboratoriais com suspeita de doença colorretal, principalmente em pacientes com idade acima de 50 anos com antecedentes familiares de neoplasia colônica, estão indicados exames estruturais, incluindo retossigmoidoscopia flexível ou colonoscopia, que podem mostrar evidências de uso crônico de laxantes, como a *melanosi coli*, ou lesões mucosas, como úlcera retal, doença inflamatória intestinal ou câncer (Fig. 20-1).[1,2]

Quadro 20-6. Exames complementares

Análise inicial
- Hemograma completo
- Glicemia
- Função renal
- Eletrólitos (incluindo sódio, potássio, cálcio e magnésio)
- Hormônios tireoideanos
- Se epidemiologia positiva, solicitar sorologia para Doença de Chagas
- Na suspeita de fecaloma, solicitar radiografia simples de abdome (confirmado quando retenção fecal intensa associada à dilatação retal com diâmetro maior que 6 cm, com ou sem nível hidroaéreo). É muito importante lembrar que a impactação fecal pode ocorrer sem fezes no reto ou na presença de incontinência fecal[2]

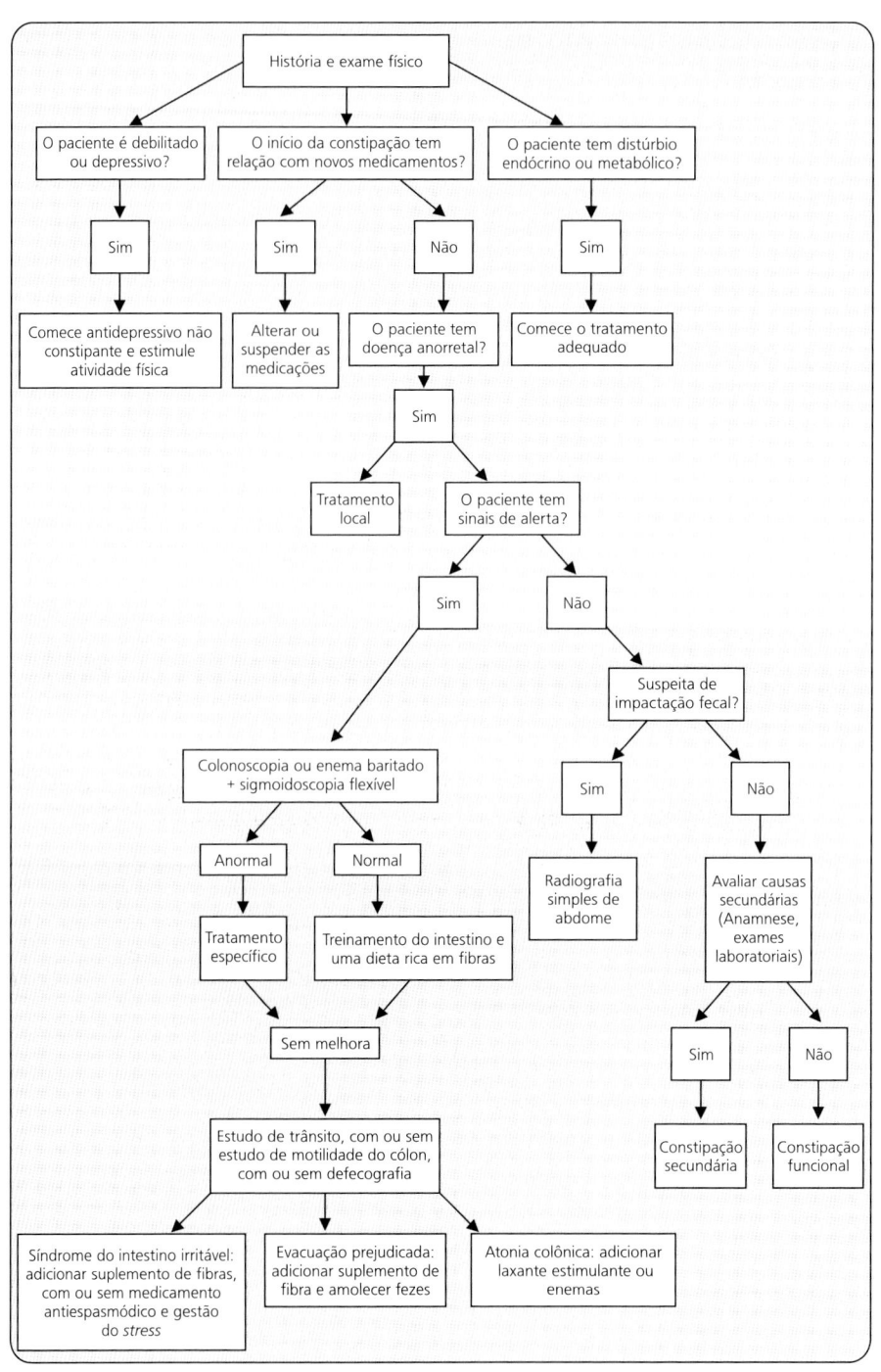

Fig. 20-1. Algoritmo de Avaliação da Constipação em Idosos.[2,4]

(TRATAMENTO

Deve ser individualizado de acordo com as causas identificadas, história clínica, medicamentos usados, estado clínico geral, mental e capacidades físicas, além da tolerância a vários agentes.

A constipação secundária é tratada com a correção da doença subjacente ou reduzindo os fatores predisponentes. A constipação primária é passível de ajustes na dieta, educação e formação comportamental, e laxantes, quando necessário.[2,4-6]

Monitorizar a frequência de evacuação, padrões de fezes, escape fecal, e o uso de laxantes pode ajudar no desenvolvimento de um regime global de tratamento adaptado a cada paciente.[3,5]

Tratamento não Farmacológico
Este tratamento está descrito no Quadro 20-7.

Quadro 20-7. Manejo básico da constipação

- Ingestão adequada de líquidos: é importante para manter a motilidade intestinal, redução do risco de desidratação e da formação de fecalomas
- Ingestão adequada de fibras (cereais, farelos, vegetais): iniciar gradualmente (aumento de 5 g de fibra por semana) para evitar dor, distensão abdominal e flatulência, até 20 a 35 gramas por dia. Não deve ser utilizada em pessoas acamadas, que não recebem líquidos adequadamente, ou em pacientes com megacólon. Remover impactação fecal antes de iniciar dieta rica em fibras
- Estabelecer rotina evacuatória: usar o reflexo gastrocólico, que ocorre 15 a 30 minutos após refeição e responder, assim que possível, ao estimulo de evacuar
- Atividade física leve a moderada está relacionada com menor probabilidade de constipação
- Revisão dos medicamentos: avaliar as medicações que causam constipação e, se possível, suspendê-las ou substituí-las[2]

Tratamento Farmacológico

A escolha do agente laxativo no idoso deve estar atrelada às comorbidades apresentadas (principalmente cardíacas e renais), interações medicamentosas, custos e efeitos adversos. Os laxantes mais utilizados na prática clínica incluem o hidróxido de magnésia, lactulose, compostos a base de sena, bisacodil e preparações de polietilenoglicol. Eles serão discutidos a seguir, classificados em formadores de massa, osmóticos, estimulantes (Quadro 20-8).[2,6]

Quadro 20-8. Tratamento farmacológico[1-3,5,7,8]

Classe	Posologia dos agentes laxativos	Efeitos adversos e considerações
Formadores de massa fecal • Resultam em fezes mais amolecidas • Aumentam o peso e as propriedades de absorção de água nas fezes, aumentando a massa fecal e acelerando a propulsão luminal	• Metamucil®: 1 a 3 sachês/dia • Muvinor®: 1 a 4 comprimidos/dia • Início da ação em alguns dias • Deve-se ingerir água adequadamente pra evitar a obstrução mecânica	• Flatulência, distensão e dor abdominal • Cautela no uso desse grupo de medicamentos em casos de constipação intestinal com trânsito intestinal lento ou disfunção anorretal: risco de impactação fecal • Podem inibir a absorção de outros fármacos e devem ser ingeridos 1 h antes ou 2 h após outros medicamentos. Deve-se aumentar a dose lentamente em intervalos semanais para evitar efeitos colaterais, assim como o aumento de consumo de fibras na dieta • São considerados agentes de primeira linha para tratamento, porém muitos idosos não são bons candidatos para uso desses fármacos: uso de opioides, disfagia por causa da consistência das fibras dissolvidas em água, ressecção cirúrgica de grande parte do intestino, lesão expansiva retal, pouca ingesta hídrica

Quadro 20-8. Tratamento farmacológico[1-3,5,7,8] (*Cont.*)

Classe	Posologia dos agentes laxativos	Efeitos adversos e considerações
Osmóticos • Agentes hiperosmolares que causam secreção de água para dentro do lúmen intestinal por meio da atividade osmótica, levando a formação de fezes mais amolecidas e à melhora da propulsão	**Supositórios** • Supositório de glicerina (infantil): usar após refeição grande ou antes de evacuação **Ação intermediária** • Lactulose (Lactulona®): Iniciar com 10-30 mL/dia • Leite de magnésia (Phillips®): 1 a 3 colheres de sopa/dia (1 a 3 g/dia) • Polietilenoglicol – Macrogol (Muvinlax®): 1 a 8 sachês/dia **Ação intensa** • Manitol 20%: iniciar 10-20 mL/dia. Doses de 50 até 100 mL/dia são habituais em usuários de opiáceos • Fosfato de sódio 66%: Iniciar com 10 a 30 mL/dia, com muita água (completar 500 mL de solução) **Início de ação** • Laxantes osmóticos: de 30 minutos a 48 horas • Sais laxantes: em 0,5 a 3 horas • Açucares pouco absorvíveis e o polietilenoglicol (PEG): de 24 a 48 horas	• Distúrbios hidroeletrolíticos, diarreia • Altas doses de PEG podem causar, ainda, náusea, distensão abdominal, cólicas, flatulência • Cautela em pacientes portadores de insuficiência cardíaca e disfunção renal crônica • Risco de hipermagnesmia com uso crônico de laxantes contendo magnésio em pacientes com insuficiência renal crônica • Risco de aumento da pressão arterial com o uso de fosfato de sódio • Embora sejam efetivos e não absorvidos, são frequentemente utilizados em doses insuficientes • A maioria dos idosos necessita de doses maiores para ter um efeito semelhante à laxativos estimulantes, como a sena, para prevenir constipação associada à opioides • Por agirem apenas no lúmen intestinal e com poucos efeitos sistêmicos, são relativamente seguros na maioria dos casos

(*Continua*)

Quadro 20-8. Tratamento farmacológico[1-3,5,7,8] *(Cont.)*

Classe	Posologia dos agentes laxativos	Efeitos adversos e considerações
- Estimulantes - Aumentam a motilidade intestinal e volume de água na luz do trato digestório pelo estímulo do plexo mioentérico e pela alteração do transporte de fluidos e eletrólitos	- Bisacodil: Dulcolax®/Lacto-purga® – 1 ou 2 comprimidos ao dia - Guttalax® – 15 a 45 gotas ao dia - Cáscara Sagrada®: 90 a 250 mg da forma sólida ao dia - Senna® ou Sene: 0,5 a 2 g da forma sólida ao dia - Início da ação: dentro de 8 a 12 horas da administração do fármaco, porém idosos frágeis podem apresentar uma resposta mais lenta - Efetivos quando utilizados agudamente por curtos períodos. Seu efeito laxativo é dose-dependente	- Desconforto abdominal, distúrbio hidroeletrolítico, reações alérgicas e hepatotoxicidade - Podem causar lesão estrutural permanente, mas não existem estudos bem definidos - Os compostos contendo sena estão associados a *melanosi coli*, vista à colonoscopia, embora não esteja clara a relação entre *melanosi coli* e câncer de colo, e pode não indicar nenhuma outra consequência clínica - São formalmente contraindicados na suspeita de obstrução intestinal - Estas drogas são melhores aplicadas para aqueles com falha na resposta a agentes osmóticos, e podem ser necessárias em obstipação induzida por opioides - Atingem o colón sem absorção importante, evitando, assim, a circulação êntero-hepática

Quadro 20-8. Tratamento farmacológico[1-3,5,7,8] (Cont.)

Classe	Posologia dos agentes laxativos	Efeitos adversos e considerações
Osmóticos • Agentes hiperosmolares que causam secreção de água para dentro do lúmen intestinal por meio da atividade osmótica, levando à formação de fezes mais amolecidas e à melhora da propulsão	**Supositórios** • Supositório de glicerina (infantil): usar após refeição grande ou antes de evacuação **Ação intermediária** • Lactulose (Lactulona®): Iniciar com 10-30 mL/dia • Leite de magnésia (Phillips®): 1 a 3 colheres de sopa/dia (1 a 3 g/dia) • Polietilenoglicol – Macrogol (Muvinlax®): 1 a 8 sachês/dia **Ação intensa** • Manitol 20%: iniciar 10-20 mL/dia. Doses de 50 até 100 mL/dia são habituais em usuários de opiáceos • Fosfato de sódio 66%: Iniciar com 10 a 30 mL/dia, com muita água (completar 500 mL de solução) **Início de ação** • Laxantes osmóticos: de 30 minutos a 48 horas • Sais laxantes: em 0,5 a 3 horas • Açucares pouco absorvíveis e o polietilenoglicol (PEG): de 24 a 48 horas	• Distúrbios hidroeletrolíticos, diarreia • Altas doses de PEG podem causar, ainda, náusea, distensão abdominal, cólicas, flatulência • Cautela em pacientes portadores de insuficiência cardíaca e disfunção renal crônica • Risco de hipermagnesmia com uso crônico de laxantes contendo magnésio em pacientes com insuficiência renal crônica • Risco de aumento da pressão arterial com o uso de fosfato de sódio • Embora sejam efetivos e não absorvidos, são frequentemente utilizados em doses insuficientes • A maioria dos idosos necessita de doses maiores para ter um efeito semelhante à laxativos estimulantes, como a sena, para prevenir constipação associada à opioides • Por agirem apenas no lúmen intestinal e com poucos efeitos sistêmicos, são relativamente seguros na maioria dos casos

(Continua)

Quadro 20-8. Tratamento farmacológico[1-3,5,7,8] *(Cont.)*

Classe	Posologia dos agentes laxativos	Efeitos adversos e considerações
- Estimulantes - Aumentam a motilidade intestinal e volume de água na luz do trato digestório pelo estímulo do plexo mioentérico e pela alteração do transporte de fluidos e eletrólitos	- Bisacodil: Dulcolax®/Lacto-purga® – 1 ou 2 comprimidos ao dia - Guttalax® – 15 a 45 gotas ao dia - Cáscara Sagrada®: 90 a 250 mg da forma sólida ao dia - Senna® ou Sene: 0,5 a 2 g da forma sólida ao dia - Início da ação: dentro de 8 a 12 horas da administração do fármaco, porém idosos frágeis podem apresentar uma resposta mais lenta - Efetivos quando utilizados agudamente por curtos períodos. Seu efeito laxativo é dose-dependente	- Desconforto abdominal, distúrbio hidroeletrolítico, reações alérgicas e hepatotoxicidade - Podem causar lesão estrutural permanente, mas não existem estudos bem definidos - Os compostos contendo sena estão associados a *melanosi coli*, vista à colonoscopia, embora não esteja clara a relação entre *melanosi coli* e câncer de colo, e pode não indicar nenhuma outra consequência clínica - São formalmente contraindicados na suspeita de obstrução intestinal - Estas drogas são melhores aplicadas para aqueles com falha na resposta a agentes osmóticos, e podem ser necessárias em obstipação induzida por opioides - Atingem o colón sem absorção importante, evitando, assim, a circulação êntero-hepática

Quadro 20-8. Tratamento farmacológico[1-3,5,7,8] (*Cont.*)

Classe	Posologia agentes laxativos	Efeitos adversos e considerações
• Enemas e supositórios	• Enteroclisma • Início da ação em poucos minutos.	• Aumento excessivo do número de evacuações (especialmente em idosos residentes em casas de repouso), náuseas, distensão abdominal, cólicas e flatulência, distúrbios hidroeletrolíticos • Importante no manejo e, especialmente, na prevenção de impactação fecal entre os indivíduos de risco. Os supositórios podem ajudar a iniciar e/ou facilitar a evacuação. Associados a laxantes administrados por via oral, podem prevenir incontinência fecal associada a fecaloma em idosos institucionalizados e com sequelas de acidente vascular encefálico • O uso rotineiro é geralmente desencorajado mas pode ser necessário. Enemas de água parecem seguros para o uso mais regular

Considerações

- Agentes procinéticos, como metoclopramida, não foram formalmente avaliados para o tratamento da constipação. Em decorrência do perfil de efeitos colaterais em idosos, não devem ser usados para constipação crônica;
- Agentes emolientes, lubrificantes ou amolecedores de fezes (docusatos) são pouco eficazes em idosos obstipados crônicos. Auxiliam na entrada de água nas fezes e são indicados em casos de fissura anal ou hemorroidas para minimizar a sensação dor à evacuação. Óleo mineral também é um emoliente e não é recomendado para idosos pelo risco de aspiração (pneumonia lipoídica) e pelo potencial de depleção de vitaminas lipossolúveis.

Outros Tratamentos

Biofeedback ou retroalimentação

Reabilitação do assoalho pélvico é o tratamento de escolha para disfunção anorretal. A terapia incide sobre reciclagem sensorial e muscular do reto e do assoalho pélvico, por meio de eletroneuromiografia anorretal ou de cateter de manometria, com os objetivos de normalização da sensação, relaxamento muscular ou fortalecimento e melhoria da defecação dinâmica com resolução de quaisquer contrações paradoxal do assoalho pélvico. A eficácia do *biofeedback* no idoso não é clara, e uma avaliação das capacidades físicas e cognitivas é necessária para avaliar a utilidade potencial desta linha de terapia.[1,3]

Cirurgia

Raramente indicada, a colectomia subtotal com ileorreto anastomose é o tratamento de escolha para a constipação refratária de trânsito lento.[3]

Complicações

A constipação em idosos está associada a:

- Declínio na qualidade de vida;
- Diminuição da capacidade funcional;
- Queixas álgicas;
- Disúria;
- Incontinência urinária;
- Incontinência fecal;
- Úlceras cutâneas;
- Impactação fecal;
- Esforço excessivo para evacuar que pode afetar a circulação arterial cerebral, coronária e periférica com possibilidade de síncope ou isquemia cardíaca;
- Hemorroidas, fissuras e prolapso retal;
- Pode também ser causa de *delirium*, levando à internação hospitalar.

◀ REFERÊNCIAS BIBLIOGRÁFICAS

1. Gorzoni ML, Marrochi LCR. Constipação e diarréia. In: Freitas EV *et al*. *Tratado de geriatria e gerontologia*. 3. ed. Rio de Janeiro: Guarabara Koogan, 2011. p. 691-97.
2. Kikuchi EL. Constipação intestinal. In: Moriguti JC *et al*. *Desafios do diagnóstico diferencial em geriatria*. São Paulo. Atheneu, 2012, cap. 18.
3. Juan F. Gallegos-Orozco MD *et al*. Chronic constipation in the elderly. *Am J Gastroenterol* 2012 Jan.;107:18-25.
4. Ginsberg DA. Evaluating and managing constipation in the elderly. Urol Nurs 2007 June;27(3):191-200.
5. Johanson JF. Review of the treatment options for chronic constipation. *Med Gen Med* 2007;9(2):25.

6. Wald A. Constipation in the setting: primary care current concepts and misconceptions. *Am J Med* 2006 Sept.;119(9):736-39.
7. Bosshard W *et al.* The treatment of chronic constipation in elderly people an update. *Drugs Aging* 2004;21(14):911-30.
8. Markland A. Constipação. In: Williams BA, Chang A. *Current: diagnóstico e tratamento.* 2. ed. São Paulo: Artmed, 2015. cap. 36. p. 256-60.

21 Doenças Oftalmológicas em Idosos

Tatiana Corrêa de Souza
Priscila Dalla Vechia Ferreira

A prevalência de deficiência visual e cegueira aumenta em função da idade, independente da classe social, estimando-se que seja de 15 a 30 vezes maior em idosos acima de 80 anos do que na população com até 40 anos de idade.

Assim sendo, com o aumento da expectativa de vida, aumenta o número de pessoas afetadas por problemas oftalmológicos, tais como:[1]

◀ PRESBIOPIA

Deficiência visual fisiológica ligada a idade que consiste na perda da elasticidade do cristalino, acompanhada pela incapacidade de focalizar objetos próximos, que se inicia em torno dos 40 anos e atinge 100% da população aos 55 anos.

Para poupar o esforço acomodativo a pessoa passa a afastar os objetos e, quando insuficiente, tende a recorrer aos óculos de lentes convergentes.[2,3,4]

◀ CATARATA

Consiste na opacificação do cristalino, não necessariamente comprometendo a visão, e é a maior causa de cegueira tratável no mundo.[5]

O principal sintoma é o embaçamento visual, que pode evoluir de maneira gradual até a completa perda da visão, caso não tratado.

Estima-se que no Brasil existam 350.000 cegos por catarata, sendo a prevalência da catarata senil de 17,6% antes dos 65 e 73,3% nos indivíduos acima de 75 anos.[1]

Inúmeros fatores de risco podem provocar ou acelerar o aparecimento da catarata:

- Medicamentos (corticosteroides);
- Substâncias tóxicas (nicotina e álcool);
- Doenças metabólicas (diabetes, hipocalcemia, hipertireoidismo, doenças renais);
- Traumas;
- Radiações (UV, raios X);
- Doenças oculares (alta miopia, uveíte);
- Infecção durante a gravidez, como toxoplasmose e rubéola;
- Fatores nutricionais.[6,7]

O tratamento consiste na facectomia, cirurgia que promove a retirada do cristalino opacificado, com implante de lente intraocular, e tem como objetivo a melhora da acuidade visual.

◖ GLAUCOMA

Neuropatia óptica progressiva com mudanças estruturais caraterísticas no disco óptico, frequentemente acompanhadas por perdas correspondentes no campo visual.

A incidência estimada é de 1 a 2% na população geral, aumentando após os 40 anos, e podendo chegar a 7% após os 70 anos de idade.

O acometimento é bilateral, na maioria dos casos, e o caráter hereditário promove 10 vezes mais chance de desenvolvimento da doença entre parentes de 1º grau.

O glaucoma é a segunda causa de cegueira no mundo, após a catarata, com aproximadamente 7,6 milhões de pessoas cegas bilateralmente de acordo com a OMS. Difere da primeira por ser irreversível.

Como os indivíduos dificilmente percebem a perda de campo visual até que ocorra dano significativo do nervo óptico, estima-se que metade dos pacientes com glaucoma não sabe que tem a doença.[8]

Por se tratar de uma doença insidiosa e irreversível, é indicado realizar a rotina oftalmológica completa em pacientes acima dos 45 anos que tenham histórico familiar, e anualmente a partir dos 60 anos.

O tratamento consiste na instilação diária de colírios hipotensores, ou cirurgia, visando a diminuição da pressão intraocular.

Glaucoma de Ângulo Fechado Agudo

Tipo menos frequente de glaucoma que consiste em uma emergência oftalmológica pelo risco de perda de visão, irreversível, se não tratada.[4,8]

O fechamento do ângulo, que causa aumento abrupto da pressão intraocular, pode ser precipitado por midríase fisiológica, em olhos predispostos.

O diagnóstico é baseado na história de baixa de visão associada ou não a halos ao redor de luzes por causa de edema epitelial da córnea; presença de dor ocular intensa, com ou sem cefaleia associada, náuseas e vômitos.

O tratamento é realizado com manitol 20% (1 a 2 mg/kg), acetazolamida 500 mg via oral, pilocarpina tópica 2% e dexametasona tópica 4×/dia.

Glaucoma Induzido por Medicações

Em pacientes predispostos, algumas medicações podem induzir a crise de glaucoma agudo.[9]

Colírios como fenilefrina, tropicamida, atropina, hamoatropina, ciclopentolato, acetilcolina e carbacol são usados na câmara anterior.

Fármacos tópicos como:

- Efedrina, nafazolina e cocaína intranasal;
- Toxina botulínica usada periocular;
- Salbutamol, albuterol, terbutalina, brometo de ipratropium, atropina usados na forma aerolizada.

Fármacos sistêmicos como:

- Efedrina, epinefrina;
- Topiramato, anfetaminas, agentes antidepressivos;
- Acetazolamina, hidroclorotiazida;
- Heparina, warfarina, enoxaparina;
- Cotrimazol, Anti-histamínicos H1 e H2.

◀ DEGENERAÇAO MACULAR RELACIONADA COM A IDADE

A Degeneração Macular Relacionada com a Idade (DMRI) é a principal causa de perda visual irreversível em adultos acima de 55 anos, com uma prevalência de 1,6%, representando a terceira maior causa de cegueira no mundo.

No Brasil, são estimados ao redor de 5 milhões de casos e aproximadamente 100 mil novos casos a cada ano. Acredita-se que em 2020 a prevalência será três vezes maior do que em 1995, com mais de 7,5 milhões de pessoas maiores de 65 anos com a visão prejudicada por essa condição.[1,10-13]

Dos diversos fatores de risco, a idade é o mais conhecido, sendo mais prevalente após os 55 anos. Estima-se que esteja presente em 6,4% da população entre 64 e 75 anos, e em aproximadamente 19,7 a 30% da população acima dos 75 anos.

Outros fatores de risco incluem história familiar positiva, tabagismo, hipermetropia, íris de coloração clara, hipertensão, hipercolesterolemia, sexo feminino e doença cardiovascular.

A doença apresenta-se na forma de um distúrbio degenerativo da mácula, estrutura responsável pela visão central nítida exigida para tarefas como a leitura ou o reconhecimento. Surge com sintomas de embaçamento visual e/ou distorção de formas, evoluindo com perda gradual e irreversível da acuidade visual. A prevalência da doença é de aproximadamente 85 a 90% da forma seca e 10 a 15% neovascular ou úmida.[10]

Deve-se optar por uma dieta saudável, rica em alimentos com alto teor de ômega-3 e vegetais de folhas verdes; cessar o tabagismo; realizar exercícios físicos regularmente; controlar o peso e a pressão arterial e proteger-se da radiação solar.[8,10-12]

Além disso, foi demonstrada associação positiva entre alguns micronutrientes e menor risco de DMRI, nos pacientes com indicações clássicas para o uso:

- 500 mg vitamina C;
- 400 UI vitamina E;
- 80 mg óxido de zinco;
- 2 mg óxido cúprico;
- 10 mg luteína;
- 2 mg zeaxantina.

Não existe tratamento para a forma seca da doença, e, nos casos da degeneração macular úmida, o tratamento preconizado se dá com injeções mensais de antiangiogênicos intravítreos, que provou ser eficaz e seguro, obtendo melhora na acuidade visual em 34% dos pacientes e estabilização da mesma em 90% dos pacientes tratados, enquanto olhos não tratados evoluem com perda irreversível da visão central.[1,8,10-13]

◀ DOENÇAS VASCULARES

Retinopatia Hipertensiva

O olho, coração, rins e cérebro são orgãos-alvo da hipertensão, sendo os efeitos oculares vistos na retina, coroide e nervo óptico.

Os sintomas variam a depender da duração da HAS, dislipidemia, idade e tabagismo.

Classificação de Scheie:

- *Grau 0:* paciente hipertenso sem alterações retinianas detectáveis;
- *Grau 1:* estreitamento arteriolar discreto;
- *Grau 2:* estreitamento óbvio com irregularidades focais e alterações do reflexo dorsal das arteríolas;
- *Grau 3:* alterações acima, mais reflexo dorsal em fio de cobre e hemorragias ou exudatos retinianos;
- *Grau 4:* alterações acima, mais reflexo dorsal em fio de prata e edema de disco.

Pode ser complicada pela oclusão de ramo arterial ou venoso, central arterial ou venoso e macroaneurisma das artérias retinianas.[1,12,14]

Retinopatia Diabética (RD)

Cerca de 50% dos portadores de diabetes desenvolverão algum grau de RD ao longo da vida (Quadro 21-1).

O paciente diabético tem 30 vezes mais chance de tornar-se cego do que um paciente não diabético.

Quadro 21-1. Retinopatia diabética

	Achados fundoscópicos	Conduta	Exame oftalmológico
Ausência de RD	Sem alterações fundoscópicas	Otimizar terapia medicamentosa: hiperglicemia, HAS e dislipidemia	Anual
RD não proliferativa leve	Somente microaneurismas (MA)	Otimizar terapia medicamentosa: hiperglicemia, HAS e dislipidemia	9 meses
RD não proliferativa moderada	Mais grave que MA, porém menos que a forma grave	Otimizar terapia medicamentosa: hiperglicemia, HAS e dislipidemia	6 meses
RD não proliferativa grave	Hemorragias, alterações vasculares e anormalidades microvasculares intraretinianas	Considerar panfotocoagulação a *laser* se houver baixa adesão ao tratamento, fatores de risco associados, gestação, *status* do olho contralateral e programação cirúrgica	4 meses
RD proliferativa	Neovascularização	Realizar panfotocoagulação ou cirurgia quando necessário	2-3 meses ou a critério do oftalmologista

Sabe-se que a incidência da RD aumenta com o tempo da doença, sendo que, após 20 anos de doença, 99% dos pacientes com diabetes tipo 1 e 60% dos pacientes com diabetes tipo 2 irão apresentar algum grau de RD.[1,12,14,15]

No Brasil, estima-se que a amaurose entre diabéticos possa alcançar a prevalência de 4,8%.

O edema macular diabético, caracterizado por espessamento anatômico da retina por presença de acúmulo anormal de fluido, é a principal causa de perda de visão, com prevalência estimada de 28% após 20 anos de evolução de doença, tanto no tipo 1 quanto no tipo 2. Outras causas de baixa de visão são isquemia macular e sequelas da neovascularização por ela induzidas.

Importante lembrar que, como a prevalência da doença aumenta com o tempo, preconiza-se acompanhamento semestral dos pacientes após 10 anos de doença.

Retinopatia por Cloroquina

O uso prolongado dos antimaláricos pode levar a algumas reações oftalmológicas, como: córnea verticilata, catarata, paralisia dos músculos extraoculares, uveíte anterior, neurite óptica e maculopatia tóxica.

Ocorre depósito da droga no epitélio pigmentar da retina, podendo permanecer mesmo após a interrupção da terapia. Desta forma, a avaliação oftalmológica periódica nestes pacientes está indicada para a prevenção da perda visual.

Sabe-se que o uso da hidroxicloroquina tem menor risco de toxicidade ocular que o difosfato de cloroquina.

No início, o paciente pode apresentar escotoma no campo visual central, com acuidade visual normal, podendo haver regressão dos sintomas com a suspensão da medicação. Quando há maculopatia estabelecida, ocorre diminuição da visão e alterações no epitélio pigmentar da retina, que podem culminar na forma mais severa de maculopatia, conhecida por *bull's eye*. Nesta fase não é mais possível a reversão com a interrupção do tratamento.

Os fatores que aumentam o risco da maculopatia são: tempo de tratamento maior que 5 anos, dose cumulativa maior que 1.000 g para hidroxicloroquina e 460 g para difosfato de cloroquina, problemas hepáticos ou renais, idade avançada, doença macular prévia.

Após a interrupção do uso da droga, os efeitos podem permanecer por 3 a 6 meses pela depuração lenta da mesma.

O diagnóstico é realizado por meio do exame oftalmológico (acuidade visual e fundo de olho) e testes objetivos para *screening* como OCT (tomografia de coerência óptica) *spectral domains*, autofluorescência e eletrorretinograma multifocal.[15,16]

Olho Seco

Mais frequente em mulheres após a menopausa em virtude das mudanças hormonais, entretanto outros são os fatores de risco conhecidos:

- Síndrome de Sjogren (principal causa);
- Outras doenças sistêmicas: lúpus eritematoso (LES), artrite reumatoide (AR), esclerose sistêmica (SSc), sarcoidose, episclerite, linfoma, doença doador × receptor, diabetes, HIV, hepatite C;
- Deficiência da glândula lacrimal, obstrução do ducto lacrimal;
- Tratamento de rádio ou quimioterapia;
- Blefarite; psoríase; rosácea; dermatite seborreica;
- Conjuntivite alérgica;
- Desordens palpebrais (paralisia do nervo facial; doença de Graves);
- Uso prolongado de lentes de contato;
- Doenças relacionadas a tireoide;

- Uso de medicações tópicas e sistêmicas (anti-histamínicos, acetaminofeno, benzodiazepínicos, corticoides e antidepressivos);
- Fatores ambientais: ar-condicionado, alta pressão atmosférica e uso de computadores (diminuição do piscar).

Os sintomas mais comuns são sensação de ressecamento ocular, irritação ocular, olho vermelho, sensação de corpo estranho e queimação, lacrimejamento excessivo, secreção de filamento mucoso e borramento transitório da visão; podendo, ainda, ocorrer prurido, fotofobia e sensação de cansaço ou peso.

Como tratamento, preconiza-se o emprego de lubrificantes sem conservantes em gotas, pomadas ou gel, além do uso de ômega 3.[17,18]

Nos casos em que alterações da superfície ocular comprometem a lubrificação dos olhos podemos empregar, além dos métodos já citados anteriormente, cirurgias corretivas.

◀ REFERÊNCIAS BIBLIOGRÁFICAS

1. Avila M, Alves MR, Nishi M. *As condições de saúde ocular no Brasil*. São Paulo: CBO, 2015.
2. Bicas HE, Jorge AAH. *Oftalmologia. fundamentos e aplicações*. São Paulo: Tecmedd, 2007.
3. Alves et al. *Refração ocular: uma necessidade social*. Rio de Janeiro: Cultura Médica, 2014
4. Kanski JJ. *Oftalmologia clinica*. 7. ed. Rio de Janeiro. Elsevier, 2012
5. Rezende F. *Cirurgia de catarata*. 2. ed. Rio de Janeiro: Cultura Médica, 2002.
6. Congdon NG. Prevention strategies for age related cataract: presente limitations and future possibilities. *Br J Ophthalmol* 2001;85:516-20.
7. Disponível em: <http://www.soblec.com.br/catarata-fatores-de-risco-para-desenvolver>
8. Susanna Jr R, Weinreb RN. *Glaucoma. Perguntas e respostas*. Rio de Janeiro: Cultura Médica, 2005.
9. Gouveia EB, Gouveia GB, Martinez CAAB. Fármacos que induzem glaucoma agudo. *Rev Bras Clin Med* 2010;8(3):238-45.
10. Soubrane G. *Degeneração Macular Relacionada a Idade: DMRI*. Rio de Janeiro: Cultura Médica e Guanabara Koogan, 2009.
11. Takahashi WY. *Degeneração Macular Relacionada a Idade. DMRI*. Rio de Janeiro: Cultura Médica, 2007.
12. Curso da Ciência Básica e Clínica. America Academy of Ophthalmology, 2010-2011.
13. Disponível em: <https://www.amd.org/areds-2-results/>
14. Ryan SJ. Retina. 4th ed. Elsevier Mosby, 2006, vol. 2.
15. Laçava AC. Complicacões oculares da terapêutica com a cloroquina e derivados. *Arq Bras Oftalmol* 2010 Aug.;73(4):384-89. Citado em: 2015 Apr. 26; Disponível em: <http://www.scielo.br/scielo.php>
16. Marmor MF, Kellner U, Lai TY et al. Revised recommendations on screening for chloroquine and hydroxychloroquine retinopathy. American Academy of Ophthalmology. *Ophthalmology* 2011 Feb.;118(2):415-22.
17. Associação Brasileira de Diabetes. *Diagnóstico e classificação do diabetes mellitus e tratamento do diabetes mellitus tipo 2*. Recomendações da Sociedade Brasileira de Diabetes. [periódico na Internet] Disponível em: <www.diabetes.org.br>
18. Fonseca EC, Arruda GV, Rocha EM. Olho seco: etiopatogenia e tratamento. *Arq Bras Oftalmol* 2010;73(2):197-203.

22 Rastreamento de Doenças Neoplásicas no Idoso

Patrícia Bombicino Damian

◀ INTRODUÇÃO

Rastreamento é a realização de exames em pacientes assintomáticos.

Tem como objetivo reduzir a morbimortalidade da doença, agravo ou risco rastreado (GATES, 2001) por meio do diagnóstico precoce (prevenção secundária).

Não está isento de riscos.[1]

O avançar da idade está relacionado com maior vulnerabilidade para os casos de neoplasia, como de múltiplas comorbidades.

O número de comorbidades graves e de dependências funcionais na população idosa representam melhores preditores de mortalidade do que a idade cronológica.[9]

A decisão para propor a realização do rastreamento de neoplasias no idoso deve ser embasada em alguns fatores, descritos a seguir:

- Nas evidências científicas;
- No risco de morbimortalidade do paciente, levando-se em consideração:
  - Expectativa vida:
    - < 5 anos: não há benefício;
    - 5-10 anos: considerar rastreio.
  - Comorbidades e síndromes geriátricas: 75% dos idosos têm ao menos uma doença crônica que pode apresentar diminuição da sobrevida e impacto na funcionalidade global.
- No risco individual de desenvolver determinado câncer;
- Nos riscos potenciais e probabilidade de benefícios do rastreamento;
- Na história natural da doença a ser investigada;
- No respeito de valores e preferências do paciente.[4]

A avaliação geriátrica ampla é um instrumento adequado que identifica, de forma individualizada, a funcionalidade do idoso, podendo relacioná-la à presença de suas comorbidades visando um julgamento clínico adequado para um possível rastreio neoplásico.

As comorbidades podem ser avaliadas através do índice de Charlson, que representa um dos índices de multimorbidade mais usados em pacientes com neoplasias.

Outro índice usado de maneira bem prática é o índice de comorbidades CIRS-G *(Cumulative illness rating scale – geriatric).*[9]

Refletem a gravidade do paciente e menor taxa de sobrevida.

Quadro 22-1. Índice de comorbidades de Charlson

Pontuação	Condição clínica
1	Infarto do miocárdio
1	Insuficiência cardíaca
1	Doença vascular periférica
1	Demência
1	Doença cerebrovascular
1	Doença pulmonar crônica
1	Doença do tecido conjuntivo
1	Diabetes
1	Úlcera
1	Doença hepática leve
2	Hemiplegia
2	Diabetes com lesão de órgão-alvo
2	Doença renal moderada ou severa
2	Qualquer tumor
2	Linfoma
2	Leucemia
3	Doença hepática moderada ou severa
6	Tumor sólido metastático
6	Síndrome da imunodeficiência adquirida
Baixo	Nenhum ponto
Médio	1 a 2 pontos
Alto	3 a 4 pontos
Muito alto	≥ 5 pontos

Charlson ME, Pompei P, Ales KL et al. J Chron Dis 1987;40:373.

Quadro 22-2. Índice de multimorbidade CIRS-G

Grau de severidade
0. Nenhum problema
1. Problema atual leve ou significativo no passado
2. Prejuízo moderado/requer terapia de primeira linha
3. Prejuízo severo ou constantemente significativo/problemas crônicos incontroláveis
4. Prejuízo extremamente severo/requer tratamento imediato/falência orgânica/prejuízo funcional severo

Cardiorrespiratório
- Cardíaco
- Vascular
- Hematológico (sangue, vasos e células sanguíneas, medula, baço, linfáticos)
- Respiratório (pulmões, brônquios, traqueia abaixo da laringe)
- EENT (eyes = olhos, ear = ouvidos, nose = nariz, throat = garganta e laringe)

Gastrintestinal
- TGI superior (esôfago, estômago, duodeno, árvores biliar e pancreática)
- TGI inferior (intestinos, hérnias)
- Hepático

Genitourinário
- Renal
- Outros (ureteres, bexiga, uretra, próstata, genitália)

Musculoesquelético
Tegumento
- Músculos, pele, osso

Neuropsiquiátrico
- Neurológico (cérebro, medula espinhal, nervos)
- Psiquiátricos

Geral
- Endócrino/metabólico e mamas (inclui infecções difusas, envenenamentos)

Número total de categorias registradas = ___
Escore total = ___
Índice de severidade (escore total/número total de categorias registradas) = ___
Número de categorias com nível 3 de severidade = ___
Número de categorias com nível 4 de severidade = ___

Adaptado de Linn et al., 1968, Miller e Towers, 1991.

Quadro 22-3. Graus de recomendação

Grau	Definição	Sugestão para a prática clínica
A	A prática é recomendada	Ofereça ou forneça a prática
B	A prática é recomendada	Ofereça ou forneça a prática
C	A prática não é recomendada periodicamente	Ofereça ou forneça a prática apenas se outras considerações embasam esta decisão para um indivíduo
D	A prática não é recomendada	Desencoraje o uso desta prática
I	A evidência atual é insuficiente para avaliar o balanço entre benefícios e danos decorrentes da prática	Se a prática for oferecida, pacientes devem entender que existe incerteza do balanço entre benefícios e danos

Adaptado da USPSTF.

Quadro 22-4. Recomendações de rastreamento

	MS	USTSPF	AGS	HSPE
Mama	Mamografia bianual para mulheres entre 50 e 74 anos (B). 2010	Mamografia bianual para mulheres entre 50-74 anos (B) As evidências são insuficientes para avaliar risco e benefício do rastreamento com mamografia em mulheres com mais de 75 anos (I). 2009	O rastreio pode continuar em mulheres com expectativa de vida de 4 ou mais anos	Rastreio para mulheres > 75 anos bianual com expectativa de vida > 5 anos
Colo do útero	▪ Encerrar após 2 exames negativos nos últimos 5 anos ▪ > 64 anos que nunca realizaram o exame citopatológico, realizar dois exames com intervalo de um a três anos. Se ambos negativos, podem ser dispensados exames adicionais (B). 2013	Mulheres com mais de 65 anos com rastreio prévio adequado e sem fatores de risco para câncer cervical, recomenda-se contra o rastreio (D). 2012	Pouca evidência a favor ou contra o rastreio para mulheres com mais de 70 anos que foram rastreadas regularmente nos anos anteriores	Rastreio bianual para mulheres sexualmente ativas, com expectativa de vida > 5 anos
Colorretal	▪ Recomenda-se contra o rastreamento de rotina em adultos entre 76 e 85 anos. Avaliar individualmente (C) ▪ Recomenda-se contra o rastreamento de câncer de cólon e reto em pacientes de 85 ou mais (D). 2010 ▪ Rastrear entre 50-75 anos ou quando indicado: • PSOF de alta sensibilidade anualmente • a cada 5 anos com sigmoidoscopia + PSOF a cada 3 anos ou • a cada 10 anos com colonoscopia	**50 a 75 anos** Rastreio com teste de sangue oculto nas fezes, sigmoidoscopia ou colonoscopia (A) **76 a 85 anos** Recomenda-se contra o rastreio de rotina, devendo o rastreamento ser individualizado (C) **> 85 anos** Recomenda-se contra o rastreamento (D). 2008	Segue a recomendação da USPSTF	PSOF anual ou colonoscopia a cada 10 anos para pacientes com expectativa de vida > 5 anos

(Continua)

Quadro 22-4. Recomendações de rastreamento (Cont.)

	MS	USTSPF	AGS	HSPE
Próstata	▪ O nível de evidência insuficiente para homens assintomáticos < 75 anos (I). 2010 ▪ Assintomáticos > de 75 anos: não rastrear (D)	Recomenda-se contra o *screening* do câncer de próstata com PSA para homens (D). 2012	Sem recomendação	Não realizamos rastreamento
Pulmão	Não se recomenda o rastreio radiológico (RX ou TC de tórax de baixa radiação), mesmo para pacientes fumantes[7]	Rastreio anual com TC de tórax de baixa dosagem para adultos entre 55 e 80 anos com história de tabagismo 30 anos-maço ou que sejam fumantes ou tenham cessado tabagismo nos últimos 15 anos	Segue recomendação da USPSTF	Não realizamos rastreamento

MS, Ministério da Saúde; USPSTF, U.S. Preventive Services Task Force; AGS, American Geriatrics Society; HSPE, Hospital do Servidor Público Estadual.

Nota

Rastreamento de câncer de próstata: Por existirem evidências científicas de boa qualidade de que o rastreamento do câncer de próstata produz mais dano do que benefício, o Instituto Nacional de Câncer mantém a recomendação de que não se organizem programas de rastreamento para o câncer da próstata e que homens que demandam espontaneamente a realização de exames de rastreamento sejam informados por seus médicos sobre os riscos e benefícios associados a esta prática (INCA 2013).

- Grau de recomendação (D) – não recomendado:
  - Câncer de ovário.
- Grau de recomendação Indeterminado (I):
  - Câncer de boca;
  - Câncer de endométrio;
  - Câncer de bexiga.

◀ REFERÊNCIAS BIBLIOGRÁFICAS

1. Cadernos de Atenção Primária nº 29. Rastreamento, Ministério da Saúde, 2010.
2. Ministério da Saúde, Portaria nº 600 de 26 de junho de 2012.
3. US Preventive Task Force. Disponível em: <http://www.uspreventiveservicestaskforce.org>
4. Albert RH, Clark MM. Cancer screening in the older patient. *Am Fam Physician* 2008 Dec. 15;78(12):1369-74.
5. Disponível em: <http://projetodiretrizes.org.br/projeto_diretrizes/029.pdf>
6. Disponível em: <http://www2.inca.gov.br>
7. Portaria nº 600, 26/06/12. Ministério da Saúde.
8. Jacob Filho W, Kikuchi EL. *Geriatria e gerontologia básicas*. Elsevier, 2011.
9. Jacob Filho W. *Oncogeriatria – Uma abordagem multidisciplinar*. São Paulo: Manole, 2012.

23 Vacinação no Idoso

Sara de Paula Leite

◀ **INTRODUÇÃO**

A vacinação está diretamente relacionada com melhor qualidade e expectativa de vida. Pessoas imunocompetentes têm mais condições de enfrentar adversidades associadas à ação de vírus e bactérias; portanto, é um grande equívoco negligenciar a prevenção de danos à saúde, independente da faixa etária.

Os principais objetivos da vacinação nos idosos são: proteger de doenças infecciosas potencialmente graves; reduzir a suscetibilidade e o risco de quadros infecciosos graves pela presença de comorbidades; prevenir a descompensação de doenças crônicas de base causada por doenças infecciosas; melhorar a qualidade e expectativa de vida.

O Quadro 23-1 mostra o calendário vacinal do idoso no Brasil.

Quadro 23-1. Calendário de vacinação SBIm Idoso: Recomendações da Sociedade Brasileira de Imunizações (SBIm) 2017/2018

Vacinas	Quando indicar	Esquemas e recomendações	Comentários	Disponibilização das vacinas	
				Gratuitas nas UBS*	Clínicas privadas de vacinação
Influenza (gripe)	Rotina	Dose única anual	Os maiores de 60 anos fazem parte do grupo de risco aumentado para as complicações e óbitos por influenza. Desde que disponível, a vacina influenza 4V é preferível à vacina influenza 3V, por conferir maior cobertura das cepas circulantes. Na impossibilidade de uso da vacina 4V, utilizar a vacina 3V	Sim, 3V	Sim, 3V e 4V
Pneumocócicas (VPC13) e (VPP23)	Rotina	Iniciar com uma dose da VPC13 seguida de uma dose de VPP23 seis a 12 meses depois, e uma segunda dose de VPP23 cinco anos depois da primeira	<ul><li>Para aqueles que já receberam uma dose de VPP23, recomenda-se o intervalo de um ano para a aplicação de VPC13. A segunda dose de VPP23 deve ser feita cinco anos após a primeira, mantendo intervalo de seis a 12 meses com a VPC13</li><li>Para os que já receberam duas doses de VPP23, recomenda-se uma dose de VPC13, com intervalo mínimo de um ano após a última dose de VPP23. Se a segunda dose de VPP23 foi aplicada antes dos 65 anos, está recomendada uma terceira dose depois dessa idade, com intervalo mínimo de cinco anos da última dose</li></ul>	Sim, para os institucionalizados	Sim
Herpes zóster	Rotina	Uma dose.	<ul><li>Vacina recomendada mesmo para aqueles que já desenvolveram a doença. Nesses casos, aguardar intervalo mínimo de um ano, entre o quadro agudo e a aplicação da vacina</li><li>Em caso de pacientes com história de herpes zóster oftálmico, não existem ainda dados suficientes para indicar ou contraindicar a vacina</li><li>O uso em imunodeprimidos deve ser avaliado pelo médico</li></ul>	Não	Sim

Vacinação no Idoso

Vacina	Indicação	Observações	Disponível no CRIE
Tríplice bacteriana acelular do tipo adulto (difteria, tétano e coqueluche) – dTpa ou dTpa-VIP Dupla adulto (difteria e tétano) – dT	Rotina	Atualizar dTpa independente de intervalo prévio com dT ou TT **Com esquema de vacinação básico completo:** reforço com dTpa a cada dez anos **Com esquema de vacinação básico incompleto:** uma dose de dTpa a qualquer momento e completar a vacinação básica com uma ou duas doses de dT (dupla bacteriana do tipo adulto) de forma a totalizar três doses de vacina contendo o componente tetânico **Não vacinados e/ou histórico vacinal desconhecido:** uma dose de dTpa e 2 doses de dT no esquema 0-2 a 8 meses	■ A vacina está recomendada mesmo para aqueles que tiveram a coqueluche, já que a proteção conferida pela infecção não é permanente ■ Considerar antecipar reforço com dTpa para cinco anos após a última dose de vacina contendo o componente pertussis para idosos contactantes de lactentes ■ Para idosos que pretendem viajar para países nos quais a poliomielite é endêmica recomenda-se a vacina dTpa combinada à pólio inativada (dTpa-VIP) ■ A dTpa-VIP pode substituir a dTpa, se necessário	Sim, dT	Sim dTpa e dTpa-VIP
Hepatites A e B	**Hepatite A:** após avaliação sorológica ou em situações de exposição ou surtos	Duas doses, no esquema 0-6 meses	Na população com mais de 60 anos é incomum encontrar indivíduos suscetíveis. Para esse grupo, portanto, a vacinação não é prioritária. A sorologia pode ser solicitada para definição da necessidade ou não de vacinar. Em contactantes de doentes com hepatite A, ou durante surto da doença, a vacinação deve ser recomendada	Não	Sim
	Hepatite B: rotina	Três doses, no esquema 0-1-6 meses	–	Sim	Sim
	Hepatite A e B: quando recomendadas as duas vacinas	Três doses, no esquema 0-1-6 meses	A vacina combinada para as hepatites A e B é uma opção e pode substituir a vacinação isolada para as hepatites A e B	Não	Sim

(Continua)

Quadro 23-1. Calendário de vacinação SBIm Idoso: Recomendações da Sociedade Brasileira de Imunizações (SBIm) 2017/2018 (Cont.)

Vacinas	Quando indicar	Esquemas e recomendações	Comentários	Disponibilização das vacinas	
				Gratuitas nas UBS*	Clínicas privadas de vacinação
Febre amarela	Para residentes em áreas de vacinação, após avaliação de risco/benefício	Uma dose para residentes ou viajantes para áreas com recomendação de vacinação (de acordo com classificação do MS). Pode ser recomendada também para atender a exigências sanitárias de determinadas viagens internacionais (verificar isenção de idosos no local de destino). Em ambos os casos, vacinar pelo menos dez dias antes da viagem	▪ Embora raro, está descrito risco aumentado de eventos adversos graves na primovacinação de indivíduos maiores de 60 anos. Nessa situação, avaliar risco/benefício ▪ O uso em imunodeprimidos deve ser avaliado pelo médico (consulte os *Calendários de vacinação sBIm pacientes especiais*)	Sim	Sim
Meningocócica conjugada ACWY	Surtos e viagens para áreas de risco	Uma dose. A indicação da vacina, assim como a necessidade de reforços, dependerão da situação epidemiológica	Na indisponibilidade da vacina meningocócica conjugada ACWY, substituir pela vacina meningocócica C conjugada	Não	Sim
Tríplice viral (sarampo, caxumba e rubéola)	Situações de risco aumentado	É considerado protegido o idoso que tenha recebido duas doses da vacina tríplice viral acima de 1 ano de idade, e com intervalo mínimo de um mês entre elas, ou que tenha seguramente desenvolvido as doenças	Na população com mais de 60 anos é incomum encontrar indivíduos suscetíveis ao sarampo, caxumba e rubéola. Para esse grupo, portanto, a vacinação não é rotineira. Porém, a critério médico (em situações de surtos, viagens, entre outros), pode ser recomendada. Contraindicada para imunodeprimidos	Não	Sim

*UBS – Unidades Básicas de Saúde.
09/05/2017 • Sempre que possível, preferir vacinas combinadas • Sempre que possível, considerar aplicações simultâneas na mesma visita • Qualquer dose não administrada na idade recomendada deve ser aplicada na visita subsequente • Eventos adversos significativos devem ser notificados às autoridades competentes • Algumas vacinas podem estar especialmente recomendadas para pacientes portadores de comorbidades ou em outra situação especial. (Modificado de http://sbim.org.br/images/calendarios/calend-sbim-idoso-2017-2018-spread.pdf)

◀ BIBLIOGRAFIA

Calendário Nacional de Vacinação dos Povos Indígenas e as Campanhas nacionais de Vacinação. Secretaria de Vigilância em Saúde. Disponível em: <http://bvsms.saude.gov.br/bvs/saudelegis/gm/2013/anexo/anexo_prt1498_19_07_2013.pdf>

Freitas EV, Py L. *Tratado de geriatria e gerontologia.* 3. ed. Rio de Janeiro: Guanabara Koogan, 2011. p. 904-16.

Oselka G, Santos AM. *Guia de Vacinação Geriatria.* http://sbim.org.br/images/files/guia_geriatria_sbm_sbgg_3a_ed_2016_2017_160525_wed.pdf

24 Avaliação Perioperatória

Heitor Spagnol dos Santos

O aumento atual na utilização de serviços hospitalares por idosos determina, como consequência, maior acesso às intervenções cirúrgicas, sendo necessário visar a qualidade de atendimento e cuidados a estes pacientes.

Os idosos representam 35,3% dos pacientes submetidos a procedimentos cirúrgicos em regime hospitalar e 32,1% dos procedimentos cirúrgicos ambulatoriais.[1,2]

A decisão quanto à realização do procedimento deve ser baseada em:

- Indicação técnica;
- Potencial comprometimento da capacidade funcional prévia do paciente;
- Respeito a sua vontade (diretiva avançada).

Um diálogo adequado entre equipe assistente e paciente é fundamental para entender expectativas e preferências bem como expor o curso esperado no perioperatório e possíveis complicações do procedimento.

◀ AVALIAÇÃO INICIAL DO PACIENTE IDOSO CANDIDATO À CIRURGIA

O prejuízo cognitivo preexistente está associado a resultados cirúrgicos piores, incluindo mais tempo de internação hospitalar, aumento de risco de mortalidade no perioperatório e de declínio funcional no pós-operatório.[3-5]

A dependência funcional prévia representa um forte preditor de mortalidade em até seis meses a partir da data de realização da cirurgia, o que não é observado nos idosos com maior capacidade de independência.[6,7]

As escalas de equivalentes metabólicos (METs) permitem a quantificação da capacidade aeróbia e do grau de condicionamento físico (Quadro 24-1).

Quadro 24-1. Gasto energético estimado para diferentes atividades (*American College of Cardiology/American Heart Association* – ACC/AHA)

1 MET	Capaz de prover cuidados próprios?	Sobe um lance de escadas ou uma ladeira?	4 METs
↓	Alimenta-se, veste-se ou usa sanitário?	Caminha em terreno plano com velocidade de 6,4 km/h?	↓
	Caminha pelos cômodos dentro do lar?	Corre por curtas distâncias?	
	Caminha uma ou duas quadras em terreno plano, na velocidade de 3,2 a 4,8 km/h?	Realiza tarefas pesadas no lar, como esfregar o chão ou erguer/mover móveis pesados?	
4 METs	Realiza tarefas leves no lar, como espanar os móveis ou lavar pratos?	Participa de atividades físicas moderadas, como golfe, boliche, dança, tênis em duplas ou arremesso de bolas?	10 METs
		Participa de esportes extenuantes, como natação, tênis, futebol ou basquetebol?	

◀ CLASSIFICAÇÃO DO RISCO ANESTÉSICO (Quadro 24-2)

Quadro 24-2. Classificação do estado físico pela *American Society of Anesthesiologists* (ASA)

Categoria	Descrição
I	Indivíduo saudável, abaixo dos 70 anos
II	Doença sistêmica leve – sem limitação funcional ou idade a partir dos 70 anos
III	Doença sistêmica grave – limitação funcional definida
IV	Doença sistêmica incapacitante que é ameaça constante à vida
V	Paciente moribundo com improvável sobrevida em até 24 h com ou sem a cirurgia
VI	Doador de órgãos

◀ RISCO CARDÍACO EM CIRURGIAS NÃO CARDÍACAS

O índice *de Lee* possui fácil aplicação e boa capacidade para predição do risco de complicações cardíacas em cirurgias não cardíacas (Quadro 24-3).[8]

Em seguida, estimamos o risco cardíaco relatado em relação ao procedimento cirúrgico proposto (Quadro 24-4).

Uma vez avaliados os riscos em relação ao perfil do paciente e ao tipo de procedimento proposto, seguimos o seguinte fluxograma para então definirmos a capacidade de o paciente realizá-lo ou não (Fig. 24-1).[9]

Quadro 24-3. Índice de risco cardíaco revisado (Lee)

Variáveis
1. Cirurgia de alto risco: operação intraperitoneal, intratorácica ou vascular suprainguinal
2. História de doença arterial coronariana: história de IAM, onda Q patológica no eletrocardiograma, teste de esforço positivo, dor torácica atual considerada isquêmica, uso de nitroglicerina sublingual
3. História de insuficiência cardíaca: história de insuficiência cardíaca congestiva, edema agudo de pulmão, dispneia paroxística noturna, crepitações e B3, Rx de tórax compatível com IC descompensada
4. História de doença cerebrovascular: ataque isquêmico transitório ou acidente vascular cerebral
5. Diabetes *mellitus* que requeira tratamento habitual com insulinoterapia
6. Creatinina sérica no pré-operatório > 2,0 mg/dL
Classificação do risco (%) de complicações cardíacas maiores*
▪ I (0,4%) Nenhuma variável > RISCO BAIXO ▪ II (0,9%) 1 variável > RISCO INTERMEDIÁRIO ▪ III (6,6%) 2 variáveis > RISCO INTERMEDIÁRIO ▪ IV (11%) 3 ou mais variáveis > RISCO ALTO

*Complicações cardíacas maiores incluem: infarto do miocárdio, edema pulmonar, fibrilação ventricular ou parada cardíaca primária, e bloqueio cardíaco completo até o 5º dia pós-operatório.

Quadro 24-4. Risco cardíaco relacionado com o tipo de procedimento realizado

Classificação de risco	Tipo de procedimento	Risco cardíaco relatado
Alto	<ul><li>Cirurgias de emergência</li><li>Cirurgias vasculares periféricas</li><li>Cirurgias de aorta e grandes vasos</li><li>Cirurgias prolongadas ou com grande deslocamento de volume</li></ul>	> 5%
Intermediário	<ul><li>Endarterectomia de carótidas</li><li>Cirurgias de cabeça e pescoço</li><li>Cirurgias neurológicas</li><li>Cirurgias intraperitoneais</li><li>Cirurgias torácicas</li><li>Cirurgias ortopédicas</li><li>Cirurgias urológicas</li><li>Cirurgias ginecológicas</li></ul>	1-5%
Baixo	<ul><li>Procedimentos endoscópicos</li><li>Procedimentos superficiais</li><li>Cirurgias de mama</li><li>Cirurgias para catarata</li><li>Cirurgias dermatológicas</li></ul>	< 1%

Avaliação Perioperatória

```
┌─────────┐   ┌──────────────────────┐  Sim   ┌──────────────┐
│ Etapa 1 │   │ Cirurgia não cardíaca├───────▶│ Proceder a   │
└─────────┘   │ de emergência        │        │ cirurgia     │
              └──────────┬───────────┘        └──────────────┘
                         │ Não
┌─────────┐   ┌──────────▼───────────┐  Sim   ┌──────────────┐
│ Etapa 2 │   │ Condições cardíacas  ├───────▶│ Cancelar ou  │
└─────────┘   │ ativas? (1)          │        │ postergar a  │
              └──────────┬───────────┘        │ cirurgia (2) │
                         │ Não                └──────────────┘
┌─────────┐   ┌──────────▼───────────┐  Sim   ┌──────────────┐
│ Etapa 3 │   │ É um procedimento de ├───────▶│ Proceder a   │
└─────────┘   │ baixo risco? (3)     │        │ cirurgia     │
              └──────────┬───────────┘        └──────────────┘
                         │ Não
┌─────────┐   ┌──────────▼───────────┐  Sim   ┌──────────────┐
│ Etapa 4 │   │ Capacidade funcional ├───────▶│ Proceder a   │
└─────────┘   │ maior ou igual a 4   │        │ cirurgia     │
              │ METs sem sintomas?   │        └──────────────┘
              └──────────┬───────────┘
                         │ Não ou
┌─────────┐              │ desconhecido
│ Etapa 5 │
└─────────┘
```

3 ou mais fatores de riscos clínicos*	1 ou 2 fatores de riscos clínicos*	Nenhum fator de risco clínico*
Cirurgia vascular / Cirurgia de risco intermediário	Cirurgia vascular / Cirurgia de risco intermediário	Prosseguir com a cirurgia planejada
Considerar exames se estes puderem alterar o manejo	Prosseguir com a cirurgia planejada com controle da frequência cardíaca ou considerar exames não invasivos se estes puderem alterar o manejo	

*Os fatores de risco clínicos incluem: história de isquemia cardíaca; história de insuficiência cardíaca; história de doença cerebrovascular (AIT ou AVC); história de diabetes *mellitus* (que requeira tratamento habitual com insulina); história de insuficiência renal (creatinina sérica > 2,0 mg%).
1. Angina instável, infarto agudo do miocárdio nos últimos seis meses, insuficiência cardíaca descompensada, doença valvar moderada a severa e dispneia.
2. Corrigir as condições cardíacas agudas, avaliar função valvar com ecocardiografia, avaliar dispneia.
3. Correção de catarata, procedimentos endoscópicos, cirurgias de mama, procedimentos superficiais ou cirurgias ambulatoriais.

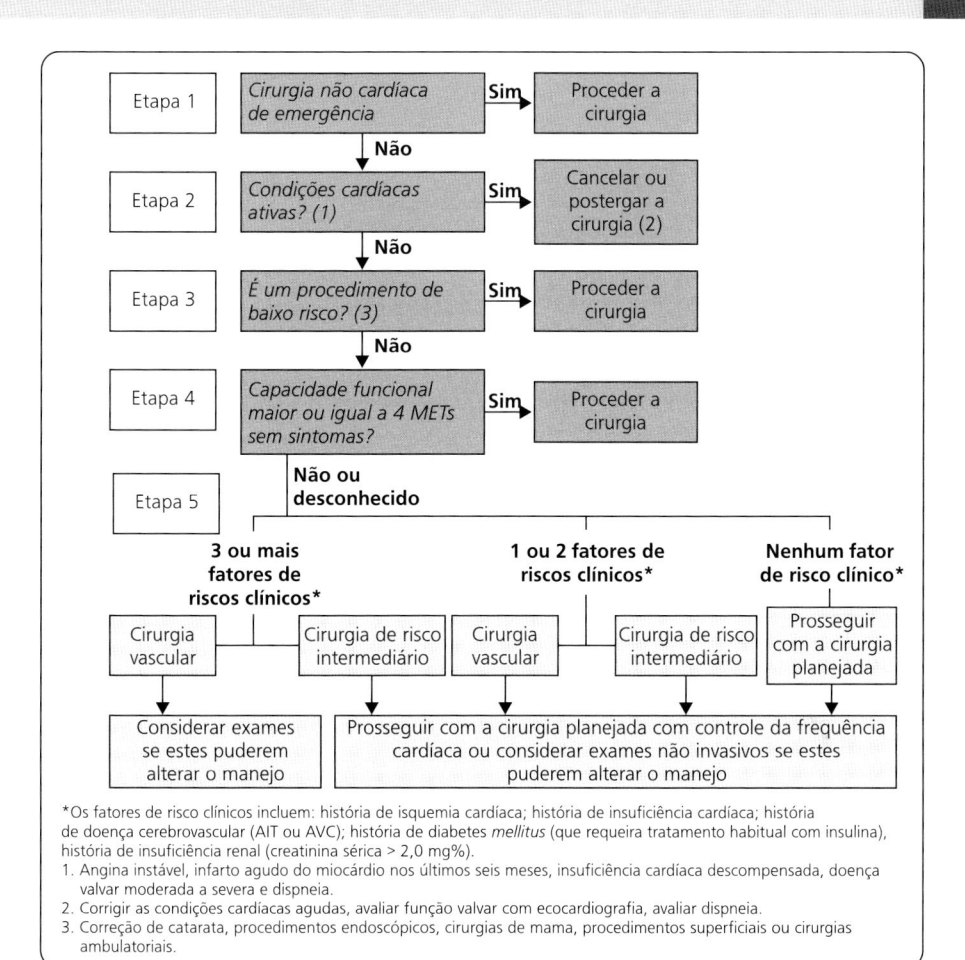

Fig. 24-1. Algoritmo do American College of Cardiology/American Heart Association (ACC/AHA) para decisões acerca da necessidade de exames adicionais na avaliação pré-operatória cardiológica. (Adaptada)[9]

● EXAMES PRÉ-OPERATÓRIOS

Exames de rotina no pré-operatório de pacientes idosos não são recomendados, com exceção das dosagens de hemoglobina, função renal e albumina sérica.

Os demais testes devem ser individualizados (Quadros 24-5 e 24-6).

São considerados válidos exames laboratoriais normais obtidos em até 4 meses antes da cirurgia proposta, desde que não tenham ocorrido mudanças na condição clínica basal do paciente.

Quadro 24-5. Testes laboratoriais no pré-operatório recomendados para pacientes geriátricos cirúrgicos selecionados[10-15]

Testes pré-operatórios	Indicações
Leucometria	Pacientes com infecção suspeita ou doença mieloproliferativa, ou alto risco para leucopenia secundária ao uso de medicações ou outras doenças desconhecidas
Plaquetometria	Alta probabilidade de trombocitopenia ou trombocitose
Coagulograma (TAP, TTPA)	Histórico de distúrbios sanguíneos; em uso de medicações que interferem na coagulação, como a warfarina; ou em processo de hemodiálise
Eletrólitos (Na, K, Cl)	Insuficiência renal, insuficiência cardíaca. Pacientes em uso de diuréticos, digoxina, inibidores da enzima conversora de angiotensina, ou outras medicações que aumentem a probabilidade de resultados anormais
Glicemia	Diabetes suspeita ou conhecida, ou obesidade
Urina I (EAS)	Suspeita de infecção do trato urinário, diabetes conhecida, ou paciente candidato a cirurgia do trato urogenital

Quadro 24-6. Testes de imagem no pré-operatório e testes funcionais recomendados para pacientes geriátricos selecionados, candidatos a cirurgias

Raios X de tórax[16]	- Doença cardiopulmonar aguda (incluindo pacientes tabagistas, portadores de asma ou DPOC) - Maiores de 70 anos com histórico de doença cardiopulmonar crônica estável sem RX recente nos últimos seis meses - Possibilidade de internação em Unidade de Terapia Intensiva (para padrão comparativo) - Candidatos a cirurgias maiores*
Eletrocardiograma[17]	- Candidatos a cirurgias de risco intrínseco intermediário ou alto - Histórico de doença cardíaca isquêmica conhecida, infarto do miocárdio prévio, arritmias cardíacas, doença vascular periférica, doenças cerebrovasculares, insuficiência cardíaca, diabetes, insuficiências renal ou respiratória
Testes de função pulmonar[18,19]	- Candidatos à cirurgia de ressecção pulmonar - Dispneia mal caracterizada ou intolerância para realização de exercícios com diagnóstico incerto entre limitação pulmonar ou cardíaca *versus* simples descondicionamento - Doença pulmonar obstrutiva com otimização pré-operatória questionável
Testes de estresse cardíaco (não invasivos)[17]	- Três ou mais fatores de risco cardíacos e pobre capacidade funcional (menor que 4 METs) em pacientes candidatos a cirurgia vascular - Um ou mais fator de risco cardíaco e pobre capacidade funcional (menor que 4 METs) em pacientes candidatos a cirurgias de risco intermediário intrínseco ou cirurgia vascular, caso isto mude a condução da terapêutica proposta

*Cirurgias de grande porte incluem cirurgias cardíacas, torácicas, intra-abdominais, de cabeça e pescoço, neurocirurgias e linfáticas.

◀ RISCO PULMONAR

Complicações pulmonares no pós-operatório são comuns e contribuem consideravelmente para o aumento da morbimortalidade.

A taxa de complicações pulmonares chega a 6,8%.[18]

A escala de Torrington e Henderson é muito utilizada para estimar o risco pulmonar em pacientes que serão submetidos a cirurgias não cardíacas e não caracterizadas por ressecção pulmonar (Quadros 24-7 e 24-8).

Uma nova avaliação tem sido proposta baseada em um estudo espanhol recente, multicêntrico, conforme exposto no Quadro 24-9.

Os fatores de risco para complicações pulmonares são variados e podem ser relacionados com o paciente ou a cirurgia proposta (Quadros 24-10 e 24-11).

Quadro 24-7. Pontuação para escala de Torrington e Henderson para risco pulmonar

Parâmetro	Pontuação
CVF < 50% do previsto	1
VEF1/CVF: 65 a 75%	1
VEF1/CVF: 50 a 64%	2
VEF1/CVF: < 50%	3
Idade > 65 anos	1
Peso > 150% do ideal	1
Cirurgia abdominal alta ou torácica	2
Tabagismo	1
Sintomas (Tosse, dispneia, secreção)	1
História de doença pulmonar	1

Quadro 24-8. Escala de Torrington e Henderson para risco pulmonar

Classificação de risco	Pontos	Complicações pulmonares	Mortalidade
Baixo	0 a 3	6%	2%
Moderado	4 a 6	23%	6%
Alto	≥ 7	35%	12%

Quadro 24-9. Avaliação de risco pulmonar: fatores de risco independentes identificados em um modelo de regressão logístico[20]

Fatores de risco	Odds ratio (IC 95%)	Pontos
Idade (anos)		
≤ 50	1	0
51 a 80	1,4 (0,6 a 3,3)	3
> 80	5,1 (1,9 a 13,3)	16
SatO$_2$ pré-operatória		
≥ 96	1	0
91 a 95	2,2 (1,2 a 4,2)	8
≤ 90	10,7 (4,1 a 28,1)	24
Infecção respiratória no último mês	5,5 (2,6 a 11,5)	17
Anemia pré-operatória (Hb ≤ 10 g/dL)	3,0 (1,46 a 6,5)	11
Incisão cirúrgica		
Periférica	1	0
Abdominal alta	4,4 (2,3 a 8,5)	15
Intratorácica	11,4 (4,9 a 26)	24
Duração da cirurgia (horas)		
≤ 2	1	0
> 2 a 3	4,9 (2,4 a 10,1)	16
> 3	9,7 (4,7 a 19,9)	23
Cirurgia de emergência	2,2 (1 a 4,5)	8
Total de pontos	**Risco pulmonar**	**Complicações**
< 26 pontos	Baixo	1,6%
26 a 44 pontos	Intermediário	13,3%
≥ 45 pontos	Alto	42,1%

Quadro 24-10. Fatores de risco para complicações pulmonares[18,21-24]

Fatores de risco relacionados com o paciente	- Idade superior a 60 anos - Doença pulmonar obstrutiva crônica - ASA classe II ou maior - Dependência funcional - Insuficiência cardíaca congestiva - Apneia obstrutiva do sono - Hipertensão pulmonar - Tabagismo ativo - Comprometimento cognitivo - Sepse no pré-operatório - Perda de peso > 10% nos últimos seis meses - Albumina sérica < 3,5 mg/dL - Creatinina sérica > 1,5 mg/dL
Fatores de risco relacionados com a cirurgia	- Tempo cirúrgico prolongado > 3 h - Anestesia geral - Cirurgias de emergência - Transfusão no perioperatório - Uso de bloqueadores neuromusculares - Sítio cirúrgico*
Não são considerados fatores de risco	- Obesidade - Asma bem controlada - Diabetes

*Procedimentos de alto risco: cirurgia abdominal superior, torácica, neurocirurgias, cirurgia de cabeça e pescoço, cirurgias vasculares (p. ex., correção de aneurisma de aorta).

Quadro 24-11. Estratégias para redução do risco pulmonar no perioperatório

Estratégias pré-operatórias	- Cessação do tabagismo: 6 a 8 semanas antes do procedimento - Tratar as infecções prévias - Compensar as doenças pulmonares preexistentes (avaliar uso de corticoide inalatório e/ou sistêmico)
Estratégias intraoperatórias	- Quando possível, limitar o tempo cirúrgico em até três horas - Dar preferência à anestesia peridural ou epidural - Evitar uso de bloqueadores neuromusculares - Se possível, utilizar a via laparoscópica
Estratégias pós-operatórias	- Controle rigoroso da dor - Fisioterapia respiratória promovendo drenagem postural, tosse e considerar uso de ventilação com pressão positiva - Avaliar uso de corticoterapia em pacientes asmáticos ou com DPOC sintomáticos

◀ REVISÃO MEDICAMENTOSA

Revisar e documentar todas as medicações de uso contínuo do paciente no perioperatório, incluindo vitaminas, colírios, produtos dermatológicos e fitoterápicos.

Minimizar o risco de pacientes para reações adversas, identificando as medicações potencialmente inapropriadas.

Considerar medicações que devem ser iniciadas ou interrompidas no perioperatório para redução de eventos adversos.

Ajustar doses de medicações conforme a função renal, baseando-se na taxa de filtração glomerular e não apenas na creatinina sérica isolada (Quadros 24-12 e 24-13).

Quadro 24-12. Orientação do *American College of Cardiology/American Heart Association* (ACC/AHA) para uso de betabloqueadores no perioperatório[11,17]

Indicações
1. Pacientes em uso de betabloqueadores, particularmente aqueles com indicações cardíacas independentes para estas medicações (como arritmias ou história de infarto do miocárdio)
2. Pacientes com risco cardíaco intermediário (Índice de Lee > 2) ou cirurgia vascular com doença arterial coronariana conhecida ou com múltiplos fatores de risco clínicos para doença cardíaca isquêmica

Iniciação e titulação
Se o uso de betabloqueadores está indicado, deve ser iniciado pelo menos dias a semanas antes do procedimento eletivo e titulado com objetivo de manutenção de frequência cardíaca entre 60 e 80 bpm na ausência de hipotensão. O controle de titulação deve ocorrer de forma contínua durante o intraoperatório e o pós-operatório

Descontinuação
Os betabloqueadores devem ser retirados gradativamente, em média até 30 dias após o procedimento, minimizando os riscos desta retirada. *[Os betabloqueadores preferenciais são os mais seletivos: podem ser utilizados o Bisoprolol (2,5 a 10 mg, VO/dia), Succinato de Metoprolol (25 a 100 mg, VO/dia) ou o Atenolol (25 a 100 mg, VO/dia)]*

Quadro 24-13. Orientação do *American College of Cardiology/American Heart Association* (ACC/AHA) para uso de estatinas no perioperatório[11,17,25]

- Estatinas devem ser iniciadas, tão logo possível antes do procedimento cirúrgico, para pacientes que têm doença vascular conhecida ou dosagem elevada do LDL
- Para pacientes candidatos a cirurgias não cardíacas, que rotineiramente fazem uso de estatinas, a terapia deve ser continuada. Uso de estatinas também deve ser considerado para pacientes candidatos a cirurgias de risco intermediário e vascular

Não há dose certa ou droga específica. O uso mais rotineiro é de Atorvastatina 20 mg ao dia, iniciando-se em média 15 a 30 dias antes do procedimento e mantida por até 30 dias depois do procedimento. Após esse tempo, a dose deve ser ajustada para a meta de LDL individual de cada paciente.

Anticoagulantes[26] (Quadro 24-14)

Para procedimentos com mínimo risco de sangramento (p. ex., cirurgias de cataratas e procedimentos dermatológicos), manter anticoagulação antes da cirurgia, realizando o procedimento, se INR próximo de 2. Se INR acima de 3, suspender anticoagulante 1 a 2 dias antes da cirurgia.

Quadro 24-14. Indicações para anticoagulação como terapia no perioperatório (*ACCP Guidelines*)

Risco tromboembólico	Condições de risco do paciente	Recomendações para uso de HBPM
Baixo	- Ausência de tromboembolia nos últimos 12 meses - Fibrilação atrial (FA) sem AIT/AVC prévios e 0-2 fatores de risco para AVC (FR) - Válvula aórtica mecânica (duplo folheto) em paciente sem FA, AIT/AVC prévios ou FR	Não recomendado
Intermediário	- Tromboembolia nos últimos 3 a 12 meses; - Tromboembolia recorrente - Doença maligna ativa - FA sem AIT/AVC prévios e com 3-4 FR - Válvula aórtica mecânica (duplo folheto) em paciente com FA, AIT/AVC prévios ou qualquer FR	Recomendação opcional de acordo com risco de sangramento e trombótico individual
Alto	- Tromboembolia venosa nos últimos 3 meses - AIT/AVC nos últimos 3 meses - Doença cardíaca reumatológica - Fibrilação atrial com AIT/AVC prévios e 3-4 FR - Válvula mitral mecânica ou válvula aórtica mecânica (Ball/Cage)	Recomendado

Fatores de risco para AVC (FR): idade > ou igual a 75 anos; insuficiência cardíaca, hipertensão arterial e diabetes.

Interromper o uso da anticoagulação oral antes de cirurgias com alto risco de sangramento significativo (intra-abdominais, torácicas, ortopédicas, punção lombar e biópsia hepática ou renal, por exemplo):

- Parar o uso de warfarina 5 dias antes do procedimento;
- Modificar uso para heparina de baixo peso molecular (HBPM) com base nos fatores de risco para trombose venosa e interromper seu uso 24 h antes do procedimento proposto. A HBPM deve ser iniciada três dias antes da cirurgia. A última dose deve representar a metade da dose total diária.
  - Obs.: A dose da HBPM que utilizamos (enoxaparina) nesta situação é a de tratamento para episódios de trombose (1 mg/kg a cada 12 h, via SC, ou 1,5 mg/kg dose única diária).
- Interromper uso de dabigatran 1 a 3 dias antes do procedimento (2 a 4 dias se ClCr < 50 mL/min) e interromper o uso de apixaban ou rivaroxaban 1 a 2 dias antes do procedimento;
- Se hemostase adequada, retornar uso de warfarina, rivaroxaban ou dabigatran 12 a 24 h após o procedimento.
  - Obs.: Procedimentos dentários menores: Interromper warfarina 2 a 3 dias antes do procedimento e recomendar administração de agente pró-hemostático (p. ex., ácido tranexâmico).

Outras Medicações[27] (Quadro 24-15)

Quadro 24-15. Outras medicações de importância a serem avaliadas

Medicamento	Conduta
Levotiroxina	Manter
Hipoglicemiantes orais/antidiabéticos	Interromper no dia da cirurgia ■ Utilizar a insulina regular para manutenção dos níveis glicêmicos (objetivo: manter glicemia capilar menor que 180 mg%)
Diuréticos	Interromper no dia da cirurgia
ISRS (inibidores seletivos da recaptação de serotonina)	Aumentam o risco de sangramento, no entanto sua descontinuação antes da cirurgia não é recomendada
IECAs (inibidores da enzima conversora de angiotensina)	Suspensão dentro de 24 h ou 48 h antes da cirurgia ■ Associados a instabilidade hemodinâmica no transoperatório
Antiagregantes plaquetários: AAS e clopidogrel	Suspender 5 a 7 dias antes da cirurgia, se eletiva. ■ Se cirurgia de urgência/emergência: ter sangue fresco, plaquetas e bom controle do coagulograma no perioperatório
Ticlopidina	Interromper de 10 a 14 dias antes da cirurgia

O retorno dos antiagregantes plaquetários deve ser realizado assim que possível. (Em nosso serviço, seguimos o intervalo de 48 a 72 h pós procedimento, considerando descrição cirúrgica de hemostasia adequada e ausência de sinais de sangramento no pós operatório.)

◀ RISCO PARA TROMBOSE VENOSA PROFUNDA (TVP)/TROMBOEMBOLIA PULMONAR (TEP) E PROFILAXIA

Consideramos nossos pacientes como sendo sempre de risco intermediário a alto para TVP e TEP. Associamos, portanto, medidas farmacológicas e não farmacológicas desde a internação com interrupção da terapia farmacológica 24 h antes do procedimento proposto (Quadro 24-16).

Quadro 24-16. Medidas não farmacológicas e farmacológicas na profilaxia para TVP/TEP

Medidas não farmacológicas (quando possíveis)	Medidas farmacológicas
<ul><li>Movimentação ativa de membros inferiores</li><li>Deambulação precoce</li><li>Meias elásticas de média compressão até as coxas ou compressão pneumática intermitente</li></ul>	<ul><li>Enoxaparina 40 mg, SC, 1x/dia (se ClCr > 30 mL/min)</li><li>Heparina não fracionada 5.000 UI, SC, 8/8 h (se ClCr < ou igual a 30 mL/min)</li><li>Dalteparina 5.000 UI, SC, 1x/dia</li></ul>

◀ RISCO RENAL

Como meta de prevenção de lesão renal, objetivamos em nossos pacientes (Quadro 24-17):

- Evitar uso de drogas nefrotóxicas, como os aminoglicosídeos e os anti-inflamatórios não hormonais, e ajuste de doses de medicações conforme o *clearance* de creatinina;
- Manter hidratação venosa adequada objetivando manutenção da euvolemia;
- Caso seja necessário uso de realização de exames com contraste iodado, deve-se dar preferência aos contrastes não iônicos e associar hidratação parenteral ou oral.
  - Obs.: O uso de N-acetilcisteína ou de solução bicarbonatada segue controverso como medida profilática em pacientes submetidos ao uso de contrastes

Quadro 24-17. Preditores de risco renal no perioperatório

- Risco alto
  - Creatinina > 2,0 mg/dL ou *clearance* de creatinina estimado < 30 mL/min
- Risco moderado (presença de dois ou mais preditores menores)
  - *Clearance* de creatinina estimado entre 30 e 50 mL/min
  - Insuficiência cardíaca congestiva
  - Diabetes *mellitus*
  - Icterícia
  - Desidratação
  - Relação ureia/creatinina > 40
- Risco leve (presença de até um preditor menor)

iodados. Em nosso serviço, optamos pela prescrição de N-acetilcisteína na dose de 600 a 1.200 mg, via oral, a cada 12 h na véspera, no dia e no dia seguinte à realização do exame proposto.

◀ RISCO NUTRICIONAL

Objetivamos o início de suplementação nutricional para pacientes com pelo menos risco intermediário e naqueles que tenham previsão de incapacidade de aceitação adequada de dieta no perioperatório por mais de 7 dias (Quadro 24-18).

Quadro 24-18. Classificação do risco nutricional perioperatório

Risco leve	Albumina entre 3,5 e 3,0 g/dL ou perda ponderal entre 5 e 10% em 6 meses
Risco moderado	Albumina entre 2,9 e 2,5 g/dL ou perda ponderal entre 11 e 15% em 6 meses ou IMC entre 20 e 16
Risco alto	Albumina < 2,5 g/dL ou perda ponderal > 15% em 6 meses ou IMC < 16

◀ RISCO DE *DELIRIUM* NO PÓS-OPERATÓRIO

Representa uma complicação comum nos pacientes idosos.

Está associado com elevada mortalidade, aumento do tempo de internação e comprometimento funcional.[28,29]

Em um estudo prospectivo de pacientes submetidos a cirurgias eletivas não cardiológicas, 9% dos pacientes desenvolveram *delirium*.[30]

Em pacientes submetidos a cirurgias que necessitaram de pós-operatório em UTI, 44% experimentaram *delirium* (Quadro 24-19).[4]

Como profilaxia e tratamento do *delirium* no pós-operatório recomendamos:

- Manter uso de óculos e próteses auditivas, caso o paciente os utilize em domicílio;
- Solicitar a presença de acompanhantes (cuidadores ou familiares) o maior tempo possível ao lado do paciente;
- Uso de relógios e calendários objetivando manter a orientação temporal do paciente;
- Evitar contenções mecânicas e restrições ao leito;
- Manter o ambiente de tal forma que permita ao paciente observar as fases do dia. Manter o ambiente sem ruídos excessivos;
- Evitar uso de dispositivos invasivos. Se indispensáveis, retirá-los o mais precoce possível;
- Tratamento farmacológico: caso ocorrência de *delirium* hiperativo com risco de integridade ao paciente, a medicação de escolha é o haloperidol.

Quadro 24-19. Fatores de risco para *delirium* no pós-operatório[4,10,11,30]

Doenças cognitivas e comportamentais	• Demência/comprometimento cognitivo • Controle inadequado da dor • Depressão • Uso de álcool • Privação do sono
Comorbidades	• Doenças graves • Insuficiência renal • Anemia • Hipóxia
Metabólicos	• Desnutrição • Desidratação • Distúrbios hidroeletrolíticos
Funcionalidade	• Baixa funcionalidade • Imobilização • Déficit auditivo ou visual
Outros	• Idade igual ou superior a 70 anos • Polifarmácia e uso de medicações psicotrópicas (benzodiazepínicos, anticolinérgicos e anti-histamínicos) • Risco de retenção urinária ou constipação • Presença de dispositivos invasivos • Ausência de acompanhantes

◀ REFERÊNCIAS BIBLIOGRÁFICAS

1. DeFrances CJ, Lucas CA, Buie VC et al. 2006 National Hospital Discharge Survey. *Natl Health Stat Report* 2008;(5):1-20.
2. Cullen KA, Hall MJ, Golosinskiy A. Ambulatory surgery in the United States, 2006. *Natl Health Stat Report* 2009;(11):1-25.
3. Ansaloni L, Catena F, Chattat R et al. Risk factors and incidence of postoperative delirium in elderly patients after elective and emergency surgery. *Br J Surg* 2010;97:273-80.
4. Robinson TN, Raeburn CD, Tran ZV et al. Postoperative delirium in the elderly: risk factors and outcomes. *Ann Surg* 2009;249:173-78.
5. Rudolph JL, Inouye SK, Jones RN et al. Delirium: an independent predictor of functional decline after cardiac surgery. *J Am Geriatr Soc* 2010;58:643-49.
6. Robinson TN, Eiseman B, Wallace JI et al. Redefining geriatric preoperative assessment using frailty, disability and comorbidity. *Ann Surg* 2009;250:449-55.
7. Lawrence VA, Hazuda HP, Cornell JE et al. Functional independence after major abdominal surgery in the elderly. *J Am Coll Surg* 2004;199:762-72.
8. Lee TH, Marcantonio ER, Mangione CM et al. Derivation and prospective validation of a simple index for prediction of cardiac risk of major noncardiac surgery. *Circulation* 1999;100(10):1043-49.
9. Fleischer LA et al. ACC/AHA Guidelines on perioperative cardiovascular evaluation and care for noncardiac surgery: a report of the American College of Cardiology/American Heart Association Task Force on Practice Guidelines. *J Am Coll Cardiol* 2007;50(17):e159-24.
10. McGory ML, Kao KK, Shekelle PG et al. Developing quality indicators for elderly surgical patients. *Ann Surg* 2009;250: 338-47.

11. Woolger JM. Preoperative testing and medication management. *Clin Geriatr Med* 2008;24:573-83, vii.
12. Kaplan EB, Sheiner LB, Boeckmann AJ et al. The usefulness of preoperative laboratory screening. *JAMA* 1985;253:3576-81.
13. National Institute for Clinical Excellence (NICE). *Preoperative tests: the use of routine preoperative tests for elective surgery.* London: National Collaborating Centre for Acute Care, 2003.
14. Smetana GW, Macpherson DS. The case against routine preoperative laboratory testing. *Med Clin North Am* 2003;87:7-40.
15. Munro J, Booth A, Nicholl J. Routine preoperative testing: a systematic review of the evidence. *HealthTechnol Assess* 1997;1:i-iv; 1-62.
16. MacMahon H, Khan AR, Mohammed TL et al. *ACR Appropriateness Criteria Routine Admission and Preoperative Chest Radiography.* Reston (VA): Am Coll Radiol (ACR) 2008.
17. Fleischmann KE, Beckman JA, Buller CE et al. 2009 ACCF/AHA focused update on perioperative beta blockade. *J Am Coll Cardiol* 2009;54:2102-28.
18. Smetana GW, Lawrence VA, Cornell JE. Preoperative pulmonary risk stratification for noncardiothoracic surgery: systematic review for the American College of Physicians. *Ann Intern Med* 2006;144:581-95.
19. Qaseem T. Risk assessment for and strategies to reduce perioperative pulmonary complications. *Ann Intern Med* 2006;145:553; author reply 553.
20. Canet J, Gallart U, Gomar C et al. Prediction of postoperative pulmonary complications in a population-based surgical cohort. *Anesthesiology* 2010;113:1338-50.
21. Arozullah AM, Daley J, Henderson WG et al. Multifactorial risk index for predicting postoperative respiratory failure in men after major noncardiac surgery. The National Veterans Administration Surgical Quality Improvement Program. *Ann Surg* 2000;232:242-53.
22. Johnson RG, Arozullah AM, Neumayer L et al. Multivariable predictors of postoperative respiratory failure after general and vascular surgery: results from the Patient Safety in Surgery Study. *J Am Coll Surg* 2007;204:1188-98.
23. McAlister FA, Bertsch K, Man J et al. Incidence of and risk factors for pulmonary complications after nonthoracic surgery. *Am J Respir Crit Care Med* 2005;171:514-17.
24. Qaseem A, Snow V, Fitterman N et al. Risk assessment for and strategies to reduce perioperative pulmonary complications for patients undergoing noncardiothoracic surgery: a guideline from the American College. 2006.
25. Biccard BM, Sear JW, Foex P. Statin therapy: a potentially useful peri-operative intervention in patients with cardiovascular disease. *Anaesthesia* 2005;60:1106-14.
26. Reuben DB, Herr KA, Pacala JT et al. *Geriatrics at your fingertips.* 17th ed. New York: American Geriatrics Society, 2015.
27. De Camargos EF, Farias RS, Soares YM. Risco cirúrgico. In: De Freitas EV. Py L. *Tratado de Geriatria e Gerontologia.* 3. ed. Rio de Janeiro: Guanabara Koogan, 2013. p. 1135.
28. Demeure MJ, Fain MJ. The elderly surgical patient and postoperative delirium. *J Am Coll Surg* 2006;203:752-57.
29. Dasgupta M, Dumbrell AC. Preoperative risk assessment for delirium after noncardiac surgery: a systematic review. *J Am Geriatr Soc* 2006;54:1578-89.
30. Marcantonio ER, Goldman L, Mangione CM et al. A clinical prediction rule for delirium after elective noncardiac surgery. *JAMA* 1994;271:134-3.

25 Direção e Orientações ao Idoso

Ricardo Vicente de Miranda Faria

◀ INTRODUÇÃO

De acordo com dados do IBGE/2010, a expectativa de idosos em 2050 será de 20% da população total.[1]

Segundo o DENATRAN (2008) (Departamento Nacional de Trânsito), aproximadamente 4,5 milhões de idosos têm permissão para dirigir no Brasil, correspondendo a 6,8% do total de condutores.[2]

Não existe um limite de idade para dirigir. Entretanto, de acordo com o artigo 147 do Código de Trânsito Brasileiro, lei n 9.503-97, parágrafo 2, para condutores com mais de 65 anos de idade, há redução do período de renovação do exame de aptidão física e mental para 3 anos.[3]

O médico deve observar que o ato de dirigir exige a coordenação entre as respostas cognitivas e ações motoras, que acaba sendo prejudicada com o avanço da idade e por outros fatores como doenças crônicas e uso de medicamentos.

De acordo com a lei 10.741/03 é assegurada aos idosos a reserva de 5% de vagas de estacionamento em locais públicos ou privados.

◀ DECLÍNIO COGNITIVO

As infrações de trânsito mais comumente cometidas por condutores idosos são ultrapassar o sinal vermelho, conversões, ultrapassagem perigosa e conduzir em sentido errado.

O envelhecimento neural pode comprometer a integração das funções cognitivas, o que pode levar o idoso a cometer as infrações de trânsito com possível envolvimento em acidentes.[4]

◀ VELOCIDADE DA FUNÇÃO MOTORA

Com o avançar da idade, ocorre diminuição da velocidade dos movimentos relacionada com lesões articulares pela degeneração articular e pela diminuição de tecido muscular, cuja maior perda consiste nas fibras de contração rápida.[5]

Tais condições causam a diminuição da função musculoesquelética, diminuição da força muscular, da flexibilidade, coordenação e tempo de reação.

◀ MUDANÇAS SENSÓRIO-PERCEPTIVAS

Doenças oftalmológicas que acarretam perda da visão como catarata, glaucoma, retinopatia diabética, doenças da córnea e degeneração macular, assim como a perda auditiva condutiva (representada pela presença de cerúmen e rigidez dos ossículos) e neurossensorial (pela presbiacusia) também estão presentes na vida do idoso, fazendo com que a perda da percepção sensorial do ambiente interfira no ato de dirigir.

◀ DOENÇAS CRÔNICAS

- Descompensação do diabetes *mellitus*, doenças cardiovasculares e algumas doenças como síndrome demencial, por exemplo, podem alterar o nível de consciência do condutor;
- Doenças articulares degenerativas, acidente vascular cerebral e parkinsonismo podem estar relacionados com a alteração do controle do movimento.

◀ MEDICAMENTOS

O condutor idoso deve saber e informar durante o exame de aptidão física e mental as medicações que faz uso.[6]

Alguns medicamentos podem causar paraefeitos como alteração visual, sonolência, sedação e fraqueza muscular. Assim sendo, algumas classes medicamentosas devem ser observadas com cautela:

- Benzodiazepínicos;
- Analgésicos de ação central;
- Antidepressivo;
- Antialérgico;
- Antiepiléticos;
- Relaxantes musculares;
- Dopaminérgicos;
- Hipoglicemiante.

◀ RECOMENDAÇÕES PARA O CONDUTOR IDOSO

- Evitar dirigir à noite, ao amanhecer e ao anoitecer;
- Dirigir por trajetos de curta duração, sempre que possível;
- Descansar após 1 ½ hora de direção continuada;
- Dirigir sempre com o máximo de preocupação e atenção;
- Sempre que possível, o veiculo deverá ser dotado de direção hidráulica, câmbio de transmissão automática, pedais com grande superfície, retrovisores amplos, interno e externo em ambos os lados dos veículos;
- Realizar exames oftalmológicos periódicos;

- Respeitar as recomendações estabelecidas pelo médico;
- Evitar dirigir nos "horários de pico", trajetos complicados e com condições meteorológicas adversas.

◀ REFERÊNCIAS BIBLIOGRÁFICAS

1. Rede Interagencial de Informações para a Saúde. *Indicadores e dados básicos para a saúde.* Brasília, 2012.
2. Departamento Nacional de Trânsito. Brasília, 2014. Disponível em: <www.denatran.gov.br>
3. Código de Trânsito Brasileiro: instituído pela Lei nº 9.503, de 23-9-97. Brasília: DENATRAN, 2008.
4. Semala TP, Beizer JL, Higbee MD. *Geriatric dosage handbook.* 10th ed. Cleveland, 2005.
5. America Medical Association. Chicago: the association c1995-2015. AMA releases new older drive safety guide. Disponível em: Older driver safety America Medical Association. Disponível em: <www.ama-assn.org/ama/pub/news/olders-drive-safety-page?>
6. Zagaria ME. *Polypharmacy and potentially inappropriate medicator use in the elderly: across the practice-setting apectrum.* US Pharmacist, 2006.

26 Atividade Física no Idoso

Alexandre Canhisares Amadeu
Fernando Vertullo Salgueiro
Luiz Fittipaldi Lyra Neto

"Exercise is Medicine" – *"Exercício é Remédio"*
Dr. Kenneth Cooper

◀ INTRODUÇÃO

A prática de atividade física no idoso cumpre papel determinante para o sucesso das diferentes capacidades e funções nestes pacientes.

Na prática ambulatorial torna-se obrigatório encorajar o idoso à prática de atividade física.

Levar em consideração seus antecedentes pessoais e esportivos, aptidão, afinidades, limitações e incapacidades, e, sob estreita vigilância clínica, estabelecer os objetivos e ganhos relacionados.

É sabida a importante relação na perda de massa óssea e muscular,[1,2] além do declínio da função neural, endócrina e pulmonar. No entanto, a extensa possibilidade quando a treinabilidade de um indivíduo é capaz de tornar parâmetros de grupos de idosos ativos superiores aos de jovens inativos, sendo este mais um fator que reforça a necessidade de um programa de atividade física.[3,4]

Em um contexto multidisciplinar e de complementaridade do conhecimento, a disposição de Médicos do Esporte, Geriatras, Cardiologistas, Ortopedistas, Educadores Físicos, Nutricionistas, Fisioterapeutas, Terapeutas Ocupacionais e Fisiatras torna-se instrumento importante para uma adequada prescrição do exercício, visando resultados efetivos e, principalmente, seguros.

◀ EPIDEMIOLOGIA

Indivíduos que praticam atividade física regularmente relatam possuir uma vida mais saudável, gastar menos com medicações e ter mais mobilidade que seus amigos sedentários. Possuem um menor índice de internamentos e idas a prontos-socorros.

Em relação à autonomia para realização de atividades diárias, estima-se algum grau de limitação para 3,1% dos indivíduos com idade entre 65 e 74 anos, enquanto que, para aqueles com 75 anos ou mais, esses valores podem chegar a 10,3%.[5]

As idosas com mais de 85 anos constituem o grupo de pacientes com maior necessidade de ajuda diária, correspondendo a um índice de 23%.

Alguns elementos apresentam influência direta no grau de aptidão física, com destaque para a prevalência de algumas comorbidades em idosos norte-americanos: cerca de 50% dos homens e de 66% das mulheres com mais de 70 anos de idade tem artrite;[3,6] 33% de todos norte-americanos neste grupo etário apresentam hipertensão arterial e 11% são portadores de diabetes.[7]

Em relação ao índice de atividade física, somente 11% das mulheres maiores de 65 anos e 14% dos homens americanos praticam algum plano de treinamento que envolva ganho de força; e até 2020, acredita-se que ocorrerá um aumento maior que 80% no número de idosos com moderada ou grave incapacidade.[8]

Por fim, dentre o risco relativo para todas as causas de mortalidade, o sedentarismo sobrepõe-se ao tabagismo, hipertensão, dislipidemia e obesidade, sendo responsável diretamente por 9% de todas as mortes em todo o mundo (Síndrome da Morte Ambiental Sedentária).[9,10]

◀ ATIVIDADE FÍSICA E ESTRUTURAÇÃO DO TREINAMENTO

Antes de necessariamente abordarmos o tema, é necessário definir as distintas denominações acerca do treinamento, com as seguintes terminologias:

- *Atividade física:* qualquer contração muscular com dispêndio de energia;
- *Exercício:* atividade física planejada, estruturada, com objetivos e técnicas específicas para a sua execução.

Nesse contexto, compreende-se que *atividade física* tornou-se um termo genérico, muitas vezes definindo o *exercício* dentro de nossa prática clínica.

No entanto, o mais importante é ter em mente que ambas terminologias estão relacionadas com dispêndio energético, e, se bem conduzidas, podem gerar estímulos biopositivos em busca da **atividade física relacionada com a saúde**.

Dentre os principais componentes deste objetivo, destacam-se:

- Aptidão aeróbica e/ou cardiovascular;
- Composição corporal (relação massa magra/gorda);
- Força de endurance da musculatura abdominal;
- Flexibilidade da região lombossacra e dos músculos isquitibiais.

Tais variáveis de avaliação podem ser estruturadas dentro da **Pirâmide da Atividade Física**, que envolve a prática de Atividade Física e Exercícios, com situações do dia a dia, como subir escadas, caminhar, carregar compras etc; e sessões de treinamento resistido, aeróbico e recreativo, adequadas para cada caso.[11,12]

No que diz respeito aos componentes da aptidão física a serem trabalhados, destacam-se:

- *Velocidade de caminhada:* importante preditor na avaliação de sobrevida do paciente, com proporcionalidade entre maior velocidade de caminhada e uma maior expectativa de vida. Uma capacidade de velocidade de marcha superior a 1 m/s demonstra benefício quanto a prevenção de quedas, enquanto grupos que apresentam velocidade inferior a 0,6 m/s tem maiores índices de quedas e hospitalizações. Já os pacientes com velocidades de caminhada inferiores a 0,4 m/s apresentam geralmente menor autonomia para as atividades de vida diárias, maiores índices de hospitalizações e menores taxas de sucesso em termos de reabilitação;[13]
- *Força:* há relação específica entre o grau de força na idade adulta e o sucesso do envelhecimento, no que diz respeito a atividades diárias, velocidade de caminhada e realização de trabalhos pesados, com impacto na sobrevida;[14,15]
- *Propriocepção:* importante preditor quanto ao índice de quedas, com estreita relação entre o grau de força, potencial de velocidade de caminhada e autonomia do paciente.

◀ AVALIAÇÃO PRÉ-PARTICIPAÇÃO

A discussão acerca da avaliação pré-participação está diretamente relacionada com a **segurança** ao exercitar-se, destacando-se o fato de que os benefícios do exercício físico a longo prazo sobrepõe-se aos riscos, especialmente cardiovasculares.

Há comprovação na literatura de que, apesar de um acréscimo ao risco de morte súbita quando comparado ao repouso, o exercício intenso representa, em números absolutos, uma morte súbita para 1,51 milhão de episódios de esforço. É importante ressaltar que indivíduos adequadamente avaliados e bem treinados (5 sessões de treinamento/semana) tem um risco 7 vezes menor de qualquer complicação cardiovascular induzida pelo exercício.[16]

A probabilidade de algum evento, como acidente vascular cerebral, dissecção e ruptura de aorta, arritmias letais e infarto do miocárdio, aumenta nas oito seguintes condições:

1. História familiar de morte súbita;
2. Antecedente pessoal de síncope ou de dor torácica com o exercício;
3. Exercício vigoroso sem treinamento adequado;
4. Estresse psicológico durante exercício;
5. Extremos de temperatura e altitude:
    A) Exercícios de considerável contração muscular estática;
    B) Exercitar-se enfermo;
    C) Administração não supervisionada de suplementos e medicações.

Em termos práticos, existem ferramentas de avaliação cardiovascular elaboradas pelo *American College of Sports Medicine* e utilizadas pela Sociedade Brasileira de Cardiologia, como o PAR-Q, onde é realizada toda a avaliação em termos de anamnese voltada ao exercício.

Assim, como para todo paciente acima de 35 anos, deve-se aplicar protocolo padrão associado a questionário para avaliação específica de doença arterial coronariana.

Considerar a realização de teste ergométrico como exame complementar inicial.

Em caso de positividade para doença arterial coronária, deve-se aprofundar a investigação, podendo-se utilizar ecocardiograma de repouso, ecocardiografia com estresse, avaliando cada caso individualmente.

Com relação à segurança musculoesquelética dos exercícios físicos, é importante reforçar a necessidade de avaliação individualizada, para fins de prevenção de lesões incapacitante, pois lesões musculoesqueléticas são as mais prevalentes na prática esportiva[17] e com alto potencial de afastamento ou interrupção temporária/definitiva do treinamento.

Por fim, é preciso reforçar o caráter de individualização na avaliação pré-participação.

◀ PRÉ-HABILITAÇÃO

Essencialmente visa à prevenção de lesões esportivas e recreativas. Um programa de exercícios pré-habilitação enfatizam alongamento articular, ativação muscular, estabilidade e a força das áreas centrais, equilíbrio e coordenação muscular.

◀ BENEFÍCIOS DA ATIVIDADE FÍSICA

Consistem no estímulo a uma maior autonomia e independência do paciente, por meio da diminuição da incidência e severidade das limitações funcionais, levando ao aumento da expectativa e da qualidade de vida.

A regularidade da atividade física pode prevenir e controlar algumas condições clínicas associadas ao sedentarismo, como doenças cardiovasculares, hipertensão arterial sistêmica, diabetes *mellitus*, osteoporose, apneia do sono, obesidade, entre outras comorbidades que podem ser vistas a seguir:

- Sistema endocrinológico:
  - Melhora do controle glicêmico;
  - Melhora da sensibilidade à insulina;
  - liberação de endorfinas endógenas relacionadas com a sensação de bem-estar.
- Sistema hepático:
  - Aumento da fração HDL e diminuição do LDL;
  - Redução significativa de triglicerídeos.
- Sistema osteomuscular:
  - Ganho de massa muscular e diminuição de gordura corporal;

- Aumento da densidade mineral óssea, da capacidade física, elasticidade e equilíbrio diminuindo o risco de quedas;
- Melhora da dor e da funcionalidade nos pacientes idosos com osteoartrite.
- Sistema neurológico:
  - Prevenção ou retardo do declínio cognitivo;[18-20]
  - Redução do *stress*, ansiedade e depressão.
- Sistema imunológico:
  - Diminuição dos níveis de marcadores inflamatórios (PCR e IL-6);
  - Diminuição da incidência de infecções;
  - Possíveis reduções de certos tipos de câncer.
- Sistema cardiovascular:
  - Melhora da função autonômica (aumento da sensibilidade dos barorreceptores e da variabilidade da frequência cardíaca);
  - Forte relação inversa entre o exercício habitual e o risco de doença coronariana, eventos cardíacos e morte cardiovascular tanto para prevenção primária e secundária;
  - O exercício aeróbico e o de resistência têm um efeito benéfico sobre a pressão arterial sistêmica.
- Sistema respiratório:
  - Prevenção aos efeitos do declínio fisiológico da força inspiratória torácica (consequente à menor capacidade vital forçada, elasticidade e volume expiratório forçado);
  - Prevenção às alterações posturais e degenerações ósseo-cartilaginosas, atenuando os efeitos da cifose e preservando o arcabouço muscular acessório;
  - Menor propensão à infecções respiratórias e internações.

◀ REFERÊNCIAS BIBLIOGRÁFICAS

1. Brown DA, Moore RL. Perspectives in innate and acquired cardioprotection: cardioprotection acquired through exercise. *J Appl Physiol* 2007;103:1894.
2. Ettinger WH *et al*. A randomized trial comparing aerobic exercise and resistance exercise with a health education program in older adults with knee osteoarthritis: the Fitness Arthritis and Seniors Trial – (FAST). *JAMA* 1997;277:25.
3. *Treatment of osteoarthritis of the knee evidence-based guideline*. 2nd ed. Adopted by the American Academy of Orthopaedic Surgeons Board of Directors. May 18, 2013
4. Jahangir A. Aging and cardioprotection. *J Appl Physiol* 2007;103:2128.
5. Alway SE, Siu PM. Nuclear apoptosis contributes to sarcopenia. *Exerc Sport Sci Rev* 2008;36:51.
6. Almeida SA, *et al*. Epidemiological patterns of musculoskeletal injuries and physical training. *Med Sci Sports Exerc* 1999;31:1176.
7. Barnes DE *et al*. physical activity and dementia: the need for prevention trials. *Exerc Sport Sci Rev* 2007;35:24.
8. ACSM position stand: exercise and physical activity for older adults. *Med Sci Sports Exerc* 1998;30:992.

9. Blair SN et al. Changes in physical fitness and all-cause mortality: a prospective study of healthy and unhealthy men. *JAMA* 1995;273:1093.
10. Borst SE. Interventions for sarcopenia and muscle weakness in older people. *Age Ageing* 2004;33:548.
11. Cassilhas RC et al. The impact of resistance exercise on the cognitive function of the elderly. *Med Sci Sports Exerc* 2006;39:1401.
12. Haskell WL et al. Physical activity and public health: updated recommendation for adults from the American College of Sports Medicine and the American Heart Association. *Med Sci Sports Exerc* 2006;39:1423.
13. Macaluso A, De Vito G. Muscle strength, power and adaptations to resistance training in older people. *Eur J Appl Physiol* 2004;91:450.
14. Studenski S et al. Gait Speed and Survival in Older Adults. *JAMA* 2011;305(1):50-58.
15. Rantanen T et al. Midlife hand grip strength as a predictor of old age disability. *JAMA* 1999 Feb. 10;281(6):558-60.
16. Lee IM, Sesso HD, Oguma Y et al. The 'weekend warrior' and risk of mortality. *Am J Epidemiol* 2004;160(7):636-41.
17. Galloway MT, Jokl P. Aging successfully: the importance of physical activity in maintaining health and function. *J Am Acad Orthop Surg* 2000;8(1):37-44.
18. Blair SN et al. Influences of cardiorespiratory fitness and other precursors on cardiovascular disease and all-cause mortality in men and women. *JAMA* 1996 July 17;276(3):205-10.
19. Weiler R, Stamatakis E. Physical activity in the UK: a unique crossroad? *Br J Sports Med* 2010;44:912-14.
20. Moholdt T, Wisløff U, Lydersen S et al. Current physical activity guidelines for health are insufficient to mitigate long-term weight gain: more data in the fitness versus fatness debate (The HUNT study, Norway). *Br J Sports Med* 2014;48(20):1489-96.

27 Atendimento Domiciliar

Glauciele do Amaral Souza
Daniela Pereira dos Santos

◀ INTRODUÇÃO

O envelhecimento populacional representa grande conquista para a humanidade; contudo, implica em mudanças sociais com alta demanda na área da saúde.

A saúde do idoso, pela Portaria GM nº 399, publicada em 22/02/2006, é considerada uma das prioridades no Pacto pela vida, garantindo, assim, seus direitos de melhor assistência.

A Assistência domiciliar é considerada "uma modalidade de atenção à saúde substitutiva ou complementar às já existentes, caracterizada por um conjunto de ações de promoção à saúde, prevenção, tratamento de doenças, reabilitação e cuidados paliativos prestada em domicílio, com garantia de continuidade de cuidados e integrada às Redes de Atenção à Saúde".

Tem a proposta de realização do manejo integral e proporcional para que o idoso alcance, em seu ambiente familiar, a atenção apropriada às condições e limitações em que cada indivíduo vivencia.

Espera-se que a prática do cuidado domiciliar tenha participação de equipe multiprofissional, pelos seus cuidadores diretos, família e pelo próprio idoso, gerando um olhar diferenciado no cuidar.

Além da atenção aos aspectos biológicos da doença, considera e evita todas as influências que possam gerar sofrimento e procura promover a qualidade de vida.

As propostas terapêuticas produzidas pela equipe deverão sempre ser pactuadas com o idosos e seus cuidadores, a fim de que se tornem agentes ativos no cuidado, gerando melhoria da condução da saúde.

Destina-se a indivíduos com perdas funcionais e dependência para as atividades de vida diária.

◀ PRINCÍPIOS DO ATENDIMENTO DOMICILIAR

A Assistência Domiciliar tem como principais objetivos:

- Ter uma abordagem integral à pessoa;
- Caracterizar e respeitar o movimento das famílias e suas relações familiares;
- Valorizar as minúcias do convívio humano;
- Cuidar da saúde da família com integralidade, tendo foco nas necessidades e demandas do cuidador;

- Trabalho em equipe e interdisciplinaridade;
- Empoderamento dos sujeitos sociais, com participação do idoso e da família em seu processo de saúde e estruturação das redes como participação local civil organizada;
- Reintegração do idoso em seu núcleo familiar e de apoio;
- Promover educação em saúde;
- Visa reabilitação;
- Preservação da autonomia e recuperação da independência funcional;
- Interferir precocemente na evolução para complicações e internações hospitalares;
- Otimização dos leitos hospitalares e serviços ambulatoriais, gerando redução de custos.

◀ INDICAÇÃO PARA ASSISTÊNCIA DOMICILIAR

A seleção de indivíduos para os quais serão programadas visitas domiciliares pela equipe requer critérios definidores de prioridades.

O Quadro 27-1 estabelece alguns critérios gerais para inclusão do atendimento domiciliar e o 27-2 destaca fatores de risco que deverão ser priorizados para que o mesmo aconteça.

As visitas são realizadas regularmente conforme necessidade do indivíduo.

Quadro 27-1. Critérios gerais para inclusão de assistência domiciliar

- Situações ou problemas na família relacionados com a saúde ou que constituem risco a ela
- Doenças crônicas avançadas
- Problemas de imobilidade e ou incapacidade que impedem o deslocamento até o serviço de saúde
- Problemas de acesso à Unidade de saúde

Quadro 27-2. Fatores de risco que devem ser priorizados no atendimento domiciliar

- Acamados com dificuldade de deambulação
- Pacientes com doenças crônico-degenerativas avançadas
- Má adesão ao tratamento prévio com risco de descompensação de doenças graves preexistentes
- Ausência de cuidadores diretos

◀ BENEFÍCIOS DA ASSISTÊNCIA DOMICILIAR

A assistência domiciliar gera benefícios tanto para os indivíduos e suas famílias, como para os gestores em saúde. Dentre eles se destacam:

- Acelera o processo de alta hospitalar com cuidados continuados em domicílio, com diminuição de custos e redução de risco de infecção hospitalar;
- Minimiza intercorrências clínicas pela manutenção do cuidado adequado e metódico das equipes da assistência domiciliar;

- Oferece suporte necessário para pacientes em estado grave ou em fase final de vida e seus familiares;
- Propõe autonomia para o paciente tomar suas decisões no que tange ao seu cuidado fora do ambiente hospitalar;
- Evita hospitalizações desnecessárias.

◀ ORGANIZAÇÃO DO SERVIÇO DA EQUIPE DE ASSISTÊNCIA DOMICILIAR

Seguindo o modelo de assistência domiciliar proposto para a atenção básica, a atenção domiciliar prevê ferramentas que organiza os serviços prestados, tais como:

- Avaliação de riscos, vulnerabilidades e potencialidades:
  - Identificação dos indivíduos que se caracterizam como elegíveis à assistência domiciliar;
  - Definição quanto ao nível de cuidados necessários, estado de saúde em que o idoso se encontra (capacidade funcional, doenças em curso, medicações em uso, nível de assistência para as atividades básicas e instrumentais de vida diária, estado cognitivo);
  - Abordagem familiar adequada, identificando as condições socioeconômicas, de higiene, de estrutura familiar, de estrutura física e situações de risco em que o idoso está inserido e de seus principais cuidadores;
  - Pactuação do usuário e de seus familiares no processo de assistência ao idoso.
- Planejamento do cuidado:
  - Listagem de problemas, em ordem de prioridade, durante a avaliação;
  - Metas a serem desenvolvidas por todos os atores;
  - Elaboração de um projeto terapêutico e plano de cuidados conjunto entre equipe de assistência, família e o idoso, afim de definir a forma adequada de assistência que cada um deverá prestar no cuidado.
- Coordenação e implementação de soluções para exercer execução do plano de cuidados:
  - Considerar custo efetividade e conveniência, sempre respeitando os anseios do idoso.
- Monitoramento e avaliação:
  - É importante lembrar da necessidade de realização de preenchimento dos registros em prontuário específico, onde serão realizadas todas as anotações pertinentes, consultas, procedimentos e reuniões. Cabe a cada profissional a descrição detalhada de cada intervenção proposta e realizada no cuidado deste idoso que será assistido pela equipe.

◀ BIBLIOGRAFIA

Borgesl MMMC, Tellesll J. O cuidado do idoso no contexto familiar: percepção da equipe de saúde da família. *Rev Bras Geriatr Gerontol*, Rio de Janeiro 2010;13(3). Acesso em: 1 Nov. 2015. Disponível em: <http://revista.unati.uerj.br/scielo.php?script=sci_arttext&pid=S1809-98232010000300002&lng=pt>

Floriani CA, Schramm FR. Atendimento domiciliar ao idoso: problema ou solução? *Cad Saúde Pública*, Rio de Janeiro 2004 Jul./Ago.;20(4). Acesso em: 08 Nov. 2015. Disponível em: http://www.scielosp.org/pdf/csp/v20n4/13.pdf.

Kawasaki K, Diogo MJ D'Elboux. Assistência domiciliaria ao idoso: perfil do cuidador formal. parte I. *Rev Esc Enferm*, USP: São Paulo 2001 Set.;35(3). Acesso em: 02 Nov. 2015. Disponível em: <http://www.scielo.br/scielo.php?script=sci_arttext&pid=S0080234200100030009&lng=pt& nrm=iso>

Kawasaki K, Diogo MJ D'Elboux. Ministério da Saúde. Portaria MS/GM nº 2.527 de 27 de Outubro de 2011. Redefine a atenção domiciliar no âmbito do Sistema Único de Saúde (SUS). *Diário Oficial da União*, Brasília, DF, 2011 28 Out.;1(208):44, seção 1.

Portellal R. Atenção integral no cuidado familiar do idoso: desafios para a enfermagem gerontológica no contexto da estratégia de saúde da família. *Rev Bras Geriatr Gerontol* Rio de Janeiro 2010;13(3). Acesso em: 30 Out. 2015. Disponível em: <http://revista.unati.uerj.br/scielo.php?script=sci_arttext&pid=S1809-98232010000300015&lng=pt&nrm=iss>

Rodrigues TMM, Rocha SS, Pedrosa JIS. Ministério da Saúde. *Envelhecimento e saúde da pessoa idosa*. Caderno de Atenção Básica. Brasília, 2006, n. 19.

Rodrigues TMM, Rocha SS, Pedrosa JIS. Visita domiciliar como objeto de reflexão. *Rev Interdisciplinar NOVAFAPI*, Teresina 2001 Jul.-Ago.-Set.;4(3). Acessado em: 1 Nov. 2015. Disponível em: <http://www.google.com.br/url?sa=t&rct=j&q=&esrc=s&source=web&cd=2&cad=rja&uact=8&ved=0CCEQFjABahUKEwirm9KXmYLJAhXHQ5AKHVw0DdQ&url=http%3A%2F%2Fwww.novafapi.com.br%2Fsistemas%2Frevistainterdisciplinar%2Fv4n3%2Frevisao%2Frev1_v4n3..pdf&usg=AFQjCNGX54Pqbni45V445JLKXPutXFEaVg&bvm=bv.106923889,d.Y2I>

Sant'Ana ERRB, Taia L, Medeiros M. O significado de visita domiciliar para usuários de um programa de diálise peritoneal ambulatorial contínua (CAPD) em Goiânia. *Revista Eletrônica de Enfermagem* (online), Goiânia,. 2001 Jul.-Dez.;3(2). Acesso em: 02 Nov. 2015. Disponível em: <http://www.fen.ufg.br/revista>

Veras RP, Caldas CP, Motta LB *et al*. Integração e continuidade do cuidado em modelos de rede de atenção à saúde para idosos frágeis. *Rev Saúde Pública*, São Paulo 2014;48(2). Acesso em: 1 Nov. 2015. Disponível em: <http://dx.doi.org/10.1590/S0034-8910.2014048004941>

Veras RP, Caldas CP, Motta LB *et al*. Ministério da Saúde. *As políticas públicas de atenção ao idoso*. Atenção à saúde da pessoa idosa e envelhecimento. Série Pactos pela Saúde. Brasília DF, 2010, v. 12.

Veras RP, Caldas CP, Motta LB *et al*. Ministério da Saúde. Caderno de Atenção domiciliar, Brasília DF, 2012, 1.

28 Apêndices

◀ QUESTIONÁRIO DE ATIVIDADES FUNCIONAIS (PFEFFER, 1982)

1. Ele(a) manuseia seu próprio dinheiro?
2. Ele(a) é capaz de comprar roupas, comida, coisas pra casa sozinho(a)?
3. Ele(a) é capaz de esquentar a água para o café e apagar o fogo?
4. Ele(a) é capaz de preparar uma comida?
5. Ele(a) é capaz de manter-se em dia com as atualidades, com os acontecimentos da comunidade ou da vizinhança?
6. Ele(a) é capaz de prestar atenção, entender, e discutir um programa de rádio ou televisão, um jornal ou uma revista?
7. Ele(a) é capaz de lembrar-se de compromissos, acontecimentos familiares, feriados?
8. Ele(a) é capaz de manusear seus próprios remédios?
9. Ele(a) é capaz de passear pela vizinhança e encontrar o caminho de volta pra casa?
10. Ele(a) pode ser deixado(a) sozinho(a) de forma segura?

Normal = 0

Faz com dificuldade = 1

Necessita de ajuda = 2

Não é capaz = 3

Nunca o fez, mas poderia fazê-lo agora = 0

Nunca o fez e agora teria dificuldade = 1

Escala Clinical Dementia Rating (CDR)

	Normal (CDR 0)	Questionável (CDR 0,5)	Leve (CDR 1)	Moderada (CDR 2)	Severa (CDR 3)
Memória	Sem perda de memória ou esquecimento leve e inconstante	Esquecimento leve e constante; recordação parcial de eventos; "esquecimento benigno"	Perda de memória moderada, mais acentuada para fatos recentes; déficit interfere nas atividades cotidianas	Perda de memória grave; somente retém material intensamente aprendido; material novo rapidamente perdido	Perda de memória grave; restam apenas fragmentos
Orientação	Plenamente orientado	Plenamente orientado, leve dificuldade nas relações temporais	Dificuldade moderada com as relações temporais; orientado no espaço no exame, mas pode ter desorientação geográfica em outros locais	Geralmente desorientado	Orientação pessoal apenas

Julgamento e resolução de problemas	Resolve bem problemas do dia a dia, juízo crítico é bom em relação ao desempenho passado	Leve comprometimento na solução de problemas, semelhanças e diferenças	Dificuldade moderada na solução de problemas, semelhanças e diferenças; julgamento social geralmente mantido	Gravemente comprometido para solução de problemas, semelhanças e diferenças. Juízo social geralmente comprometido	Incapaz de resolver problemas ou de ter qualquer juízo crítico
Assuntos comunitários	Função independente na função habitual de trabalho, compras, negócios, finanças, e grupos sociais	Leve dificuldade nestas atividades	Incapaz de funcionar independentemente nestas atividades, embora ainda possa desempenhar algumas; pode parecer normal à avaliação superficial	Sem possibilidade de desempenho fora de casa. Parece suficientemente bem para ser levado a atividades fora de casa	Sem possibilidade de desempenho fora de casa. Parece muito doente para ser levado a atividades fora de casa
Tarefas do lar e atividades de lazer	Vida em casa, passatempos e interesses intelectuais mantidos	Vida em casa, passatempos e interesses intelectuais levemente afetados	Comprometimento leve mais evidente em casa; abandono das tarefas mais difíceis; passatempos e interesses mais complicados são também abandonados	Só realiza as tarefas mais simples. Interesses muito limitados e pouco mantidos	Sem qualquer atividade significativa em casa
Autocuidado	Plenamente capaz	Plenamente capaz	Necessita assistência ocasional	Requer assistência no vestir e na higiene	Requer muito auxílio nos cuidados pessoais. Geralmente incontinente

Escala de Hachinski

Característica	Pontuação
Início súbito	2
Evolução flutuante	2
Antecedentes de AVC	2
Sintomas neurológicos focais	2
Sinais neurológicos focais	2
Deterioração em degraus	1
Confusão noturna	1
Preservação relativa da personalidade	1
Depressão	1
Queixas somáticas	1
Incontinência emocional	1
História de hipertensão	1
Evidência de aterosclerose associada	1
Interpretação	≤ 4: DA, 5-6: D. mista, ≥ 7: DV

Critérios diagnósticos de demência vascular da NINDS-AIREN

I. Os critérios para diagnóstico clínico de DV provável incluem todos os seguintes

1. Demência definida por uma alteração da memória e de pelo menos duas outras áreas cognitivas, suficiente para interferir nas atividades da vida diária
2. Doença cerebrovascular (DCV) com sinais neurológicos focais no exame clínico e sinais pertinentes de acidente vascular na neuroimagem TC ou RM
3. Uma relação entre as duas desordens, manifestada ou inferida pela presença de um ou mais dos seguintes:
    a) início da demência nos três primeiros meses que se seguem, AVC reconhecido
    b) deterioração abrupta das funções cognitivas, ou progressão flutuante, em escada dos déficits cognitivos

II. Achados clínicos consistentes com o diagnóstico de DV provável incluem os seguintes

1. Presença precoce de alteração da marcha (marcha de pequenos passos, ou magnética, apráxico-atáxica ou parkinsoniana)
2. História de instabilidade e quedas frequentes e não provocadas; frequência, urgência, e outros sintomas urinários precoces não explicados por doença urológica
3. Paralisia pseudobulbar
4. Alterações da personalidade e humor, abulia, depressão, incontinência emocional, ou outros déficits subcorticais incluindo retardo psicomotor e função executiva anormal

III. Achados que fazem o diagnóstico de DVa incerto ou improvável incluem

1. Início precoce de déficit de memória e piora progressiva e outras funções cognitivas como linguagem (afasia sensorial transcortical), habilidades motoras (apraxia), e percepção (agnosia), na presença de lesões focais correspondentes na neuroimagem
2. Ausência de sinais neurológicos focais, além da perturbação cognitiva
3. Ausência de lesões cerebrovasculares na TC ou RM

IV. Diagnóstico clínico de DVa possível

1. Presença de demência (I.1)
2. Sinais neurológicos em pacientes cujo exame de neuroimagem para confirmar DCV definida estão faltando, ou na ausência de uma relação temporal clara entre demência e AVC, ou em pacientes com início insidioso e evolução variável (*plateau* ou melhora) dos déficits cognitivos e evidência de DVC relevante

Escala de Cornell de depressão na demência

A. Sintomas relativos ao humor
1. Ansiedade, expressão ansiosa, ruminações, preocupações
2. Tristeza, expressão triste, voz triste, choro, avaliação impossível
3. Ausência de reação aos eventos agradáveis, avaliação impossível
4. Irritabilidade, facilidade em ficar contrariado, humor lábil

B. Distúrbios do comportamento
5. Agitação, não consegue ficar no lugar, contorce-se, puxa os cabelos
6. Lentidão psicomotora: dos movimentos, da fala, das reações
7. Numerosas queixas somáticas (anotar ausente se apenas sintomas gastrintestinais)
8. Perda de interesse, menor implicação nas atividades habituais (anotar apenas se a mudança ocorreu de forma rápida, em menos de 1 mês)

C. Sintomas somáticos
9. Perda de apetite, come menos do que usualmente, avaliação impossível
10. Perda de peso (anotar severa se superior a 2,5 kg em 1 mês)
11. Falta de energia, cansa facilmente, incapaz de sustentar uma atividade (anotar apenas se a mudança ocorreu de forma rápida, em menos de 1 mês)

D. Funções cíclicas
12. Variações de humor durante o dia, sintomas mais acentuados pela manhã
13. Dificuldades para dormir, dorme mais tarde do que usualmente
14. Despertar noturno frequente, avaliação impossível
15. Despertar matinal precoce, mais cedo do que usualmente

E. Distúrbios ideatórios
16. Ideias de suicídio, pensa que a vida não vale a pena de ser vivida, deseja morrer
17. Autodepreciação, queixa-se dele próprio, pouca estima de si, sentimento de fracasso
18. Pessimismo, antecipação do pior, avaliação impossível
19. Ideias delirantes congruentes ao humor, ideias delirantes de pobreza, de doença ou de perda

Interpretação:
Item considerado "severo": 2 pontos
Item considerado "moderado" ou "intermitente": 1 ponto
Outras respostas: 0 ponto
Total dos pontos: /38

BISEP Escore
Mortalidade de IDOSOS após 1 ano da data de internação hospitalar

Diagnóstico de alto risco	
Linfoma/leucemia	6 pts
IRA	5 pts
Ca localizado/metastático	3 pts
AVC	2 pts
ICC	2 pts
Doença pulmonar crônica	2 pts
IRC	2 pts
DM com lesão de órgão-alvo	2 pts
Pneumonia	2 pts
Diagnóstico de alto risco		
0 = A 1 – 2 = B 3 – 5 = C ≥ 6 = D		
Diagnóstico de alto risco	A	0 pt
	B	1 pt
	C	2 pt
	D	3 pt
Albumina ≤ 3,5		1 pt
Creatinina > 1,5		1 pt
Demência		1 pt
Alteração da marcha		1 pt
Taxa de mortalidade em 1 ano		
Grupo I (0-1 pt)		8%
Grupo II (2 pts)		24%
Grupo III (3 pts)		51%
Grupo IV (≥ 4 pts)		74%

Avaliação do cuidador
inventário de sobrecarga de Zarit
(SCAZUFCA M., Rev Bras Psiquiatr, v. 24, p. 127, 2002)

Instruções: a seguir encontra-se uma lista de afirmativas que reflete como as pessoas algumas vezes sentem-se quando cuidam de outra pessoa. Depois de cada afirmativa, indique com que frequência o Sr/Sra se sente daquela maneira

Nunca = 0   Frequentemente = 3   Raramente = 1   Sempre = 4   Algumas vezes = 2

Não existem respostas certas ou erradas

1. O Sr(a) sente que S* pede mais ajuda do que ele (ela) necessita?
2. O Sr(a) sente que por causa do tempo que o Sr(a) gasta com S*, o Sr(a) não tem tempo suficiente para si mesmo?
3. O Sr(a) se sente estressado(a) entre cuidar de S* e suas outras responsabilidades com a família e o trabalho?
4. O Sr(a) se sente envergonhado(a) com o comportamento de S*?
5. O Sr(a) se sente irritado(a) quando S* está por perto?
6. O Sr(a) sente que S* afeta negativamente seus relacionamentos com outros membros da família ou amigos?
7. O Sr(a) sente receio pelo futuro de S*?
8. O Sr(a) sente que S* depende do Sr(a)?
9. O Sr(a) se sente tenso(a) quando S* está por perto?
10. O Sr(a) sente que a sua saúde foi afetada por causa do seu envolvimento com S*?
11. O Sr(a) sente que o Sr(a) não tem tanta privacidade como gostaria por causa de S*?
12. O Sr(a) sente que a sua vida social tem sido prejudicada porque o Sr(a) está cuidando de S*?
13. O Sr(a) não se sente a vontade de ter visitas em casa por causa de S*?
14. O Sr(a) sente que S* espera que o Sr(a) cuide dele/dela, como se o Sr(a) fosse a única pessoa que ele/ela pode depender?
15. O Sr(a) sente que não tem dinheiro suficiente para cuidar de S*, somando-se as suas outras despesas?
16. O Sr(a) sente que será incapaz de cuidar de S* por muito mais tempo?
17. O Sr(a) sente que perdeu o controle da sua vida depois da doença de S*?
18. O Sr(a) gostaria de simplesmente deixar que outra pessoa cuidasse de S*?
19. O Sr(a) se sente em dúvida sobre o que fazer por S*?
20. O Sr(a) sente que deveria estar fazendo mais por S*?
21. O Sr(a) sente que poderia cuidar melhor de S*?
22. De uma maneira geral, quanto o Sr(a) se sente sobrecarregado(a) por cuidar de S**?

*No texto, S refere-se a quem é cuidado pelo entrevistado. Durante a entrevista, o entrevistador usa o nome desta pessoa.

**Neste item as respostas são:
Nem um pouco = 0
Um pouco = 1
Moderadamente = 2
muito = 3
Extremamente = 4

ECOG (Eastern Cooperative Oncology Group)

Classificação	Definição
0	Totalmente ativo. Não há restrições de desempenho
1	Não exerce atividade física extenuante, porém é capaz de realizar um trabalho leve em casa ou no escritório
2	Capaz de autocuidado, mas incapaz de qualquer tipo de trabalho. Permanece fora do leito por mais de 50% do período de vigília
3	Capaz de autocuidado limitado; confinado à cama ou cadeira por mais de 50% do período de vigília
4	Completamente incapaz; não pode realizar qualquer autocuidado; totalmente confinado à cama ou cadeira

Oken MM et al. Am J Clin Oncol 1982;5:649.

Escala de *Performance* de Karnofsky

100%	Normal; ausência de queixas, sem evidências de doença
90%	Capaz de realizar atividades normais; sinais e sintomas mínimos de doença
80%	Atividade normal com esforço; alguns sinais ou sintomas de doença
70%	Não requer assistência para cuidados pessoais, mas é incapaz de realizar atividades normais e trabalhos ativos
60%	Requer assistência ocasional, mas consegue realizar a maioria dos seus cuidados pessoais
50%	Requer considerável assistência e cuidados médicos frequentes
40%	Incapacitado; requer cuidados especiais e assistência
30%	Extremamente incapacitado; indicada hospitalização, embora a morte não seja iminente
20%	Muito doente; necessária internação hospitalar e tratamento de suporte
10%	Moribundo; processo de morte progredindo rapidamente

Karnofsky DA, Burchenal JH. The clinical evaluation of chemotherapeutic agents in cancer. In: MacLeon CM, ed. *Evaluation of Chemotherapeutic Agents*. Columbia University Press; 1949:196.

Escala de desempenho em cuidados paliativos versão 2 (EDCP v2)
Palliative Performance Scale version 2 (PPS v2)

PPS (%)	Deambulação	Atividade e evidência da doença	Autocuidado	Ingesta	Nível da consciência
100	Completa	Atividade normal e trabalho; sem evidência de doença	Completo	Normal	Completa
90	Completa	Atividade normal e trabalho; alguma evidência de doença	Completo	Normal	Completa
80	Completa	Atividade normal com esforço; alguma evidência de doença	Completo	Normal ou reduzida	Completa
70	Reduzida	Incapaz para o trabalho; doença significativa	Completo	Normal ou reduzida	Completa
60	Reduzida	Incapaz para *hobbies*/trabalho doméstico; doença significativa	Assistência ocasional	Normal ou reduzida	Completa ou períodos de confusão
50	Maior parte do tempo sentado ou deitado	Incapacitado para qualquer trabalho; doença extensa	Assistência considerável	Normal ou reduzida	Completa ou períodos de confusão
40	Maior parte do tempo acamado	Incapaz para a maioria das atividades; doença extensa	Assistência quase completa	Normal ou reduzida	Completa ou sonolência +/− confusão
30	Totalmente acamado	Incapaz para qualquer atividade; doença extensa	Dependência completa	Normal ou reduzida	Completa ou sonolência +/− confusão
20	Totalmente acamado	Incapaz para qualquer atividade; doença extensa	Dependência completa	Mínima a pequenos goles	Completa ou sonolência +/− confusão
10	Totalmente acamado	Incapaz para qualquer atividade; doença extensa	Dependência completa	Cuidados a boca	Sonolento ou coma +/− confusão
0	Morte	−	−	−	−

Victoria Hospice Society. *J Pall Care* 9(4):26-32. Tradução oficial para o português por Maria Goretti Sales Maciel e Ricardo Tavares de Carvalho – São Paulo, Brasil.

Índice Remissivo

Os números acompanhados pela letra **q** em **negrito** indicam quadros.

A
Ácido hialurônico, 135
Alzheimer
  demência de, 47
    critérios para, **49q**
    escala Fast, **49q-50q**
    quadro clínico e diagnóstico, 47
    tratamento, 50
      medicamentos usados, **51q**
Amilorida, **94q**
Analgésicos
  não narcóticos, 134
  narcóticos, 134
Angiotensina II
  receptores da
    antagonistas dos, **98q**
Ansiedade
  no idoso, 180
Antidepressivos, 134
Anti-hipertensivos
  combinações de, 99
Anti-inflamatórios não esteroidais, 134
Atendimento domiciliar, 247
  benefícios do, 248
  indicação para, 248
    critérios gerais, **248q**
    fatores de risco, **248q**
  introdução, 247
  organização do serviço, 249
  princípios do, 247
Atividade física
  no idoso, 241
    avaliação pré-participação, 243
    benefícios da, 244
    e estruturação do treinamento, 242
    epidemiologia, 241
    introdução, 241
    pré-habilitação, 244
Avaliação geriátrica ampla, 1
  audição, 3
  autopercepção de saúde, 2
  avaliação clínica, 10
  avaliação cognitiva, 6
  avaliação do humor, 8
  avaliação funcional, 9
    escala de, **10q**
  avaliação nutricional, 3
    miniavaliação, **4q**
  avaliação sensorial, 3
  avaliação socioambiental, 10
  dados pessoais e
    sociodemográficos, 1
  definição, 1
  equilíbrio, marcha e quedas, 5
  exames preventivos, 2
  fluência verbal, 8
  hábitos de vida e vícios, 1

incontinência urinária, 5
introdução, 1
miniexame do estado mental, 6, **7q**
polifarmácia, 2
síndrome da fragilidade, 5
teste do relógio, 6, **8q**
vacinação, 2
visão, 3
Avaliação perioperatória, 219
  classificação do risco anestésico, **220q**
  exames pré-operatórios, 224
  inicial, 219
  revisão medicamentosa, 229
    anticoagulantes, **230q**
  risco cardíaco, 221
  risco de *delirium* no pós-operatório, 233
  risco nutricional, 233
  risco para trombose venosa profunda, 232
  risco pulmonar, 226
    estratégias para redução do, **228q**
    fatores de risco, **228q**
  risco renal, 232

◀ B

Betabloqueadores, 95
  principais disponíveis no Brasil, **95q**

◀ C

Canais de cálcio
  antagonistas do, **96q**
Catarata
  no idoso, 197
Clortalidona, **94q**
Colchicina, 135
Constipação intestinal, 183
  critérios diagnósticos, **183q**
  definição de, 183
  diagnóstico, 186
  epidemiologia, 184
  etiologia, 184
  introdução, 183
  primária, 184
    tipos de, **184q**
  secundária, 185
  tratamento, 189
    farmacológico, 190
    não farmacológico, 189
    outros tratamentos, 194
Corpúsculos de Lewi
  demência por, 51
    critérios obrigatórios, **52q**
    tratamento, 53
Corticoides, 134
Crise hipertensiva, 101

◀ D

Degeneração macular relacionada com a idade
  no idoso, 199
Delirium, 33
  achados clínicos, 35
  classificação, 35
    hiperativo, 35
    hipoativo, 36
    misto, 36
  conduta, 37
  diagnóstico, 36
    diferencial, **40q**
  epidemiologia, 33
  etiologia, 34
    multifatorial, 34
  exames complementares, 37, **38q**
  fatores de risco, **34q**
  fisiopatologia, 35
  introdução, 33
  medidas inespecíficas, 38
  tratamento farmacológico, **39q**

Demência, 41
  achados clínicos, **45q**
  causas de, **41q**
  de Alzheimer, 47
    quadro clínico e diagnóstico, 48
    tratamento, 50
  diagnósticos, **45q**
  exames de rastreio, **43q**
  frontotemporal, 46
    tratamento, 47
  introdução, 41
  por corpúsculos de Lewi, 51
    tratamento, 53
  tratamento, 45
    medidas, 45, 46
  vascular, 43
    critérios diagnósticos de, **255q**
Depressão bipolar
  no idoso, 181
Diabetes *mellitus*, 103
  diagnóstico, 104
  introdução, 103
  monitoramento da glicemia, 114
  sinais e sintomas, 104
  tratamento, 104
    hipoglicemia, 105
    insulina, 111
      tipos de, **112q**
    medicamentoso, 107-111
    orientação nutricional, 106
    redução do risco vascular, 105
  triagem para complicações microvasculares, 114
Direção e orientações
  ao idoso, 237
    declínio cognitivo, 237
    doenças crônicas, 238
    introdução, 237
    medicamentos, 238
    mudanças sensório-perceptivas, 238
    recomendações para o condutor idoso, 238
    velocidade da função motora, 237
Dislipidemia
  em idosos, 117
    classificação, 117
    estratificação do risco cardiovascular, 117
    introdução, 117
    metas terapêuticas, 121
    tratamento, 122
      medicamentoso, 122
      não medicamentoso, 122
Distúrbios da tireoide
  no idoso, 157
    hipertireoidismo, 160
      subclínico, 161
    hipotireoidismo, 157
      subclínico, 158
Dix-Hallpike
  manobra de, 68
Doença de Parkinson, 151
  causas, **152q**
  diagnósticos diferenciais, 151, **154q**
  etiologia, **153q**
  introdução, 151
  nódulos e neoplasias, 161
  quadro clínico e diagnóstico, 151
  sinais e sintomas, **153q**
  tratamento, 154
Doenças oftalmológicas
  em idosos, 197
    catarata, 197
    degeneração macular relacionada com a idade, 199
    doenças vasculares, 200
    glaucoma, 198
    presbiopia, 197

E

ECOG, **259q**
Enzima conversora da angiotensina
  inibidores da, **97q**
Epley
  manobra de, 68, *69f*
Escala de Cornell, **256q**
Escala de Hachinski, **44q, 254q**
Estatinas, 122
Ezetimiba, 123

F

Fibratos, 123
Frontotemporal
  demência, 46
    tratamento, 47
Furosemida, **94q**

G

Glaucoma
  no idoso, 198
    de ângulo fechado agudo, 198
    induzido por medicações, 198

H

Hachinski
  Escala de, **44q**
Hidroclorotiazida, **94q**
Hipertensão arterial em idosos, 89
  avaliação inicial, 90
  classificação, 91
  crise hipertensiva, 101
  diagnóstico, 89
  introdução, 89
  metas pressóricas, 92
  principais combinações de
    anti-hipertensivos, 99
  seguimento, 92
  tratamento, 93
    medicamentoso, 93
    não medicamentoso, **93q**
Hipertireoidismo
  no idoso, 160
Hipotensão postural, 65
Hipotireoidismo
  no idoso, 157

I

Iatrogenia, 13
  classificação da, **15q**
  introdução, 13
Idoso(s)
  atividade física no, 241
  direção e orientações ao, 237
  dislipidemia em, 117
  distúrbios da tireoide no, 157
  doenças oftalmológicas em, 197
  hipertensão arterial em, 89
  osteoporose em, 139
  peculiaridades da psiquiatria no, 175
  perda de peso não intencional no, 79
    introdução, 79
    principais causas, 80
      orgânicas, 80
        abordagem terapêutica, 83
        depressão, 80
        fatores socioeconômicos, 80
      tratamento medicamentoso, 84
  pneumonia no, 165
  vacinação no, 213
Incontinência urinária, 71
  características do envelhecimento na
    micção, 71
  classificação, 71
  de esforço, 72
  definição, 71
  diagnóstico, 73
  epidemiologia, 71
  exames complementares, 74
  mista, 73
  no idoso, 3

por transbordamento, 73
tratamento, 75
urgência, 72
Indapamida, **94q**

◀ K
Karnofsky
  escala de, **259q**

◀ M
Manobra
  de Dix-Hallpike, 68
  de Epley, 68

◀ N
Nefropatia, 114
Neuropatia, 114
Niacina, 123
Nódulos e neoplasias
  de tireoide, 161

◀ O
Olho seco, 202
Osteoartrite, 125
  aspectos clínicos, 129
  diagnóstico, 131
  epidemiologia e fatores de risco, 125
    gênero, 126
    genética, 126
    idade, 125
    obesidade, 126
    trauma e estresse articular, 126
  introdução, 125
  patologia e patogênese, 127
  sinais e sintomas, **129q**
  tratamento, 132
    medidas farmacológicas, 133
    medidas não farmacológicas, 132
Osteoporose
  em idosos, 139
    acompanhamento, 148
    conceito, 139
    epidemiologia, 139
    fatores de risco, 140
    fisiopatologia, 139
    FRAX, 141
    indicações para tratamento, 141
    marcadores bioquímicos do
      remodelamento ósseo, 140
    tratamento
      farmacológico, 147
      não farmacológico, 142

◀ P
Parkinson
  doença de, 151
Pneumonia
  no idoso, 165
    sintomas, 165
    tratamento, 169
Presbiopia
  no idoso, 197
Psiquiatria no idoso
  peculiaridades da, 175
    fatores de risco, **175q**
    introdução, 175
    quadro clínico, 176

◀ Q
Quedas, 55
  avaliação do risco de, 57
  consequências das, 55
  definição, 55
  epidemiologia, 55
  estratégia de prevenção de, 58
    ajuste de medicamentos, 59
    correção de déficits visuais, 59
    cuidado com os pés, 59
    exercícios, 58
    modificações ambientais, 59
    reposição de vitamina D, 59

fatores de risco para, 56
Questionário
de atividades funcionais, 251

❖ R

Rastreamento de doenças neoplásicas
no idoso, 205
graus de recomendação, **208q**
índice de comorbidade de
Charlson, **206q**
índice de multimorbidade
CIRS-G, **207q**
introdução, 205
Resinas, 122
Retinopatia, 114
diabética, 200, **201q**
hipertensiva
no idoso, 200
por cloroquina, 202

❖ S

Síndrome da imobilidade
e úlceras de pressão, 25
causas, 26
complicações, 26
definição, 25
diagnóstico, 25
Síndrome de fragilidade, 17
características clínicas, **20q**
CHS, **21q**
CSHA, 22
definição, 17
epidemiologia, 18
fatores de risco, **19q**
fisiopatologia, 18
intervenções/tratamento, 22
vitamina D, 23
Suicídio
no idoso, 181
fatores de risco, **181q**

❖ T

Teste
do relógio, 6
Tireoide
distúrbios da
no idoso, 157
Tonturas, 61
anexo, 68
avaliação diagnóstica, 61
introdução, 61
tipos de, 63
tratamento, 67

❖ U

Úlceras por pressão, 28
classificação, 28
definição, 28
fatores de risco, 28
localizações principais, 29
prevenção, 29
tratamento, 29
controle de infecção, 31
curativos, 30
desbridamento, 30
manejo da dor, 31

❖ V

Vacinação
no idoso, 2, 213
introdução, 213
Vascular
demência, 43
Vasodilatadores diretos, 99
Vertigem, 63
características, 63
classificação, **64q**
Visão
no idoso, 2
Vitamina D
na síndrome de fragilidade, 23